Annick Louvard

Gymnastik für Senioren

330 Übungen für Ihr Wohlbefinden

HEEL

IMPRESSUM

HEEL Verlag GmbH
Gut Pottscheidt
53639 Königswinter
Tel.: 02223 9230-0
Fax: 02223 9230-13
info@heel-verlag.de
www.heel-verlag.de

6. Auflage 2018

Französische Originalausgabe:
Gymnastique et bien-etre pour les seniors

Autorin: Annick Louvard

Coverfoto: © action press/Oredia

Fotos: Denis Boulanger – © Editions Amphora

Übersetzung: Carolin Wiedemeyer

Lektorat:
Antje Schönhofen, Petra Hundacker

Satz und Gestaltung: HEEL Verlag

Printed in Czech Republic

ISBN 978-3-89880-565-0

Inhalt

3 Anhang

Vorwort

Seniorengymnastik

Es bedarf wohl kaum mehr aufwendiger Beweise für die Tatsache, dass körperliche Betätigung gerade auch für Senioren sinnvoll ist – selbst bei Diabetes oder Herz- und Gefäßleiden.

Sporttreiben dient nicht nur der Erhaltung sozialer Kontakte, sondern hilft, unnötige Stürze zu vermeiden, einer Osteoporose oder dem Verschluss der Herzkranzgefäße entgegenzuwirken.

Abgesehen von den heilenden und schützenden Aspekten kann man davon ausgehen, dass sportliche Aktivitäten die Chancen auf ein unbeschwertes Leben im Alter und eine möglichst lange Unabhängigkeit erhöhen.

Annick Louvard hat in diesem Buch Gymnastikprogramme zusammengestellt, die wohldurchdacht sind und den Anforderungen von Senioren entsprechen.

Die Autorin beschäftigt sich schon seit Langem mit den Problemen des Älterwerdens. Sie hat die Möglichkeiten körperlicher Betätigungsformen eingehend studiert und stellt umfangreiche und pragmatische Methoden vor, die auf objektiven Analysen des Alterns basieren. Dieses Buch ist für Menschen über 50 sowie für all diejenigen konzipiert, die sich professionell mit Seniorengymnastik auseinandersetzen.

Dr. Michel Samson
Abteilungsleiter am Henry Dunant Hospital
Institut für Gerontologie

Einleitung

Seniorengymnastik

Menschen, die das 65. Lebensjahr erreichen, erleben oft einschneidende Veränderungen in ihrem Leben – nicht nur, was den Beruf angeht, sondern auch auf emotionaler und sozialer Ebene.
Die Orientierungspunkte verändern sich, das Alltagsleben wird umgekrempelt, die Zeit verläuft anders. Das Leben im Ruhestand erfordert ein neues Gleichgewicht. Dabei kann das Ausüben einer oder mehrerer Sportarten enorm helfen, diesem neuen Lebensabschnitt zu begegnen. Es unterstützt beim Ausfüllen der neu gewonnenen „Freizeit“, beim Knüpfen von Beziehungen und der Wiederentdeckung des eigenen Körpers. Der Geist ist nun von äußeren Zwängen befreit.

Sportliche Aktivität bestärkt älter werdende Menschen in ihrer Bereitschaft, das Leben bis zum Ende zu genießen. Heutzutage geht man mit 65, manchmal auch früher, in Rente und nichts spricht dagegen, ein dem Arbeitsleben ebenbürtiges Rentnerdasein zu führen. Von wegen „Es ist zu spät, um ...“ oder „In meinem Alter ist man zu nichts mehr nütze“. Es ist nie zu spät, etwas zu unternehmen – der Erfolg wird Ihnen Recht geben. Älterwerden ist auch eine Chance zum aktiven Handeln und kann durchaus eine Bereicherung sein!

Senioren sind wertvolle Stützen unserer Gesellschaft. Sie verfügen über einen reichen Erfahrungsschatz, sind großherzig und ausgeglichen. Doch ist es eine Kunst, in Würde zu altern. Es ist der Versuch, in Harmonie und im Einklang mit sich selbst zu leben, seine Wünsche und Bedürfnisse zu kennen und sich darauf einzustellen. Menschen in fortgeschrittenem Alter werden immer zahlreicher und verlangen nach Informationen und Ratschlägen. Dieses Buch soll Ihre Fragen beantworten und ein Praxisführer für den Lebensabend werden, für den ich Ihnen das Bestmögliche wünsche. Gestalten Sie ihn aktiv – und tun Sie dies aus eigenem Antrieb!

Sich selbst gut kennen

Seniorengymnastik

Sämtliche Forschungsergebnisse zeigen, dass eine Lebensführung, die ein gewisses körperliches Trainingsprogramm vorsieht, die Alterung verlangsamen und Krankheiten vorbeugen kann.
Tatsächlich reduziert regelmäßiges Training die Risikofaktoren für kardiorespiratorische Erkrankungen (Herz und Atmung zugleich betreffend), wobei man die Risiken von sportlicher Betätigung für Gelenke und Knochen selbstverständlich nicht unterschätzen sollte.
Eine Grundvoraussetzung für sinnvolles Sporttreiben ist es, sich und seinen Körper gut zu kennen. Ein Trainingsprogramm ist nur gut, wenn es individuell abgestimmt ist, egal, ob es sich um einen sportlich geübten Menschen oder um einen Anfänger handelt. Jeder kann von einem gut eingestellten Trainingsprogramm profitieren, das zu den jeweiligen körperlichen Fähigkeiten passt. Wichtig sind einzig und allein die Intensität, die Häufigkeit und die Dauer des Programms.

Sinn und Zweck eines regelmäßigen Programms

Seniorengymnastik

Ziel eines ausgeklügelten Trainingprogramms ist es, auch als älterer Mensch dynamisch und aktiv zu bleiben – ganz eigenverantwortlich.
Das primäre Ziel sollte sein, mit seinem Körper im Einklang zu leben und sich so lange wie möglich seine Unabhängigkeit zu bewahren. Nichtstun und mangelnde Aktivität sind Risikofaktoren. Menschen, die nur zu Hause sitzen, bekommen zu wenig Sauerstoff, sie leiden unter Gelenkversteifung, der ganze Organismus wird in Mitleidenschaft gezogen. Viele physische Veränderungen, die gewöhnlich dem Alterungsprozess zugeschrieben werden, sind letztendlich biologische Prozesse, die allein durch Bewegungsmangel ausgelöst werden.
So sollte es Ziel eines Trainingsprogramms sein, den Bewegungsapparat zu erhalten, zu reaktivieren, zu entwickeln, zu entdecken und zu trainieren.
Seinen Körper entdecken bedeutet: lernen, ihn nicht zu überfordern oder schlecht zu behandeln, sowohl seine Möglichkeiten als auch seine Grenzen austesten, gegen die Gefahren eines zu mechanisierten Lebens angehen.
Kommunikation, Miteinander, gegenseitige Hilfeleistung, Gastlichkeit, Vergnügen, Beobachtung des eigenen Fortschritts, Erfolg, Entspannung und viel Freude werden positive Auswirkungen eines regelmäßigen Trainings sein, die eine gehobene Lebensqualität ermöglichen.
Tests haben gezeigt, dass körperliche Aktivitäten auch die intellektuellen Funktionen unterstützen und die Konzentrationsfähigkeit des Einzelnen fördern.

„Jeder Mensch altert anders. Das Älterwerden ist von gewissen organischen Faktoren abhängig, aber auch von psychologischen Faktoren und ebenso von moralischen. In diesem Sinne ‚verdient' jeder Mensch sein Alter. Das Problem des Älterwerdens ist unser Problem und es ist unsere Zukunft."

Professor Y. Pelicier

1

Verschleiß der wichtigen Körperfunktionen

1. Die Knochenstruktur

Der menschliche Knochen verändert sich fortwährend: Er gestaltet sich neu, sein Stoffwechsel ruht nicht, er befindet sich in einem konstanten dynamischen Gleichgewicht. Gebildet wird der Knochen aus bestimmten Zellen: den Osteoblasten. Seine „Gegenspieler“, die den Knochen zerstören, heißen Osteoklasten.

Entwicklung der Knochenmasse

Die Knochenmasse entwickelt sich in drei Phasen:

- ➡ Von der Kindheit bis zum Erwachsenenalter steigt die Knochenmasse an,
- ➡ im Alter von ca. 30 Jahren, in der Mittelphase, sind Aufnahmefähigkeit und Ausbildung der Knochen im Gleichgewicht
- ➡ ab ca. 50 Jahren nimmt die Knochenmasse langsam ab.

Vor allem bei Frauen wird die Abnahme der Knochenmasse mit der Menopause beschleunigt, sei sie natürlich oder künstlich herbeigeführt. Frauen laufen daher größere Gefahr, über kurz oder lang an Osteoporose zu erkranken.
Sicherlich sind wir nicht alle gleich: Geschlecht (Frauen haben von Natur aus eine schwächere Knochenstruktur), Erbgut (die Gene spielen eine ausschlaggebende Rolle bei der Entwicklung der Knochen), Rasse (dunkelhäutige Menschen sind weniger betroffen), gewisse Krankheiten und deren Behandlung (Medikamente), Ernährung, Alkohol- und Tabakmissbrauch, Bettlägerigkeit oder auch Bewegungsmangel sind Faktoren, die eine Schwächung der Knochenstruktur begünstigen.

Was ist Osteoporose?

Gemäß Dr. Bénichou ist die Osteoporose „ein stiller Dieb“. Der Verlust an Knochenmasse ist der Grund für eine höhere Fragilität und damit ein größeres Risiko für Knochenbrüche. Osteoporose ist eine oft vernachlässigte Krankheit.
„Bei Frauen ist der Verlust der Widerstandsfähigkeit des Knochengerüstes eng mit hormonellen Umstellungen verbunden. Sie verlieren im Alter zwischen 40 und 80 Jahren ca. 40 % ihrer Knochenmasse, während die Abnahme bei Männern langsamer und weniger stark verläuft (15 bis 30 %)“, so Prof. Godeau.
Der Professor spricht auch von „Entmineralisierung“ und „Entkalkung“.
Häufig treffen mehrere Faktoren zusammen. So hat eine weiße Frau, die sich in der Menopause befindet, sehr mager ist, raucht, sich wenig bewegt und einer strengen

Diät folgt, ein besonders hohes Risiko, an Osteoporose zu erkranken, vor allem, wenn sie auch noch erblich vorbelastet ist. Die letzten wissenschaftlichen Erhebungen konstatierten einen Anstieg der Osteoporose bei Frauen über 50 Jahren auf 40 % (13 % bei Männern).

Welche sind die am meisten betroffenen Körperzonen?

- die Handgelenke,
- es wurde eine zunehmende Brüchigkeit der Wirbel beobachtet, was häufig mit Schmerzen verbunden ist,
- der Oberschenkelhals (Männer sind acht- bis zehnmal seltener betroffen als Frauen),
- die Hüften,
- das untere Schienbein

Wie sollte man sich verhalten?

- Informationen über Präventivmaßnahmen und Gegenmittel einholen
- beim Facharzt frühzeitig eine Knochendichtemessung durchführen lassen
- sich ausgeglichen ernähren, Vitamin-D- und Kalziummangel vermeiden
- bei Frauen eventuell zusätzlich Hormonbehandlung durchführen (Rücksprache mit dem Arzt halten)

Gymnastik und Sport sind Therapiemaßnahmen, die für alle zugänglich sind – das ganze Leben lang. Maßvolle, regelmäßige Übungen sind besonders gewinnbringend. So weiß man heutzutage (dank zweier Studien in den Vereinigten Staaten und in Skandinavien), dass drei Stunden körperliches Training pro Woche zu einem Anstieg der Knochenmasse führen (3 bis 4 % im Verlauf eines Jahres).
Selbstverständlich braucht es dazu auch eine gesunde Lebensführung. Im Anhang dieses Buches wird genauer darauf eingegangen, was im Fall von Osteoporose zu empfehlen und was zu vermeiden ist.

2. Die Gelenke

Definition von beweglichen Gelenken

Ein Gelenk ist die bewegliche Verbindung von zwei Knochenenden, die mit Knorpel überzogen sind. Das Ganze wird von der Gelenkkapsel umgeben, die wiederum mit einer feinen Membran ausgekleidet ist (Membrana synovialis). Die drei wichtigsten Bestandteile eines Gelenks sind somit:

- die Synovia (Gelenkschmiere), die dem Gelenk die viskose Körperflüssigkeit zuführt,
- die Gelenkkapsel,
- der darin befindliche Knochen.

Sobald einer dieser Bestandteile nicht mehr in Ordnung ist, werden auf Dauer auch die anderen beiden in Mitleidenschaft gezogen: Es kommt zu einem Gelenkschaden.

Die Aufgabe körperlicher Bewegung ist folglich:

- die freie Beweglichkeit der Knochen zu sichern,
- die Mobilität der einzelnen Gliedmaßen zu gewährleisten,
- die Stabilität der Gliedmaßen zu erhalten.

Was ist Arthrose?

Im Anfangsstadium äußert sich Arthrose durch eine Rückbildung des Knorpels, dann durch eine fortschreitende Degeneration des Gelenks sowie eine Verminderung der Auflagenfläche des Gelenks. Schließlich kommt es zu Verformungen des Gelenkknochens.

Symptome:

- Schmerzen bei Bewegung oder Inanspruchnahme des Gelenks,
- Steifheit nach der Nachtruhe, die auch einige Zeit nach dem Aufstehen anhält,
- begrenzte Beweglichkeit des Gelenks,
- örtliche Empfindlichkeit der Knochen etc.

Ursachen:

Ursachen gibt es zahlreiche. Vorwiegend mechanisch bedingte Ursachen sind etwa:

- Überbeanspruchung des Gelenks (bei Übergewicht: Risiko einer Arthrose im Kniebereich),
- Fehlstellung der Knochen (X- und O-Beine),
- Instabilität der Bänder (zu große Erschütterungen),
- angeborene Fehlbildung etc.

Um hier nur einige Fälle zu erwähnen, die sich auf physische Aktivitäten beziehen: Fehlende oder mangelnde Bewegungen sind ebenso schädlich wie übertriebene, zu intensiv ausgeführte Sportarten, ja, sogar falsche Bewegungen.

Zu viel Sport ist schädlich, zu wenig auch.

Die am meisten betroffenen Gelenke:

- Hand: Die Arthrose in der Hand ist als Daumensattelgelenksarthrose (Rhizarthrose) besonders verbreitet: Das Problem äußert sich vor allem beim Greifen von Objekten.
- Handgelenk: Hier existieren verschiedene Formen von entzündlichem Rheuma.
- Wirbelgelenke: Oft sind die Halswirbel frühzeitig angegriffen. Sie werden meist zeitlebens schlecht behandelt. Das Gleiche gilt für die Lendengegend mit allen bekannten Konsequenzen (Ischias, Lumbago, auch Bandscheibenvorfälle).
- Schultern: Hier treten häufig Probleme auf, z. B. Arthrose, die bei jeder kleinsten Bewegung stören.
- Knie: Hier handelt es sich um eine Gonarthrose.
- Hüfte: Ist die Hüfte betroffen, so spricht man von Coxarthrose.

Die beiden letzten Formen sind vermeidbar. In diesem Buch finden Sie Gymnastik zur Vorbeugung und empfohlene Übungen.

Wie sollte man sich verhalten?

- Vermeiden Sie Verletzungen der Gelenke.
- Für Übergewichtige ist eine Diät unvermeidlich (Empfindlichkeit der tragenden Gelenke, Hüften, Knie).
- Moderate Übungen sind empfehlenswert, außer in Schmerzphasen.

Es gibt zahlreiche Therapiemöglichkeiten. Eines steht jedoch fest: Ohne ausreichende Bewegung ist die Gefahr einer Versteifung der Gelenke sehr groß.

3. Muskeln und Sehnen

Mit dem Alterungsprozess nehmen auch Muskelmasse bzw. Muskelkraft ab – und zwar überwiegend, was die unteren Gliedmaßen angeht.

Seniorengymnastik

Ernährungsbedingte Faktoren, unzureichende körperliche Bewegung und Krankheiten sind zusätzlich verantwortlich für den fortschreitenden Kräfteverlust mit zunehmendem Alter.

Dieser Kräfteabbau in den unteren Gliedmaßen verstärkt die Probleme beim Gehen oder das Sturzrisiko. Individuell abgestimmte Übungen, die den Muskelaufbau stärken, sind deshalb von immenser Wichtigkeit. Muskelkraft, Gleichgewicht, Gehfähigkeit und das Risiko, einmal zu stürzen, haben viel miteinander zu tun.

Gehen Sie so viel wie möglich. Denn beim Gehen achten Sie auf ein gesundes Gleichgewicht zwischen Schnelligkeit und Schrittweite. Allein diese regelmäßige körperliche Aktivität stärkt die einzelnen Muskelgruppen: Quadrizeps, Trizeps und die Rumpfstreckmuskeln (wichtig für eine gerade Haltung).

Auch die Kontraktionseigenschaften der Muskeln verändern sich im Laufe des Alters, besonders bei Menschen mit unzureichender Bewegung. Ohne regelmäßiges Training vermindert sich die Streckfähigkeit der Muskeln ebenso gravierend wie die Kontraktionsschnelligkeit.

Empfehlenswert sind Übungen, die die Widerstandsfähigkeit fördern. Schon drei Übungseinheiten pro Woche, mit statischen und dynamischen Übungen gegen die Schwerkraft (über eine Dauer von 12 Wochen hinweg), werden eine bedeutende Zunahme der körpereigenen Kraft bewirken. Diese Steigerung um ca. 30 % setzt den Körper auf das gleiche Niveau wie bei einem wesentlich jüngeren Menschen.

Folgendes sollten Sie allerdings beherzigen:

- ➡ Beim Sport niemals übertreiben. Muskelfasern können sich schmerzhaft zusammenziehen oder überdehnt werden – im schlimmsten Fall können sie sogar reißen, wenn die Übungen zu intensiv ausgeführt werden.
- ➡ Übungen immer bis zum Ende ausführen. Werden die Muskelübungen unterbrochen, so war alle Anstrengung umsonst.
- ➡ Sehnenscheidenentzündungen sind häufig vorkommende Verletzungen. Solche Entzündungen können von zu intensiv betriebenen Übungen herrühren oder auch auf schlechtes Material (Tennisschläger, Laufschuhe ...) oder falsch ausgeführte Bewegungen zurückzuführen sein. Die Kontraktion der betroffenen Muskeln wird dann zu einer schmerzhaften Angelegenheit.
- ➡ Angemessene Aufwärmphasen sind immens wichtig, denken Sie auch an Regenerierungsphasen und eine entsprechende Flüssigkeitsversorgung!

4. Der Alterungsprozess des Herzens

Das Herz

Das Herz ist Muskel und Pumpe zugleich. Im Ruhezustand zieht es sich durchschnittlich 60 bis 80-mal pro Minute zusammen, bei Anstrengungen oder körperlichen Aktivitäten zwei- bis dreimal schneller. Lassen Sie es sich zeigen, wenn Sie nicht mehr genau wissen, wie man die Pulsfrequenz misst. Der Pulsschlag wird durch die Kontraktion des Herzens ausgelöst und kann an den äußeren Pulsadern erfühlt werden. Meist misst man den Puls am Handgelenk (Daumenseite).

Um seine Arbeit verrichten zu können, braucht das Herz Sauerstoff. Dieser wird durch die sogenannten Koronararterien zugeführt.
Wie bei allen anderen Muskeln unseres Körpers gilt es, auch das Herz sorgsam zu pflegen. Seine natürliche Alterung sollte es uns erlauben, 100 Jahre alt zu werden. Doch im Laufe der Zeit wird das Herz besonderen Belastungen ausgesetzt, abhängig davon, wie wir leben. Risikofaktoren sind die erbliche Vorbelastung, Tabak, Cholesterin, Diabetes und Stress.

Regelmäßiges Sporttreiben führt zu einer allgemeinen Verbesserung der Befindlichkeit, vor allem zu:
- einer Herabsenkung der Herzschlaggeschwindigkeit,
- einer Stabilisierung des Kreislaufs einhergehend mit einer besseren Versorgung der Gefäße,
- einer Absenkung des Cholesterinspiegels,
- einer besseren Zuckerverwertung.

Ganz realistisch gesehen nimmt die körperliche Betätigung im Laufe des Alters selbstverständlich ab.

Die Gefäße

Diese Pumpe, die sich Herz nennt, ist an zwei Kreisläufe angeschlossen: das Arteriensystem und das Venensystem.

Die Arterien, die vom Herz weg führen, transportieren nährstoff- und sauerstoffreiches Blut in den Organismus und können nach und nach verschleißen. Das gilt

auch für die Koronararterien des Herzens, die der unteren Gliedmaßen und die Arteriensysteme des Gehirns. Bei allen körperlichen Aktivitäten sollte man sich dessen bewusst sein.
Die Venen: In ihnen verläuft das Blut in entgegengesetzter Richtung – zum Herzen hin.

Was lässt sich zum Alterungsprozess sagen? Veränderungen der Venen lassen sich nur schwer ohne ärztliche Diagnose feststellen, aber es ist bekannt, dass sie sich mit Vorliebe auf die unteren Gliedmaßen auswirken (z. B. in Form von Krampfadern).

Die arterielle Spannung

Das Blut wird mit Druck durch die Arterien getrieben, um schließlich in alle Körperteile zu gelangen. Der Blutdruck variiert zwischen zwei Werten, abhängig von der Herzaktivität. Der erste Wert entspricht der sogenannten Systole: Das Herz spannt sich an, um das Blut in den Organismus zu drücken. Der zweite Wert wird als Diastole bezeichnet: die Entspannungsphase zwischen zwei Kontraktionen (Anspannungsphasen).
Wenn der Wert der Systole auf über 160 ansteigt und der der Diastole auf über 100 steigt, spricht man von Bluthochdruck. Er wird von Faktoren begünstigt, die bereits zuvor angesprochen wurden (Tabakkonsum, cholesterinreiche Ernährung etc.).
Empfehlenswerte Aktivitäten sind Schwimmen, Wandern, Gymnastik, Fahrradfahren sowie Sportarten wie Hatha Yoga oder Tai Chi Chuan. Alle anstrengenderen Sportarten sollten Patienten mit Bluthochdruck unterlassen.

Ratschläge

Zunächst einmal empfiehlt es sich, die eigene theoretische maximale Herzfrequenz zu kennen, denn die ändert sich mit dem Alter (220 minus Alter). Bei einer untrainierten Person ohne sportliche Vergangenheit ist dieser Wert bei körperlicher Anstrengung schnell erreicht. Fürs Ausdauertraining sollte man etwa mit folgenden Zahlen rechnen: (220 minus Alter) minus 20 %. Das Rechenexempel für einen 70-jährigen Erwachsenen würde somit wie folgt aussehen: (220 minus 70 = 150) minus 30 = 120 Pulsschläge/Minute.
Ein regelmäßiges moderates Trainingsprogramm führt zu einer niedrigeren Arterienspannung bei Anstrengung, aber auch in Ruhephasen. Die Werte der arteriellen Spannung werden somit durch sportliche Übungen besonders beeinflusst.

Daran sollten Sie denken:

- ➡ Die Aufwärmphase ist unerlässlich, sie sollte sich langsam steigern.
- ➡ Nach großen Anstrengungen langsam herunterkommen, um ein zu starkes Absinken des Blutdrucks zu vermeiden.
- ➡ Erholungszeitraum nach einer Minute Ruhe kontrollieren, Pulsschlag von weniger als 100 Schlägen pro Minute ist optimal.
- ➡ Vorsicht vor zu schnellen Stellungswechseln. Bringen Sie sich aus einer liegenden Position erst in eine sitzende, bevor Sie aufstehen (gilt auch fürs Aufstehen am Morgen).
- ➡ Bei Krampfadern oder Venenentzündungen an den Beinen entsprechende Strümpfe oder Strumpfhosen tragen.
- ➡ Mehrere Drehungen um sich selbst vermeiden (Risiko von Schwindelanfällen oder Verlust des Gleichgewichts).
- ➡ Bei wiederholten Krämpfen den Arzt aufsuchen.
- ➡ Bewegung ist das A und O eines verbesserten Blutflusses in den Venen. Gehen und Schwimmen sind zu empfehlen.

Siehe Kapitel III – Anhang

Cardio-Training

Das Konzept des Cardio- oder Ausdauertrainings kennen wir aus den Vereinigten Staaten. Dabei kommen technische Geräte zum Einsatz, um das Herz-Kreislauf-System zu stärken (siehe Kapitel ab S. 111). In vielen Sportstudios werden spezifische Programme mit Trimmrädern, Rudergeräten, Steppern, Laufbändern etc. angeboten. Ein solches Gerät lässt sich auch fürs eigene Heim anschaffen.
Die Kardiologen sind sich einig, dass ein auf die individuellen Bedürfnisse ausgerichtetes körperliches Ausdauertraining der Aufrechterhaltung Ihrer Gesundheit sehr förderlich ist. Ob nun zu Hause oder im Fitnessstudio: Nur der Kardiologe ist nach Durchführung von Belastungstests in der Lage, die maximale Herzfrequenz zu bestimmen, die man nicht überschreiten sollte. Am besten ist es, unter der theoretisch maximalen Herzfrequenz zu bleiben (ungefähr 80 % von 220 minus Alter), das ist für jeden ohne größeres Risiko machbar.
Vermeiden Sie Cardio-Training frühmorgens und ebenso zwei, drei Stunden nach dem Essen.
Sind Sie anhaltend außer Atem, so kann das ein Indiz dafür sein, dass Sie Ihre Grenzen überschritten haben.

Seniorengymnastik

In vielen Fitnessstudios gibt es u. a. folgende Angebote:

- ➡ Stepper: Wichtig sind die individuell ausgerichtete Geschwindigkeit, Dosierung und Höhe. Im Übungsteil werden wir darauf noch zurückkommen, denn richtig dosiert kann der Stepper sehr nützlich sein. Man geht dabei auf der Stelle und hebt die Füße im Wechsel – eine gute Übung für das Koordinationsvermögen. Wir nehmen als Stepper-Ersatz ein Telefonbuch.
- ➡ Low Impact Aerobic: Diese Form von Aerobic ist bei richtiger Dosierung durchaus zu empfehlen und nützlich für Koordination und Ausdauer.
- ➡ High Impact Aerobic: Diese Technik basiert auf Sprüngen, die die Gelenke stark belasten, und ist deshalb für Senioren nicht empfehlenswert.

Positive Nebenwirkung: Die aktuelle Musik, die bei diesen Übungsprogrammen meistens gespielt wird, animiert zum Mitmachen und bringt die Senioren in Kontakt mit der jüngeren Generation.

Fazit

Schon als junger Mensch sollte man anfangen, Herz und Gefäße zu schützen und zu kräftigen – am besten durch sportliche Betätigung.
Sport kann zwar das Herz nicht verjüngen, aber er hilft dabei, das zunehmende Alter besser zu verkraften, indem die körperlichen Fähigkeiten unterstützt werden. „Ein trainiertes Herz ist ein besser geschütztes Herz“, es erholt sich in der Ruhephase nach einer Anstrengung.

5. Der Alterungsprozess des Atmungsapparates

Die Lungen

Die Lungen sind die Atemorgane, in denen sich der Luftaustausch zwischen dem Organismus und der Außenwelt abspielt.
Wenn Menschen älter werden, so behält die Lunge zwar ihre physiologische Funktion, doch es kommt zu grundlegenden strukturellen und funktionalen Veränderungen.

Dabei ist es schwierig, zwischen „normalem“ Altersverschleiß und krankheitsbedingten Veränderungen im Laufe des Lebens zu unterscheiden. Auch Krankheiten wie chronische Bronchitis (oft aufgrund von Tabakmissbrauch), Asthma oder Leiden der inneren Atemwege spielen eine Rolle.

Der Brustkorb

Mögliche Erkrankungen des Brustkorbs sind die Kyphose (Krümmung der Brustwirbelsäule), die Skoliose (seitliche Verbiegung der Wirbelsäule), Wirbelabflachungen, eine Verkalkung des Rippenknorpels, eine Schwäche (Schwund) der Atemmuskeln oder eine Osteoporose (Knochenschwund).
Auch die Beweglichkeit des Brustkorbs und die Muskelkraft nehmen im Laufe der Zeit ab. Ebenso kann eine Muskelschwäche im Bereich des Rippenfells auftreten (Beanspruchung des Rippenfells bei starker Ausatmung).
Das Zwerchfell ist der Hauptatemmuskel und trennt den Brustkorb von der Bauchhöhle. Das Zwerchfell funktioniert wie eine Art Kolben, der beim Einatmen die Luftaufnahme in die Lungen zulässt und beim Ausatmen für den Luftausstoß sorgt.
Die Atmung wird durch unser Nervensystem geregelt, das die Atembewegungen auslöst und jederzeit von uns beeinflusst werden kann.

Körperliche Aktivitäten

Ein erwachsener Mensch weiß nicht richtig zu atmen. Er muss erst lernen, es korrekt zu tun – in einem Gymnastikkurs zum Beispiel.
Körperlich aktiv zu sein ist eine einfache und effiziente Präventivmaßnahme gegen eine unzureichende Atmung. In jedem Alter lässt sich noch versuchen, die Haltung der Rückenwirbelsäule zu verbessern, wenigstens aber während der Gymnastik seinen Körper unter Kontrolle zu halten. Vergessen Sie nicht, dass jede Bauchübung auch eine gute Atemübung ist!
Das Einatmen durch die Nase als sogenannte „Brustatmung“ kann in gewissen Situationen angebracht sein (zu stark verschmutzte Luft, Kälte o. ä.), eine „Bauchatmung“ aber fördert das Wohlbefinden und führt zur Entspannung.
Kräftigen Sie durch Gymnastik all die Muskeln, die für die Atmung zuständig sind:

- ➡ tiefes Einatmen: Brust- und Halsmuskeln
- ➡ starkes Ausatmen: Bauchdeckenmuskulatur

Fazit
An dieser Stelle soll noch einmal auf den Zusammenhang zwischen den beiden wichtigen Funktionen Atmung und Kreislauf hingewiesen werden. Ihre Herzkapazität ist die natürliche Grenze für jedwede Anstrengung!

6. Der Schlaf

Mit zunehmendem Alter verändert sich auch das Schlafverhalten. Da das Bedürfnis abnimmt, benötigt ein älterer Mensch nicht mehr so viel Schlaf wie ein junger. Wachen Sie gelegentlich mitten in der Nacht auf? Keine Sorge: Möglicherweise befinden Sie sich in einer Art Umstrukturierungsphase Ihres Schlafverhaltens.

Im Allgemeinen haben ältere Menschen keine Einschlafprobleme, es sei denn, sie leiden unter Angstzuständen oder haben Kummer.

Um nachts gut schlafen zu können sollte man tagsüber aktiv sein.
Etwa eine Stunde vor dem Zubettgehen empfiehlt es sich allerdings, anstrengende Aktivitäten zu vermeiden, und zwar sowohl physischer als auch psychischer Art. Gehen Sie erst dann schlafen, wenn Sie müde und bereit dazu sind.

Regelmäßige körperliche Betätigung ist unerlässlich. Lernen Sie, richtig zu atmen, denn eine tiefe Atmung wirkt beruhigend. Entspannungsübungen helfen gegen Verspannungen und Muskelkrämpfe.

Kürzlich durchgeführte Tests haben gezeigt, dass Menschen, die regelmäßig Sport treiben, länger schlafen können, nachts nicht so oft aufwachen und wenn doch, so sind die Wachphasen nur von kurzer Dauer.

Was gibt es über Schlafmittel zu sagen? Abgesehen von ihrem hypnotischen Effekt helfen Schlafmittel durchaus dabei, Ängste abzubauen und die Muskeln zu entspannen. Aber sie stören auch die „Struktur“ des Schlafes und können Störungen des GEDÄCHTNISSES und der KONZENTRATION hervorrufen, die Leistungsfähigkeit vermindern und ...

Vor STÜRZEN sei gewarnt!

7. Das Nervensystem

Das Nervensystem ist das neurologische Potenzial, das uns bei der Geburt mitgegeben wurde. Wenn es in den ersten Jahrzehnten ausreichend genutzt und gut unterhalten wird, kann man durchaus optimistisch davon ausgehen, dass es auch im Alter nicht erkrankt.
Allerdings ist es nicht allein das Alter, was den Verfall der Kräfte verursacht. Vielmehr ist es die Tatsache, dass die „Aktiven" aus dem Produktionskreislauf herausgenommen werden und in ein vorgezogenes Rentnerdasein gezwängt werden.

Das Gedächtnis
Das Gedächtnis geht uns nur verloren, wenn wir es nicht ausreichend trainieren.
In jedem Alter vergisst man gelegentlich Banalitäten. Mit zunehmendem Alter aber ist ein gewisser Gedächtnisverlust normal, häufig handelt es sich einfach nur um mangelnde Aufmerksamkeit.
Bei manchen Menschen aber ist der Gedächtnisverlust Teil des Verfalls der intellektuellen Fähigkeiten, was mehr oder weniger schwere psychologische Ursachen haben kann. Ein Gedächtnisverlust kann Ausdruck sein von: Isolierung, Untätigkeit, Alkoholmissbrauch, fehlenden Interessensgebieten, Verlust des Selbstbewusstseins, Abnahme der sensorischen Fähigkeiten oder auch der Konzentrationsfähigkeit. Diese Probleme sollten, ebenso wie die negativen Auswirkungen von Schlafmitteln oder Beruhigungstabletten, nicht unbeachtet bleiben. Auch bestimmte Krankheiten können Störungen des Kreislaufs bewirken, die zu einer Sauerstoff-Unterversorgung des Gehirns führen.
Beschwerden über Gedächtnisverlust sind in unserer Bevölkerung weit verbreitet. Schätzungsweise beklagen sich etwa 50 % der Menschen über 50 darüber und bereits $^{2}/_{3}$ der Senioren ab 75.

Bewahren Sie Ihre geistige Wachheit! Dazu bedarf es vor allem der Motivation und eines starken Willens, die lange und Geduld erfordernde Aufbauarbeit anzugehen. Erkennen Sie Erfolge an: die erfolgreiche Ausführung eines technischen Handgriffs, Fortschritte bei einer körperlichen Übung etc.
Wichtig ist es auch, den Muskeltonus zu verbessern, der unter der Kontrolle des Kleinhirns steht. Ratsam sind Gleichgewichts- und Koordinationsübungen (das Kleinhirn ist zuständig für die Steuerung dieser Funktionen, es empfängt von überallher Signale, z. B. von den Augen oder dem Bewegungsapparat, und koordiniert dann blitzschnell die Bewegungsabläufe).

Seniorengymnastik

Man weiß, dass die Reaktionsgeschwindigkeit im Alter langsamer wird, ebenso wie die Schnelligkeit der Ausführung.
Immerfort gilt es, das Gedächtnis zu „trainieren". In einer Gruppe, z. B. im Gymnastikkurs, können Programmabläufe vorgestellt werden, die die Teilnehmer im Gedächtnis behalten müssen. Ein solcher Ablauf sollte ca. sieben Elemente beinhalten (+1 oder –2). Achten Sie zum einen auf die Geschwindigkeit und zum anderen darauf, dass die Elemente am Anfang und am Ende besser im Gedächtnis behalten werden.
Durch Lernen vergrößert eine Nervenzelle die Anzahl ihrer Verbindungen (nicht zu vergessen manuelle Tätigkeiten wie Töpfern, Malen, Kreatives generell).
Das Wichtigste aber bleibt, den älter werdenden Menschen dazu zu animieren, Pläne zu schmieden, seine Neugier zu entwickeln und motiviert zu sein. Dabei ist die persönliche BEZIEHUNG genauso wichtig wie die Technik. Das sollte ein Betreuer niemals vergessen.

Sämtliche Aktivitäten sind gut für den mentalen Zustand eines Menschen.

8. Die Ernährung

Ernährungsberater empfehlen adäquate Diäten, die individuell zugeschnitten sind. Lassen Sie besser die Finger von Diäten, die von Frauen verbreitet werden, die lediglich auf ihre Linie achten wollen.

Es geht nicht darum, völlig auf Fleisch zu verzichten, dennoch sollte man die mageren Sorten bevorzugen. Nicht zu vergessen ist Fisch, der bei der Vorbeugung von Herz- und Gefäßkrankheiten sowie Entzündungen eine wichtige Rolle spielt.
Unser Organismus braucht Nährstoffe, die v. a. in stärkehaltigen Nahrungsmitteln wie z. B. Kartoffeln, Reis, Nudeln etc. vorhanden sind, aber auch in grünem Gemüse und vitaminreichem Obst. Kalzium (diverse Milchprodukte, Muscheln, Krustentiere, bestimmte Fischsorten) und Vitamin D (Lebertranöl, fette Fischsorten, Butter, Eier ...) sind ebenso unverzichtbar zur Vorbeugung von Osteoporose.
In diesem Zusammenhang sei auch auf die wohltuende Wirkung von Sonnenstrahlen hingewiesen – in vernünftiger Dosierung. Ideal ist es, zusätzlich Sport im Freien zu betreiben.

Die Flüssigkeitszufuhr

Eine ausreichende Versorgung mit Flüssigkeit ist extrem wichtig. Mit zunehmendem Alter verliert der Mensch allerdings das Durstgefühl. Beschränken Sie sich beim Essen auf ein bis zwei Gläser, um die Magensäfte nicht aufzulösen. Zwischen den Mahlzeiten jedoch sollte viel getrunken werden. Stellen Sie sich am besten eine Flasche Wasser in Sichtweite, um auf die nötigen 1,5 l am Tag zu kommen. Richtig ist es, mehrmals am Tag kleinere Mengen zu sich zu nehmen.

Fazit

Es ist nie zu spät, mit dem Sporttreiben anzufangen.
Wichtigste Voraussetzung ist allerdings, sich selbst bzw. seinen Körper zu kennen und sich vom Arzt untersuchen zu lassen, um die passende sportliche Betätigung zu finden. Ausüben kann man praktisch alles – nur auf eigenem Niveau.
Regelmäßiger Sport erhält die Herz-, Gefäß- und Muskelfunktionen und hat darüber hinaus noch weitere positive Auswirkungen, die ein Altern in „guter Gesundheit“ ermöglichen und eine möglichst lange Unabhängigkeit garantieren.
Die dadurch erreichten Fortschritte machen zufrieden und erlauben eine positive Lebenseinstellung!

2

So halten Sie sich in Form – Übungsteil

1. Der Rücken

Der Rücken wird nach oben hin von Nacken und Schultern, nach unten hin vom Becken begrenzt. Die Achse des Rückens bildet die Wirbelsäule bzw. das Rückgrat und verläuft vertikal. In der Seitenansicht ist die Wirbelsäule doppelt s-förmig gekrümmt. Durch Ermüdungserscheinungen, bestimmte Berufe oder falsche Bewegungen können die Krümmungen verstärkt werden und zu Veränderungen der Wirbelsäulenform führen.

Für Menschen, die zu einem gekrümmten Rücken neigen, sind haltungsverbessernde Übungen ratsam. Mit dem Training sollte so früh wie möglich begonnen werden. Warten Sie also nicht das Rentenalter ab, um sich regelmäßig zu bewegen. Es gilt, die Verbindungselemente der Wirbelsäule zu stärken.

Rückenschmerzen:
Die am meisten betroffene Partie ist die Lendengegend. Hier kann es zu einer Lordose kommen, zu einem starken Hohlkreuz. Die Gründe für derartige Beschwerden sind zahlreich:
Das Tragen hoher Absätze beispielsweise verändert die Art zu gehen, das Aufheben und Tragen von Lasten vom Körper weg (Absetzen schwerer Gegenstände in den Kofferraum des Autos) belastet den Rücken, man vergisst in die Knie zu gehen, bevor man die Enkelkinder hochhebt o. ä. m.
Ob im Beruf oder zu Hause: Viele Aktivitäten haben eine Überbeanspruchung der Lendenwirbel zur Folge.
Darauf abgestimmte Gymnastikübungen sind hilfreich, um den Rücken zu stärken.

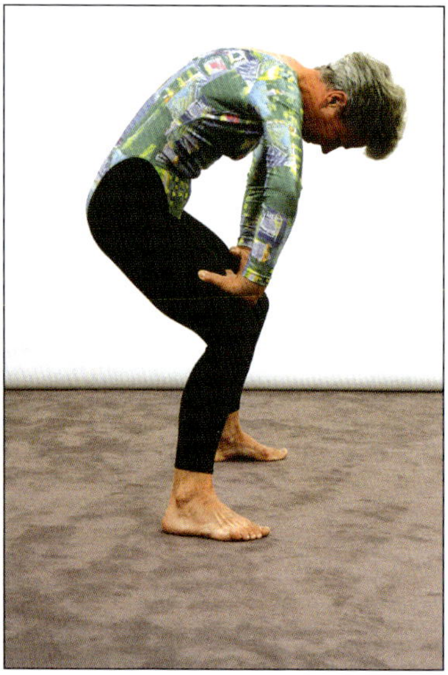

Achtung:
Vorsicht vor „schlechten" Bauchmuskelübungen: Zu vermeiden sind Rumpfbeugen mit durchgestreckten Beinen. Dabei wird großer Druck auf die Bandscheiben ausgeübt. Achten Sie immer auf gebeugte Knie. Außerdem sollte die Wirbelsäule wie auf der Abbildung gut abgerollt werden.

Der Ischiasnerv (in der oberen Gegend des Gesäßes) wird oft falsch beansprucht und ist indirekt für viele Bandscheibenbeschwerden verantwortlich. Diese Muskelgruppe sollte also entsprechend gedehnt werden (siehe Kapitel „Dehnung").

Bei Problemen in der Lendengegend sollte man zum Beispiel beim Staubsaugen auf seine Körperhaltung achten. Setzen Sie sich beim Bügeln ruhig hin (siehe Erläuterungen zur Haltung des Beckens, S. 38–39).

Allgemeine Rückenübungen:

1. Unbedingt, morgens nach dem Aufwachen:

➡ im Bett dehnen,
➡ vor dem Aufstehen auf die Bettkante setzen,
➡ den Rücken dehnen, als ob man die Matratze wegschieben wollte, indem man den Kopf, also die Schädeldecke, Richtung Zimmerdecke streckt. So werden Sie direkt ein paar Zentimeter größer (achten Sie darauf, die Schultern nach unten zu ziehen).

Diese Übungen sind zu empfehlen:

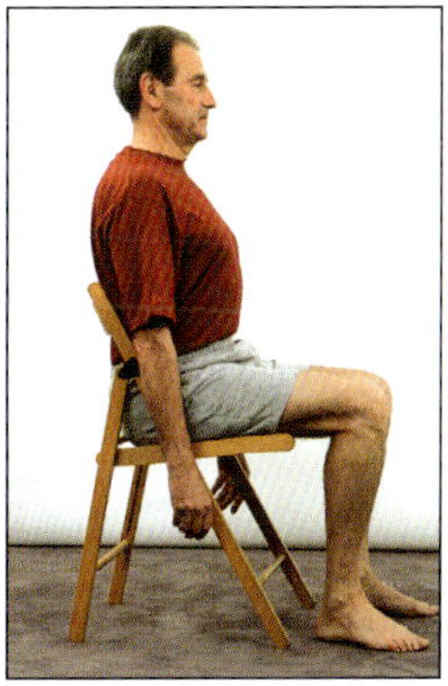

2. Im Sitzen

➡ normale Sitzposition, Oberschenkel auf Höhe des Beckens, Füße stehen fest auf dem Boden,
➡ setzen Sie sich mit dem Gesicht zur Rückenlehne auf den Stuhl und drücken Sie die gesamte Wirbelsäule an eine Wand.

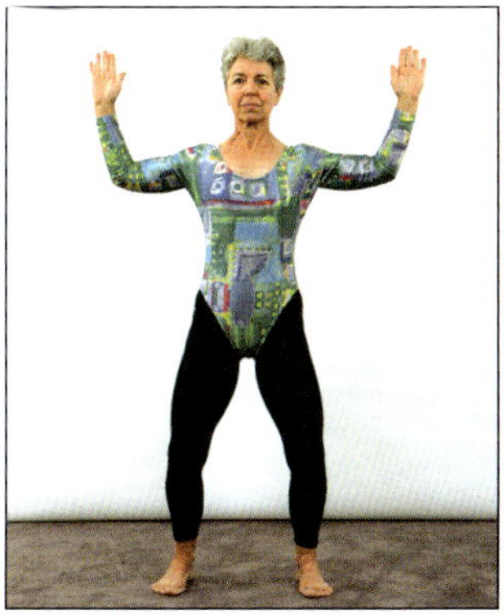

3. Auf dem Boden sitzend (Beine in der Position, in der man sich am wohlsten fühlt).

4. Im Stehen, Beine beckenbreit auseinanderstellen und leicht beugen.

Nachdem man eine stabile Position gefunden hat, mit Armübungen beginnen:

➡ Hände in den Nacken legen, ohne die Finger zu kreuzen,
➡ Arme nach oben abwinkeln (Kerzenleuchter),

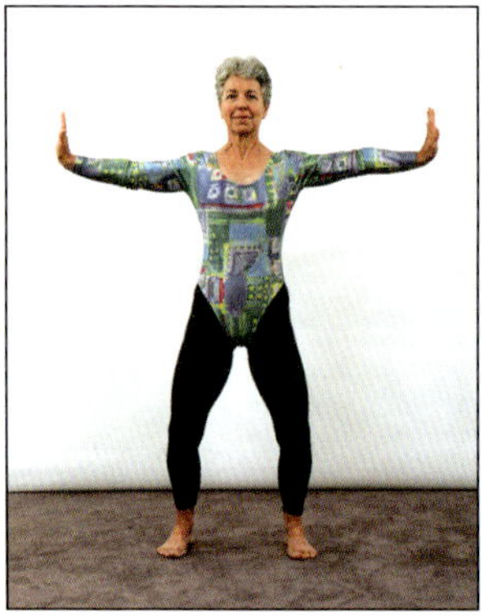

➡ Arme seitlich halten, Hände abgewinkelt, imaginäre Wände „wegschieben“,

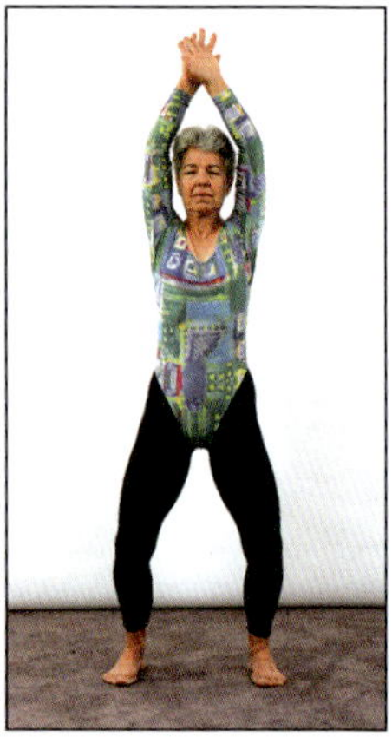

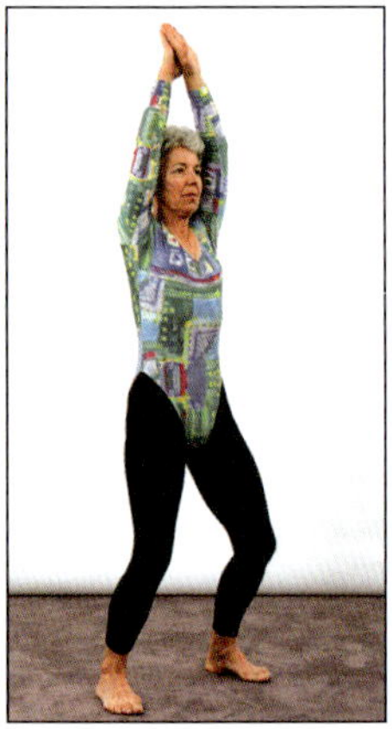

➡ Arme senkrecht halten, Hände über dem Kopf gegeneinander drücken,

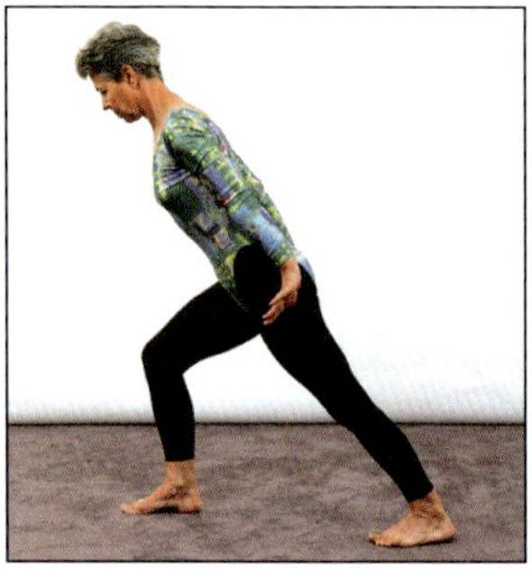

➡ Arme schräg nach unten strecken, die Handflächen Richtung Boden drehen oder Hände auf das Gesäß legen

Diese Armübungen können auch in nach vorne gebeugter Körperhaltung ausgeübt werden, die Füße stehen dabei fest auf dem Boden.

5. Dehnen Sie die Wirbelsäule, indem Sie die Beine schulterbreit aufstellen und versuchen, mit gestreckten Beinen den Boden zu berühren. Vor dem Aufrichten die Knie beugen, Hände auf die Oberschenkel legen und sich darauf abstützen, den Rücken Wirbel für Wirbel aufrollen (langsam).

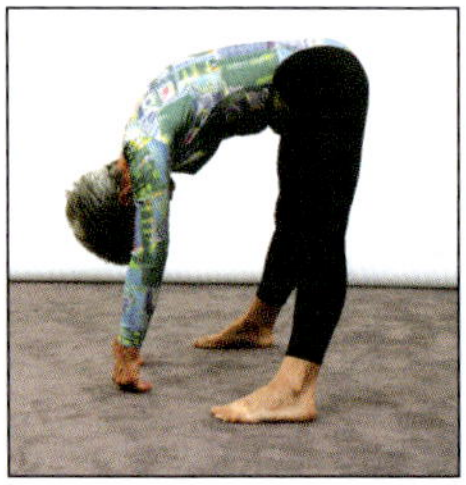

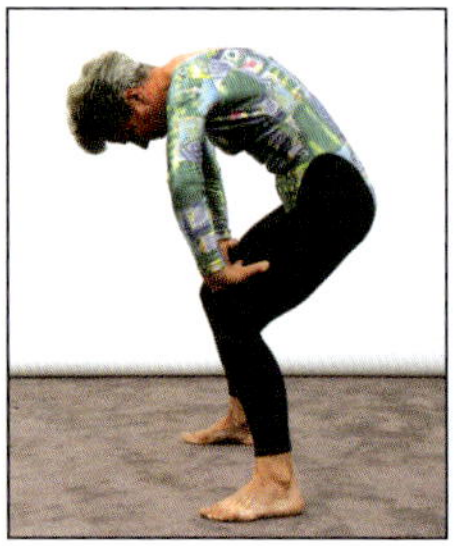

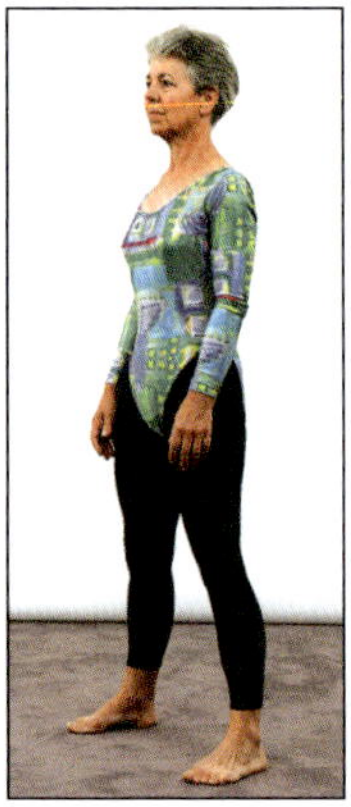

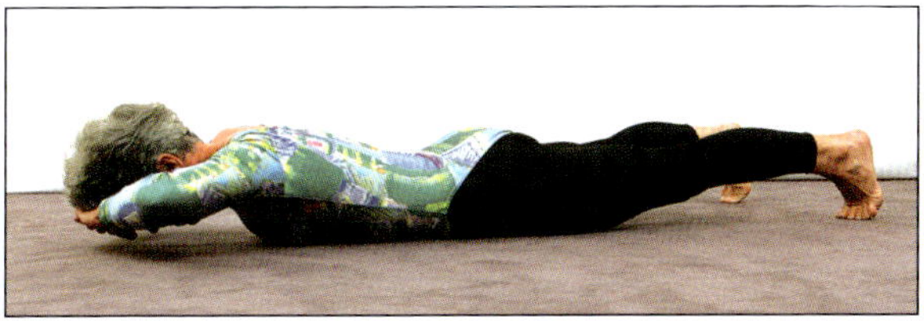

6. Legen Sie sich auf dem Boden in die Bauchlage. Schultern hochziehen, Brust bleibt auf dem Boden, Blick zum Boden gerichtet, dann entweder:

- Arme am Körper anlegen,
- Hände in den Nacken oder auf die Stirn legen, Handflächen zeigen Richtung Boden,
- Arme nach vorne ausstrecken (schwieriger). Eventuell Zehenspitzen aufstellen.

Tipp:
Legen Sie ein Kissen unter den Bauch, falls Sie Probleme im Lendenbereich haben.

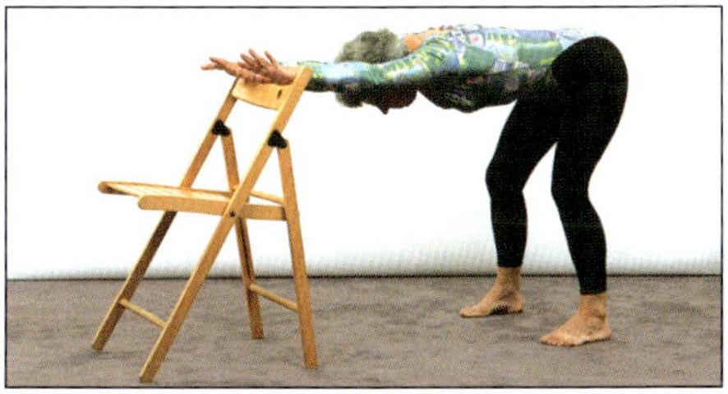

7. Im Stehen Hände auf einer Kommode oder einem Stuhl ablegen. Einen großen Schritt nach hinten gehen, Beine beckenbreit auseinanderstellen und leicht beugen, dabei das Becken nach hinten kippen. Der Rücken ist flach, ohne die Schultern anzuspannen.

8. In Rückenlage die Beine anwinkeln, Füße flach auf dem Boden stellen. Halten Sie ein Telefonbuch in den Händen über dem Kopf. Arme ausstrecken und das Buch über den Boden nach hinten schieben. Gleichzeitig ausatmen und dabei den Bauch einziehen.

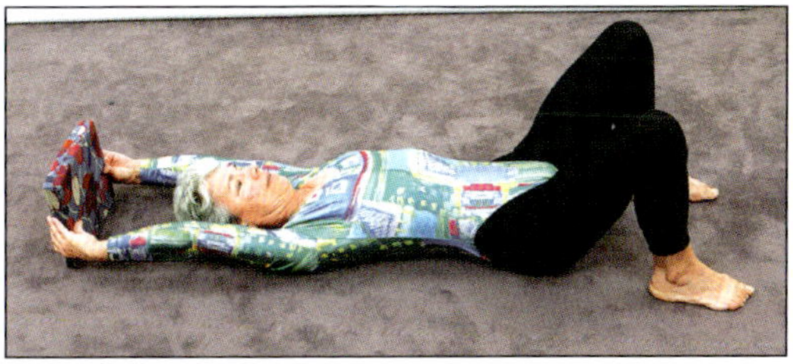

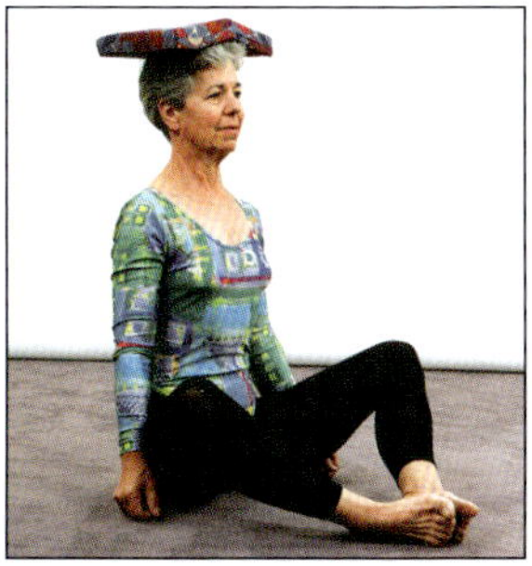

9. Setzen Sie sich auf den Boden oder auf einen Stuhl, legen Sie ein Telefonbuch auf den Kopf. Buch nach oben drücken. So dehnen Sie komplett Rücken und Nacken.

Bei Problemen mit der Lendenwirbelsäule:

10. Auf den Rücken legen, die Beine im rechten Winkel auf einen Stuhl legen (von den Knien bis zu den Fersen). Langsam ausatmen und dabei die Lendengegend fest auf den Boden drücken.

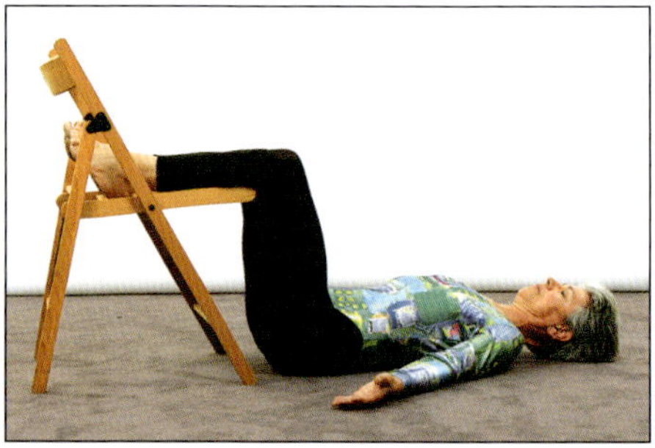

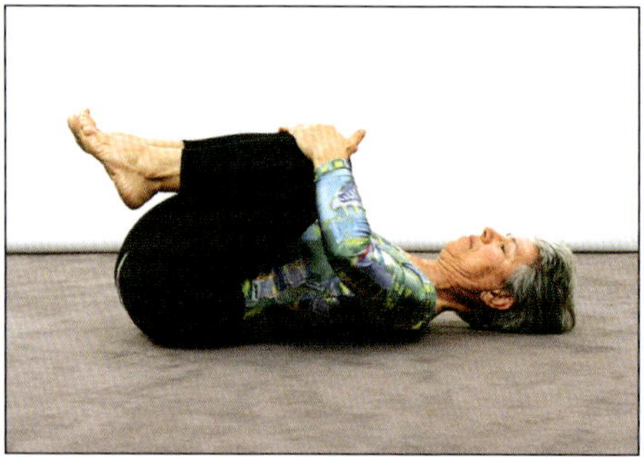

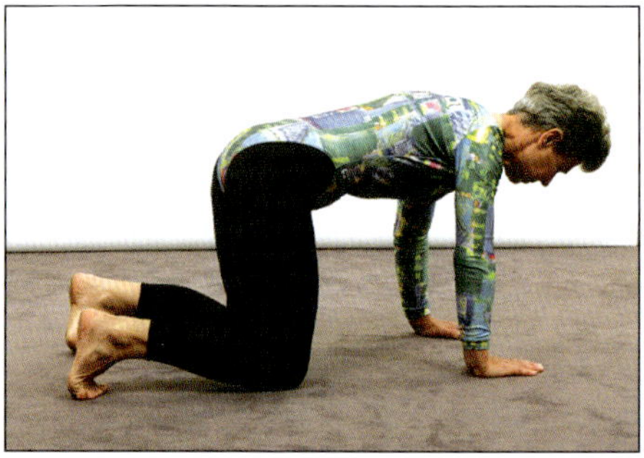

Zu Hause kann man in dieser Position mit einem Kissen unter dem Kopf lesen oder fernsehen. Um aufzustehen einfach auf die Seite rollen und in den Vierfüßlerstand gehen, dann ein Bein aufstellen und langsam in den Stand kommen, indem man sich auf den Oberschenkeln abstützt.

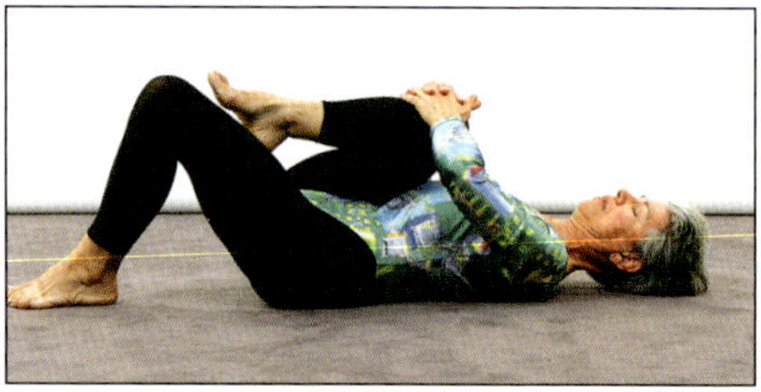

11. Ausgangsstellung bleibt (jetzt ohne Stuhl): Füße auf den Boden stellen, ein Knie mit den Händen umfassen, vorsichtig zur Brust ziehen und dabei langsam ausatmen.

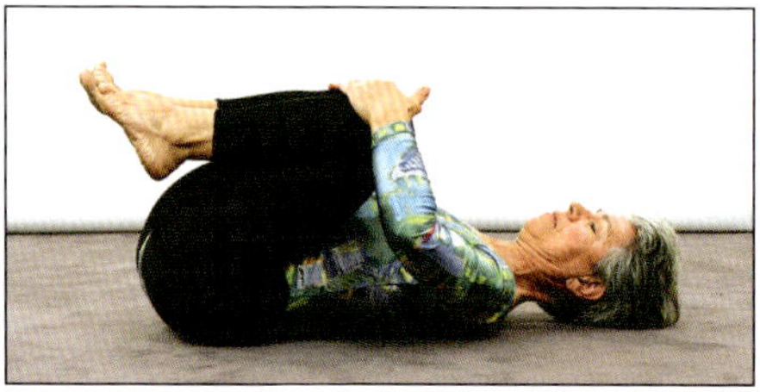

12. Ausgangsstellung bleibt, beide Knie zur Brust ziehen.

13. Ausgangsstellung bleibt, ein Knie mit den Händen umfassen, Arme strecken, Bein parallel zum Boden. Ausatmen, dabei versuchen, das Knie vorsichtig in Richtung Kopf zu ziehen, während das Bein gleichzeitig gestreckt wird (Bein immer parallel zum Boden halten).

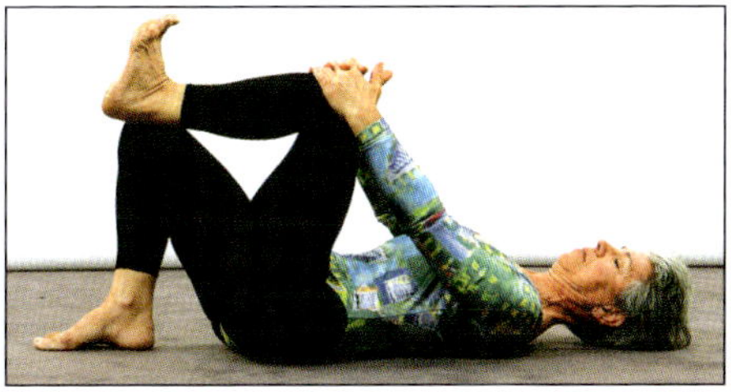

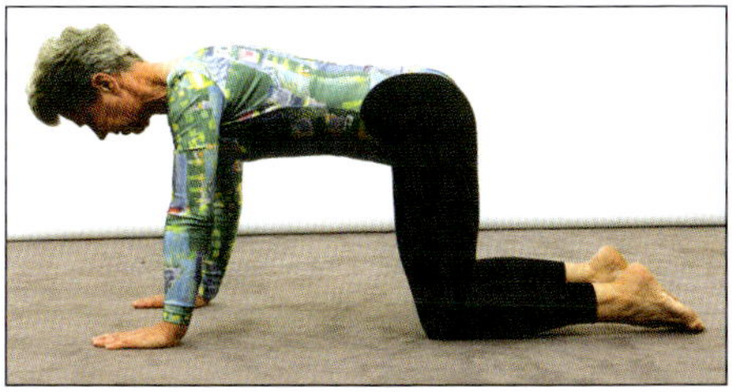

14. Vierfüßlerstand. Ausatmen, den Bauch einziehen, den Lendenbereich nach oben drücken.

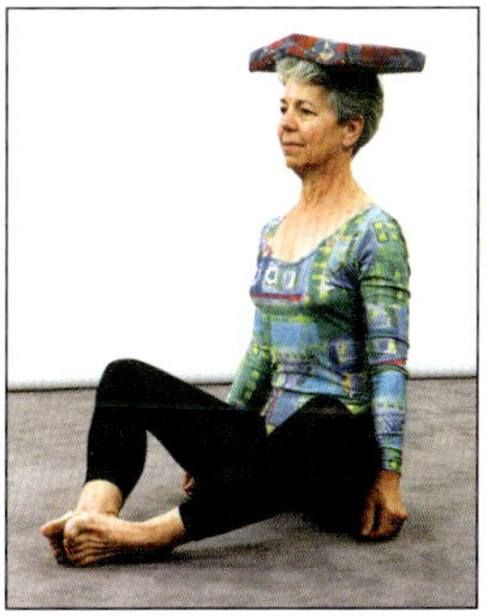

15. Setzen Sie sich auf den Boden oder auf einen Stuhl, legen Sie ein Telefonbuch auf den Kopf. Buch nach oben drücken. So dehnen Sie komplett Rücken und Nacken.

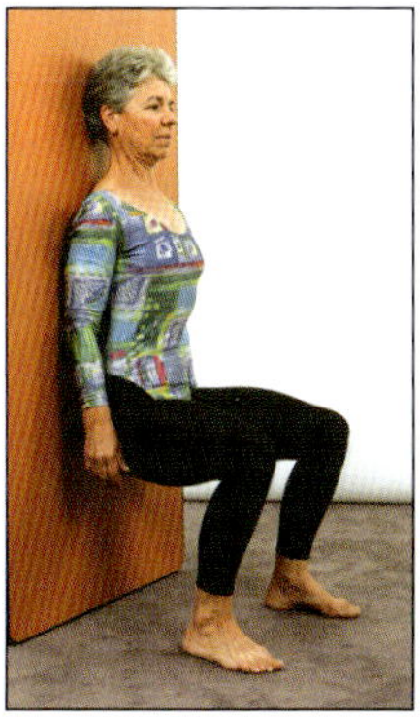

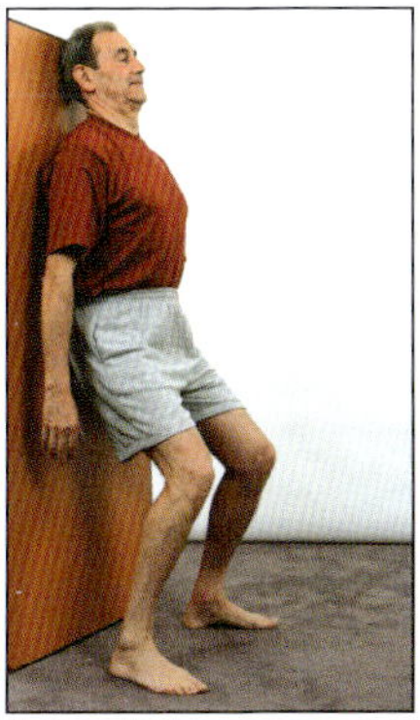

16. Stellen Sie sich mit dem Rücken an die Wand, Füße sind von der Wand entfernt, so als ob Sie auf einem Stuhl sitzen (Oberschenkel parallel zum Boden). Den Körper nach oben schieben, dabei ausatmen und gleichzeitig den Bauch einziehen. Wenn die Knie schmerzen oder zu schwach sind: Gehen Sie nicht so tief herunter, die Oberschenkel aber weiterhin schräg halten.

17. Fersensitz. Die Hände gleiten vor dem Körper über den Boden nach vorne, den Rücken dehnen und dabei einatmen. In dieser Position verharren, ohne das Atmen zu vergessen.

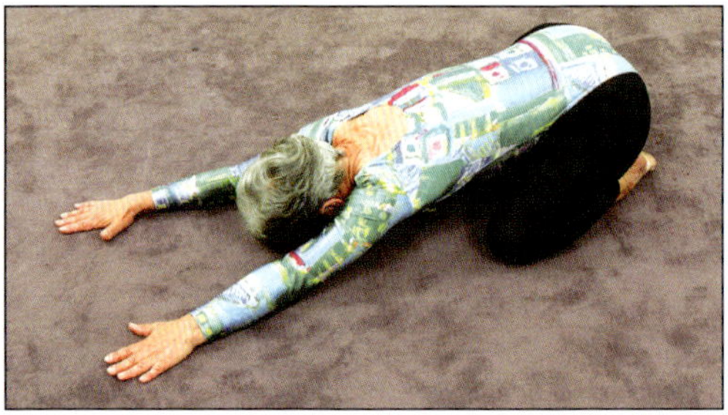

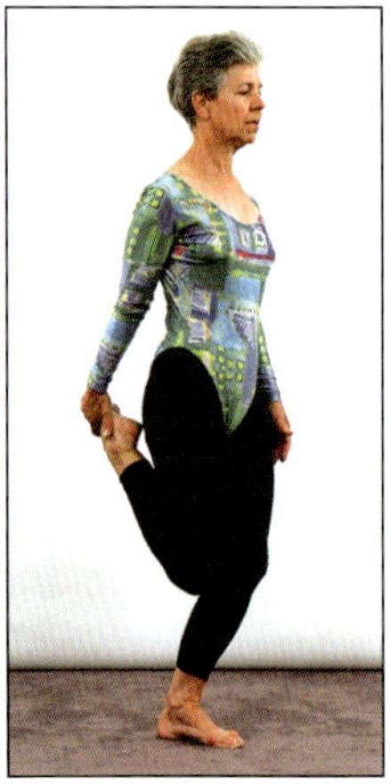

Achtung:
Beim Dehnen des Quadrizeps (Muskel auf der Beinvorderseite) nicht ins Hohlkreuz fallen (siehe Übungen „Dehnung“). Das Becken nach hinten kippen, eventuell das Standbein leicht beugen.

Die **Position** des Beckens ist bei allen Übungen, die wir hier vorstellen, sehr wichtig: Das Kippen des Beckens nach vorn, zurück und das Verweilen in der neutralen Position im Wechsel dienen Ihrer Beweglichkeit.

Nach hinten kippen: Im Stand das Gesäß nach hinten drücken, die Lendenwirbel beugen sich.

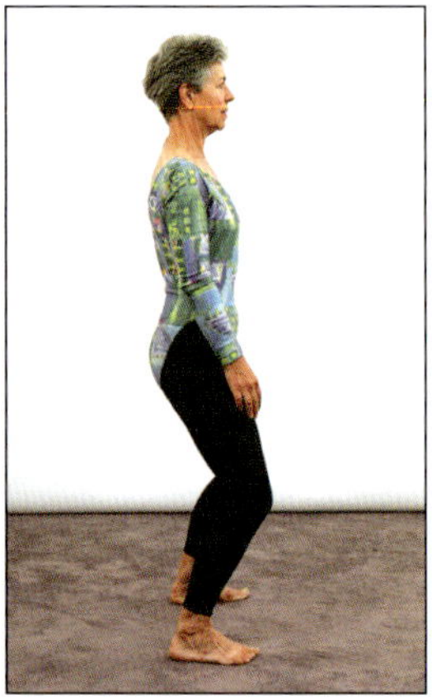

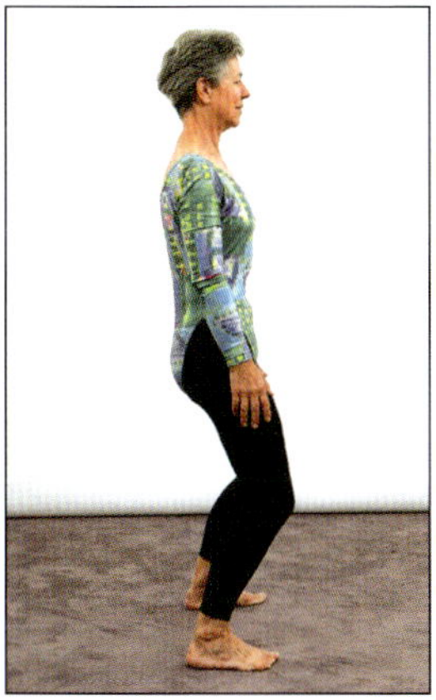

Nach vorne kippen: Im Stand das Becken nach vorne kippen (Bauch einziehen), Hohlkreuzstellung vermeiden.

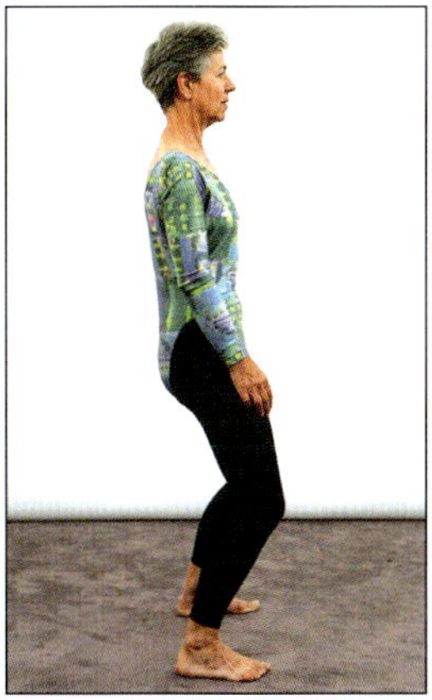

Neutrale Position: Becken senkrecht, Steißbein vertikal zu den Fersen.

Tipp:
Stellen Sie sich bei den Übungen im Profil vor einen Spiegel, um die Positionen des Beckens besser kontrollieren zu können.

2. Die Wirbelsäule

Die Wirbelsäule trägt unseren Kopf und kann leider schon früh von Arthrose-Problemen betroffen sein.

Der Kopf als oberster Teil unseres Körpers enthält das Gehirn sowie die meisten Sinnesorgane. Er besteht aus dem Schädel und dem Gesicht – alles zusammen besitzt ein ziemlich großes Gewicht.
Der Kopf ist über den Hals mit dem Rumpf verbunden. Das ganze Leben lang muss der Hals gegen das Gewicht des Kopfes und gegen die Schwerkraft ankämpfen. Die Beweglichkeit dieses Bereiches ist extrem wichtig. Daher sollten Sie auf Folgendes achten:

- unbedingt strecken, bevor man Übungen mit dem Kopf beginnt: Schädeldecke nach oben schieben, das Kinn leicht einziehen, Blick geradeaus
- alle Übungen langsam und vorsichtig ausführen

Seniorengymnastik

Gerade bei Kopfübungen sollte man auf die richtige Stellung achten. Und daran denken, während der Bewegung einzuatmen und beim Einnehmen der Ausgangsstellung wieder auszuatmen.

Übungen

Im Stand, auf allen Vieren, im Sitzen (Boden oder Stuhl) oder auf dem Rücken liegend:

1. Drehung

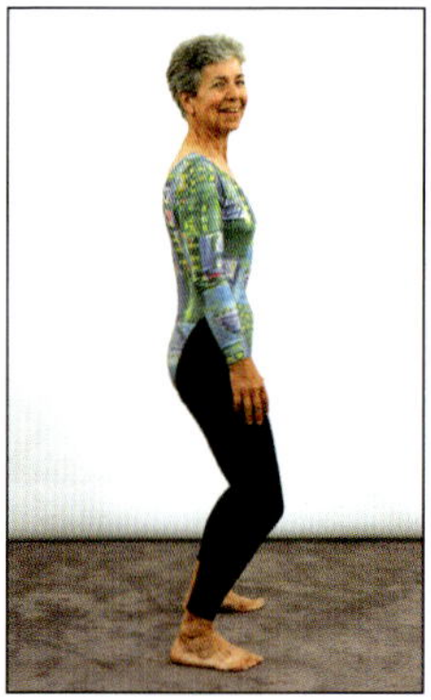

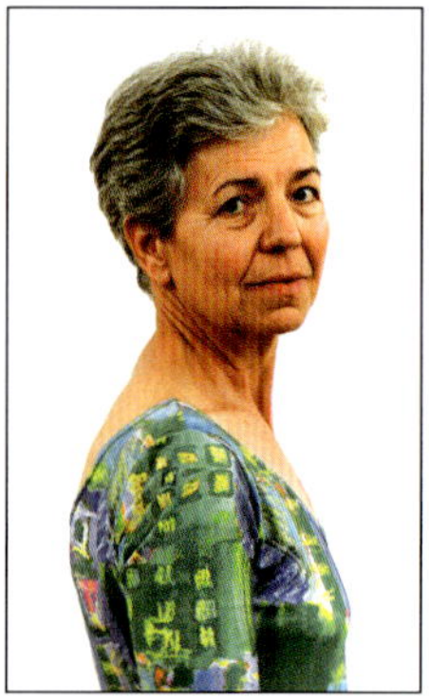

2. Nach vorne beugen

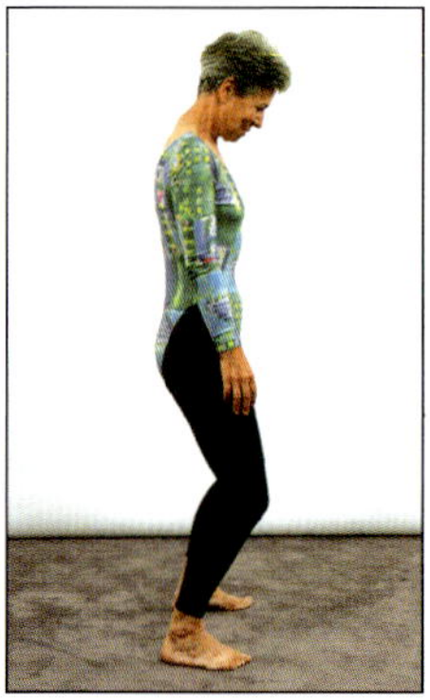

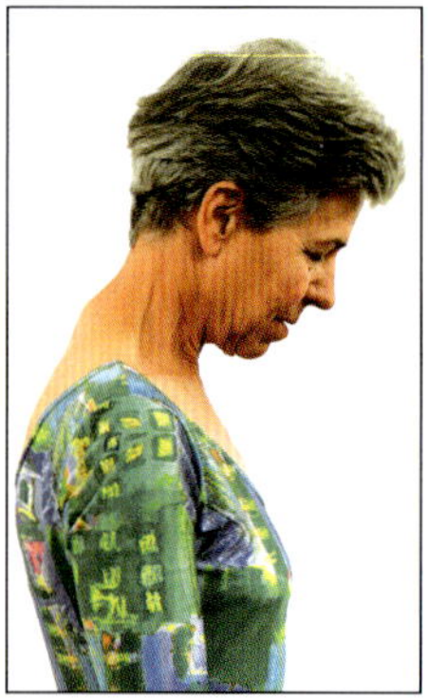

3. Zur Seite beugen

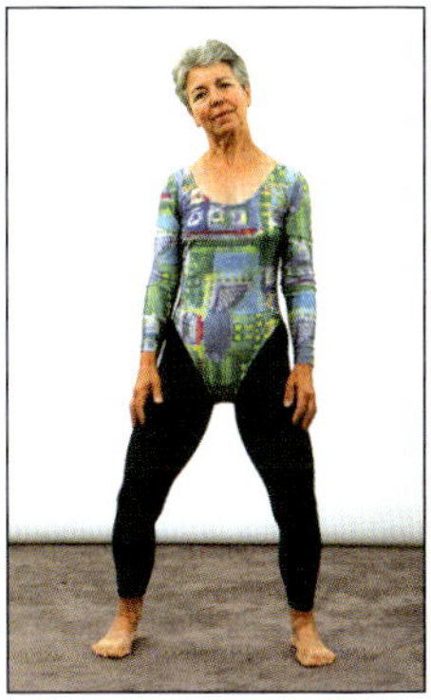

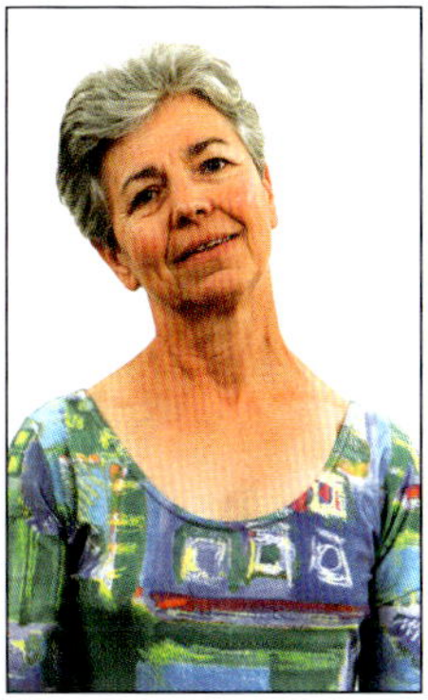

4. Leichte Dehnung nach hinten. Diese Übung mit offenem Mund ausführen, dabei ausatmen. Es soll nur eine leichte Lockerung des Kopfbereiches erreicht werden.

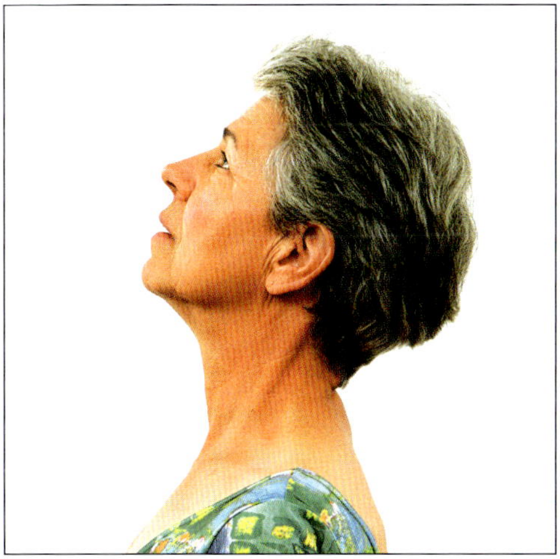

5. Kreisen, Bewegung nach hinten ist allerdings nicht sehr empfehlenswert.

Achtung:
Wenn Sie bei diesen Übungen mit angezogenen Beinen auf dem Rücken liegen, können Sie die Hände in den Nacken legen, leicht den Haaransatz massieren und dann den Kopf auf dem Boden ablegen.

Kräftigung der Muskeln

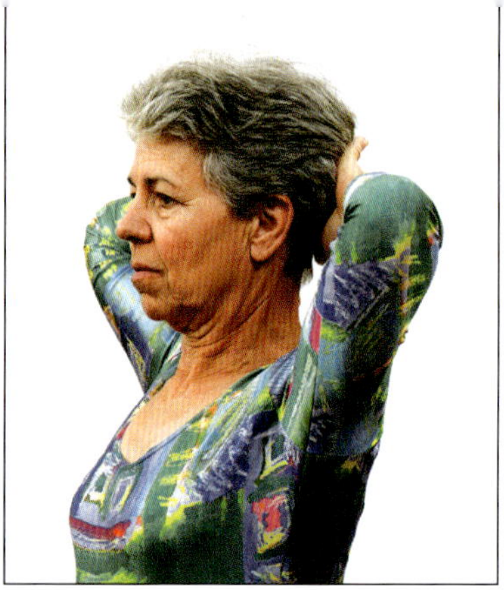

6. Im Stehen oder Sitzen, Hände auf der Stirn kreuzen, Ellbogen abwinkeln. Den Kopf gegen die Hände drücken.

7. Ausgangsstellung bleibt, Hände an der Schädelbasis.

8. Ausgangsstellung bleibt, Hände am unteren Kopf.

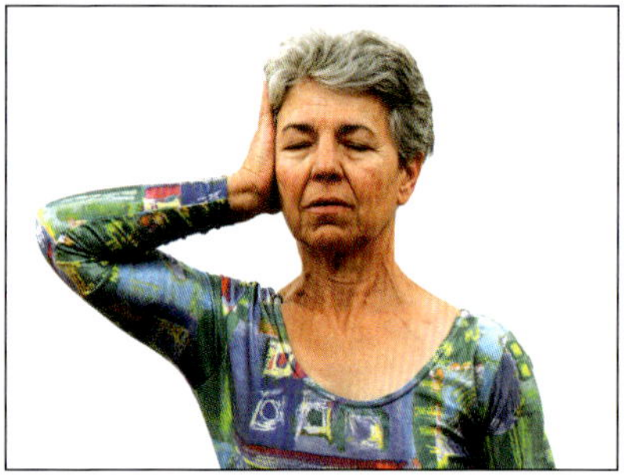

9. Eine Hand seitlich am Kopf, Ellbogen auf Ohrhöhe, Finger zeigen nach oben. Mit dem Kopf sanft gegen die Hand drücken.

10. Ausgangsstellung bleibt, den Kopf sanft gegen die Hand drehen.

11. Auf dem Boden auf den Rücken legen, Beine anwinkeln. Den Kopf leicht anheben, Position halten. Die Hände nicht in den Nacken nehmen, um die Beugung des Halses zu unterstützen, sondern die Arme parallel zum Körper nach vorne strecken.

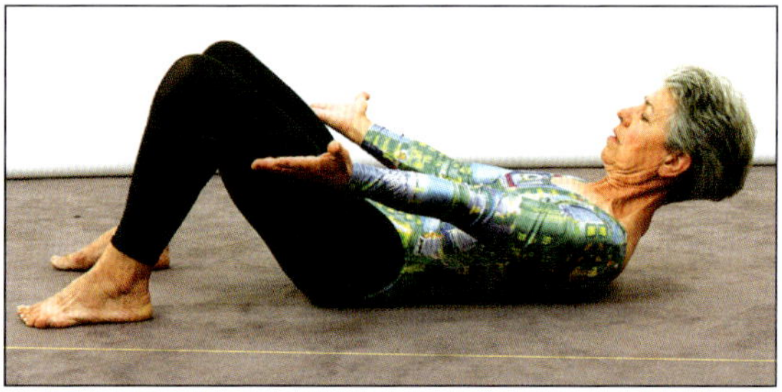

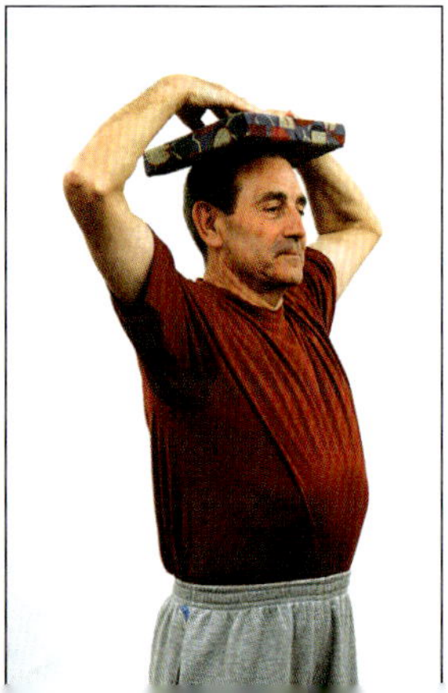

12. Im Stehen oder Sitzen ein Telefonbuch auf den Kopf legen. Das Buch Richtung Decke schieben.

Entspannung:
Legen Sie sich auf den Boden, im Nacken einen schwach aufgepumpten Ball. Das ist sehr angenehm!

3. Die Schultern

Die Schulter ist ein besonders beweglicher Gelenkkomplex, der unter anderem das Abspreizen oder Heranziehen der Arme sowie interne und externe Drehungen ermöglicht. Oft werden diese vielfältigen Bewegungen auch kombiniert. Besonders stabil ist das Schultergelenk nicht, es wird vor allem durch Muskeln gehalten. Diese über die Schulter verlaufenden Muskeln sind besonders anfällig für Verspannungen.

Die Schulter kann auch von Sehnenscheidenentzündungen betroffen sein, vom Impingementsyndrom (Schulter-Arm-Syndrom) oder einer Periarthritis (Schultergelenks-Entzündung).

Bei akuten Schmerzen sollten Sie vor dem Training unbedingt Ihren Arzt oder Krankengymnasten fragen. Wenn möglich sollten Sie aber immer versuchen, weiter zu trainieren.
Mit regelmäßigen Übungen soll einerseits eine Lockerung, andererseits eine Stärkung der Muskulatur erreicht werden.

Vorsicht:
Passen Sie bei Partner-Übungen besonders auf: Hier können leicht neue Gelenkprobleme entstehen, wenn Ihr Partner Ihre Grenzen nicht kennt!

Übungen

1. Im Stehen oder Sitzen, Arme hängen locker herunter. Die Schultern vorsichtig kreisen.

2. Alle Armstellungen ausprobieren: Hände auf die Schultern legen, in den Nacken, Kerzenleuchter-Haltung etc.

3. Ausgangsstellung bleibt. Die Arme schwingen, erst entgegengesetzt, dann simultan.

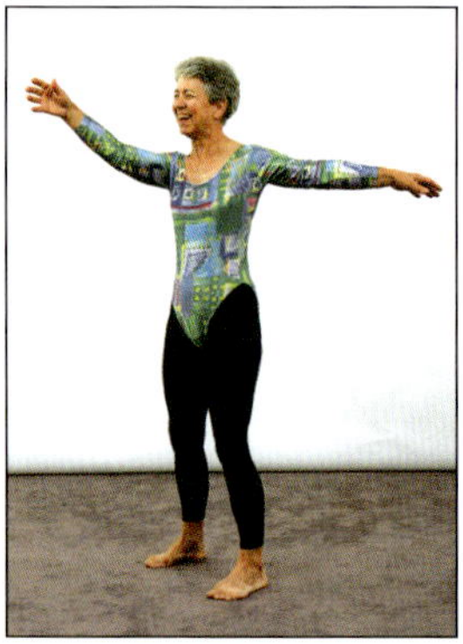
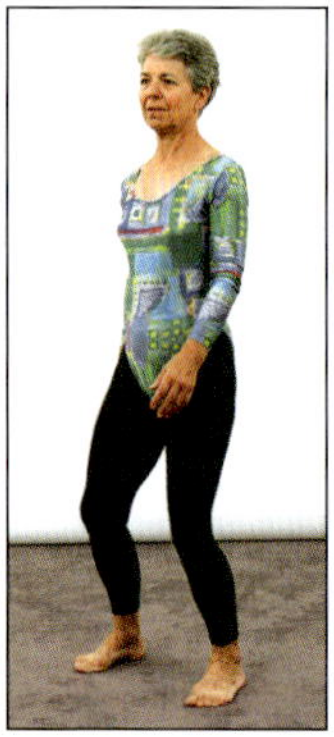
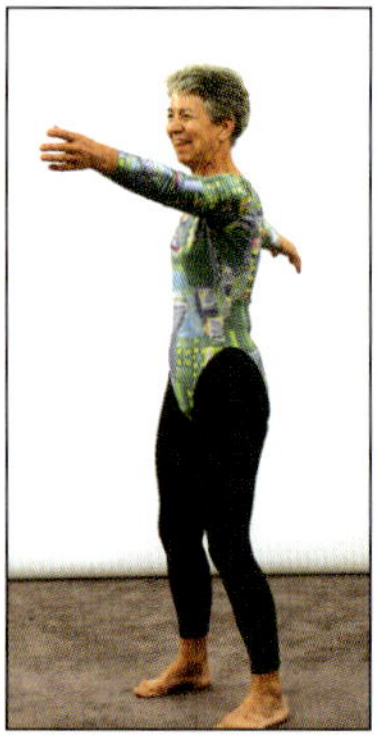
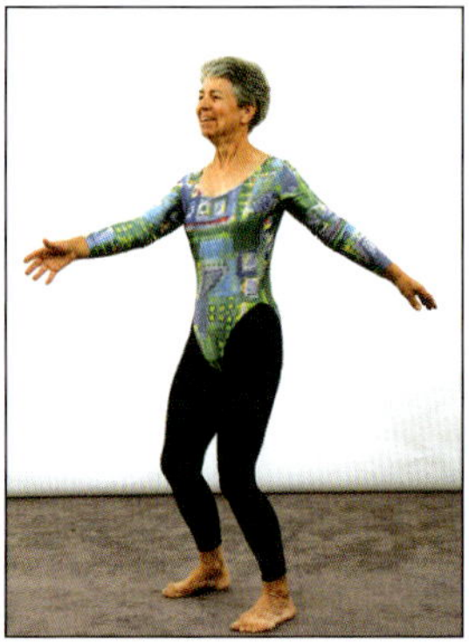

4. Große Armkreise, den Übergang in die Senkrechte abfedern. Nicht ins Hohlkreuz fallen.

5. Arme zur Seite ausstrecken. Kleine Kreise beschreiben. Nach und nach die Schwingungen verstärken und die Kreise vergrößern.

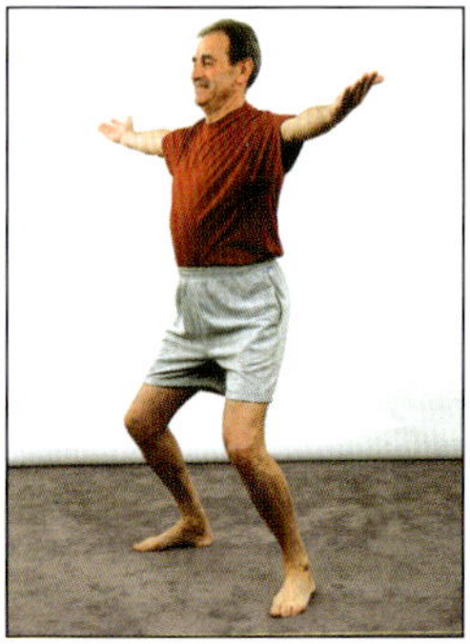

6. Arme nach vorn oder zur Seite ausstrecken.

- ➡ Handflächen leicht nach unten, anschließend nach oben drehen
- ➡ Die Bewegung der Handflächen bleibt, dabei Arme zur Seite ausstrecken

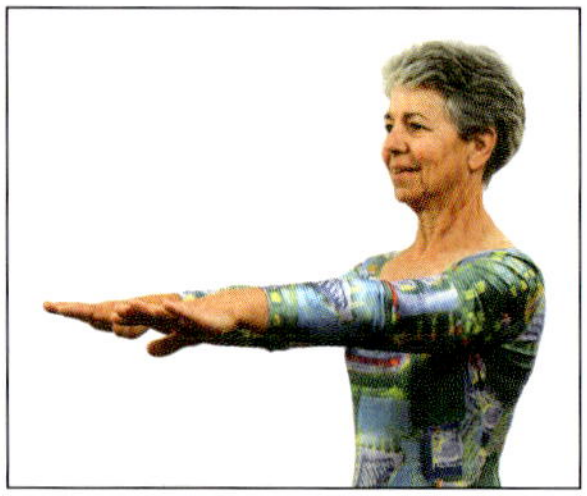
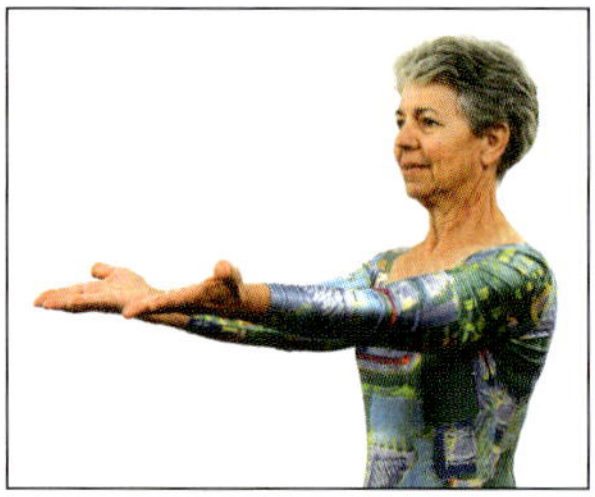
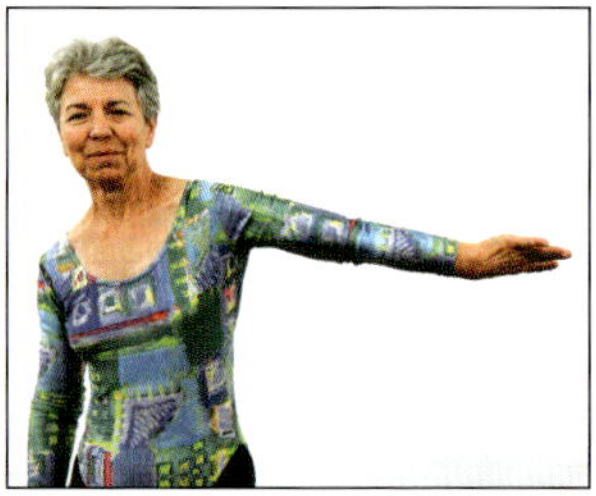

7. Auf den Rücken legen, Knie zur Brust ziehen oder beugen, langer Nacken, Kinn zur Brust. Beide Arme leicht schräg über den Kopf strecken, Handflächen zeigen zur Decke. In dieser Position bleiben. Schwerkraft und Gewicht ziehen die Arme allmählich nach unten.

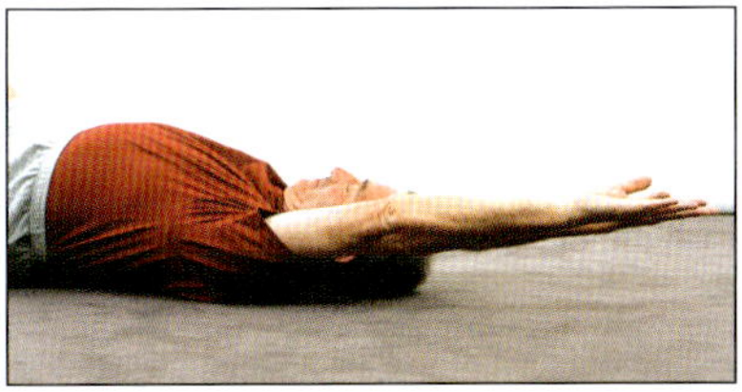

8. Auf den Rücken legen, mit gebeugten Knien auf die Seite rollen. Auf der linken Seite liegend den rechten Arm senkrecht nach oben strecken und zum Boden ziehen. Wie bei der vorherigen Übung die Schwerkraft arbeiten lassen.

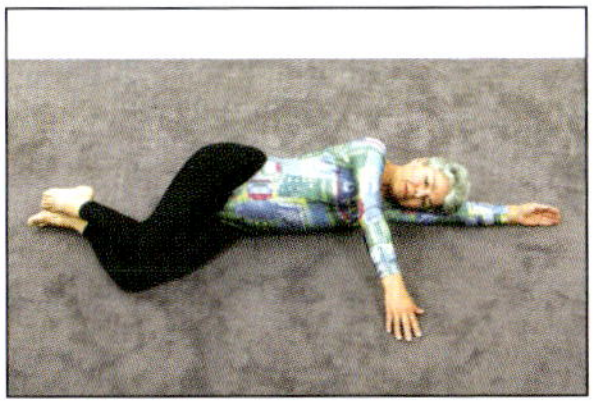

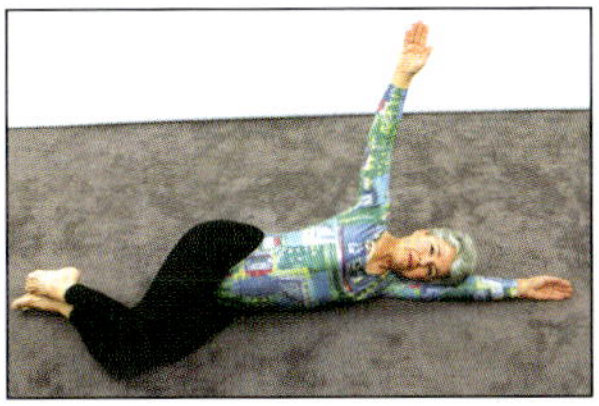

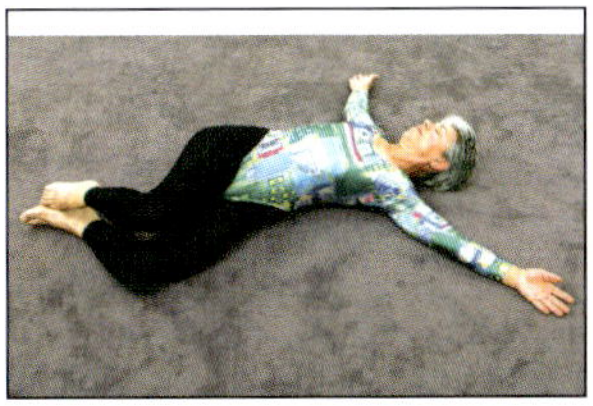

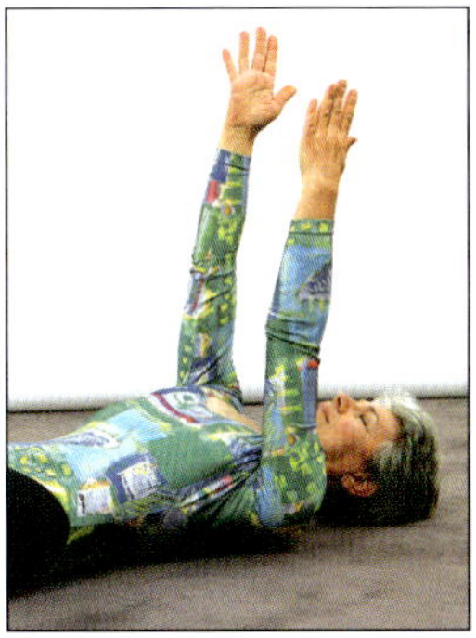

9. Auf den Rücken legen, Beine anwinkeln, Arme senkrecht nach oben strecken und wie beim Klettern abwechselnd noch höher greifen. Arme ab und zu entspannen. Auch möglich: Die Arme seitlich langsam bis zum Boden öffnen, dabei erreichen Sie die maximale Dehnung während des Absenkens.

10. Im Sitzen oder Stehen, mit den Fingern der einen Hand die der anderen auf dem Rücken berühren: ein Arm kommt von oben, der andere von unten. Diese Übung kann auch mit einem Objekt ausgeführt werden (Ball, Flasche o. Ä.).

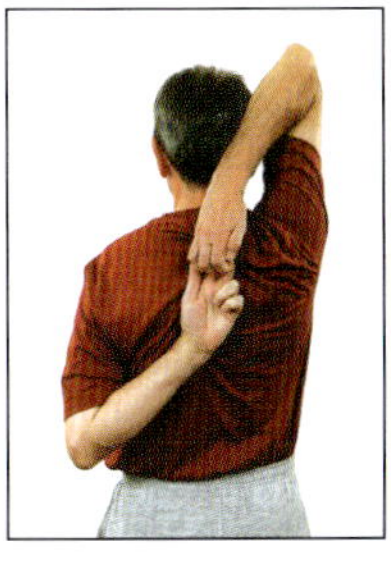

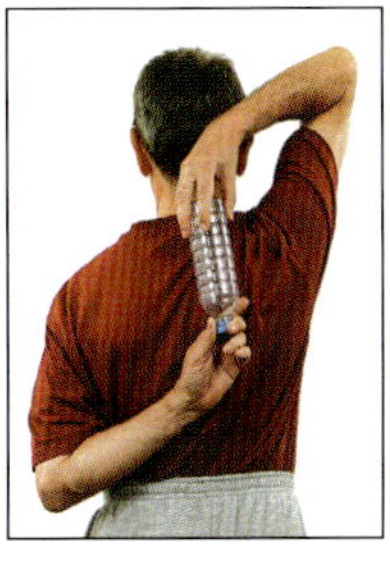

11. Im Sitzen oder Stehen, Arme senkrecht ausstrecken:

- vor dem Körper
- seitlich

Sobald die Arme gestreckt sind daran denken, die Schultern weg von den Ohren zu ziehen.

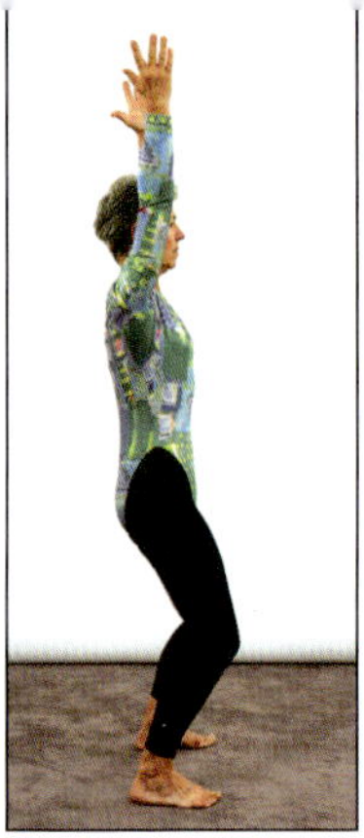

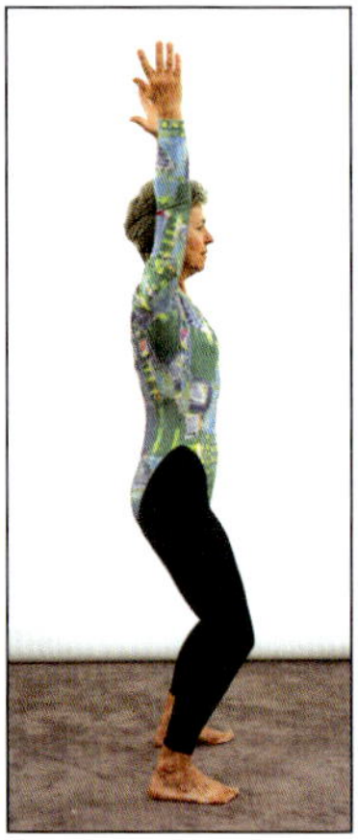

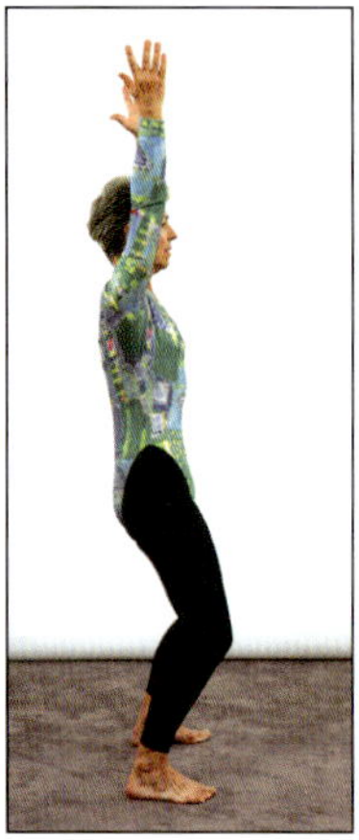

Achtung:

Wenn Sie die Arme senkrecht nach oben strecken, können Sie leicht ins Hohlkreuz fallen. Achten Sie also auf die Stellung Ihres Beckens (nach vorne kippen) und beugen Sie wenn nötig leicht die Knie.

12. Im Vierfüßlerstand, Handflächen auf den Boden stellen, die Finger zeigen nach vorn. Langsam die Handgelenke drehen, sodass die Finger nach außen zeigen, eine Hand nach der anderen. Die Fingerspitzen so weit wie möglich zum Körper drehen.

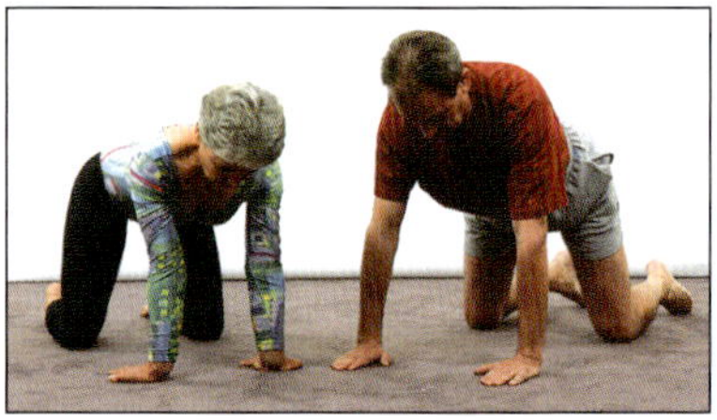

13. Ausgangsposition bleibt. Schwerpunkt verändern: Ein Bein bleibt in der Ausgangsposition, das andere Bein nach hinten ausstrecken (Zehenspitzen aufstellen). Nun auch das andere Bein ausstrecken, Gesäß anspannen, Rücken gerade halten. Kopf, Rücken und Beine bilden eine Linie.

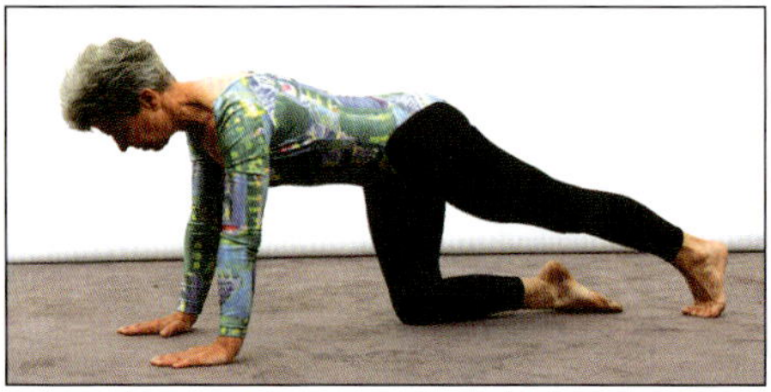

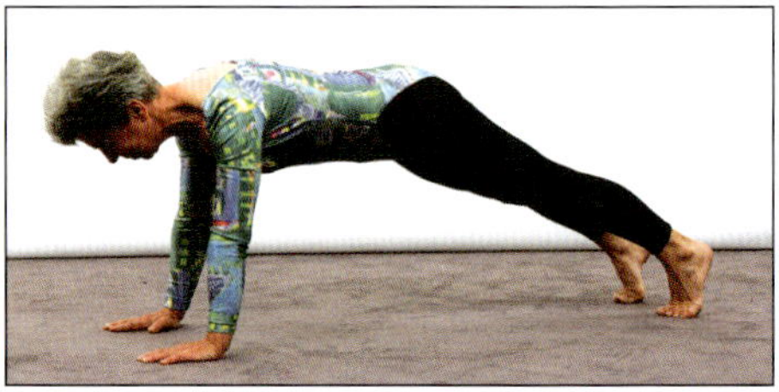

14. Ausgangsposition bleibt, das Körpergewicht von einer Hand auf die andere verlagern.

15. Ausgangsposition bleibt, abwechselnd die Hände leicht anheben.

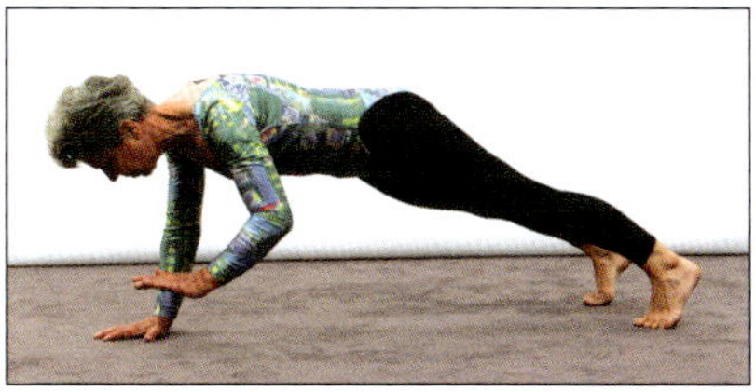

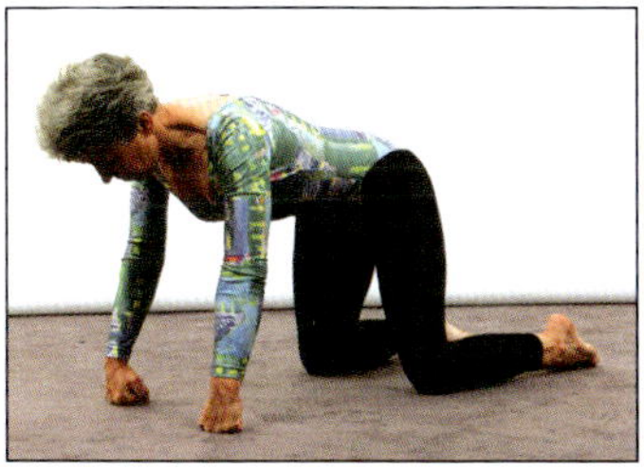

Achtung:
Diese Stütz-Übungen sind bei Handgelenksarthrose nicht zu empfehlen. In dem Fall kann man sich auf die geschlossenen Fäuste stützen: Das Gewicht ruht dann eher auf den Knöcheln, und die Hand wird weniger stark belastet.

16. Vierfüßlerstand. Linken Arm aufstützen und den rechten unter der Brust her über den Boden schieben. Und umgekehrt.

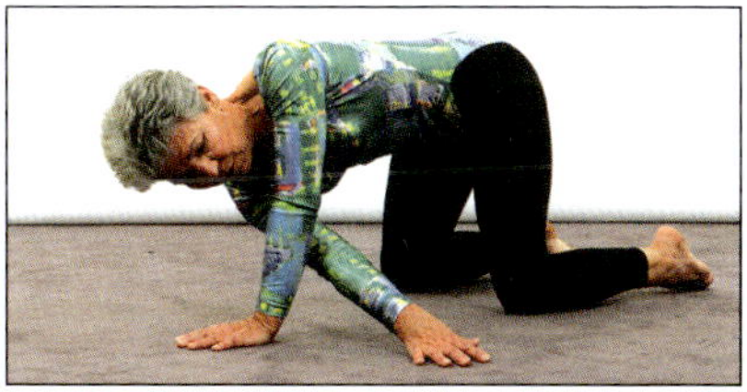

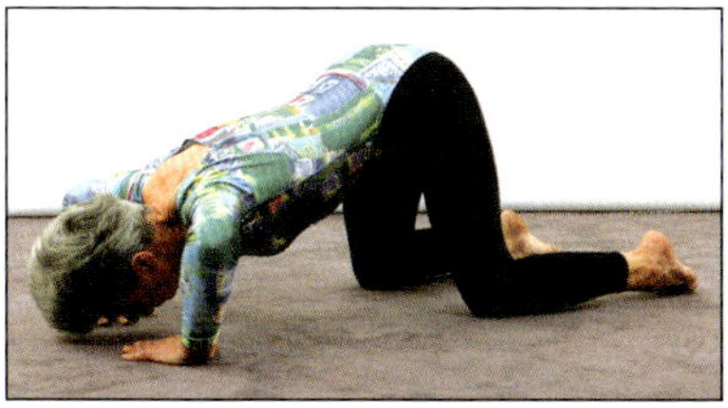

17. Vierfüßlerstand. Arme im Wechsel beugen und strecken, sodass die Stirn fast den Boden berührt.

18. Im Stehen, Gesicht zur Wand, Hände an die Wand lehnen. Arme im Wechsel beugen und strecken.

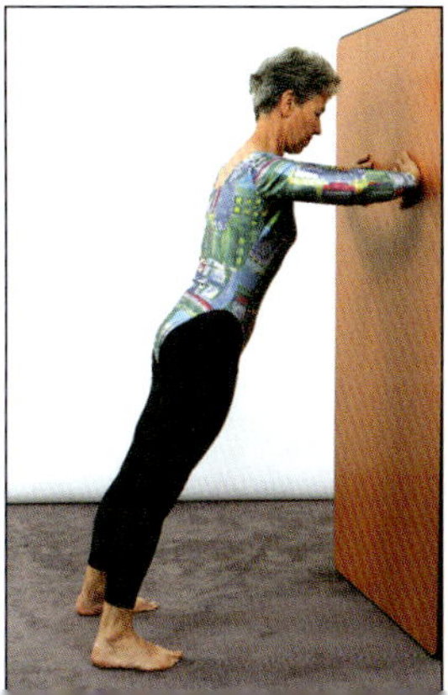

19. Im Stehen, Gesicht zur Wand (ca. 1 m Abstand). Körper anspannen und sich mit den Händen gegen die Wand fallen lassen. Wieder abstoßen, sodass Sie den Kontakt zur Wand kurzzeitig verlieren.

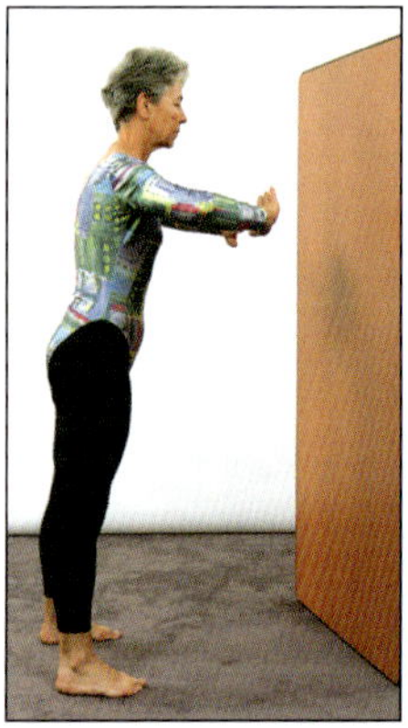

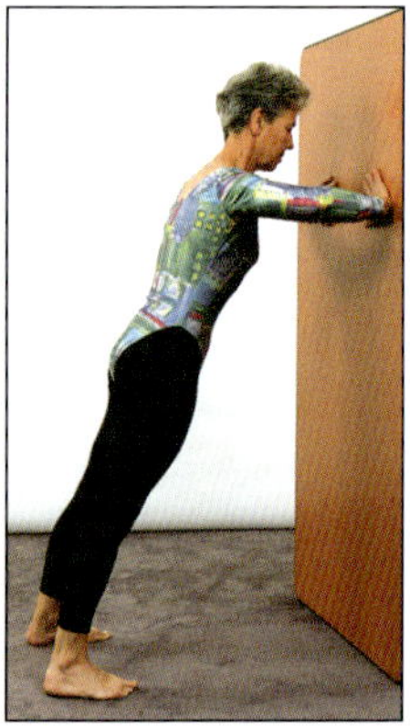

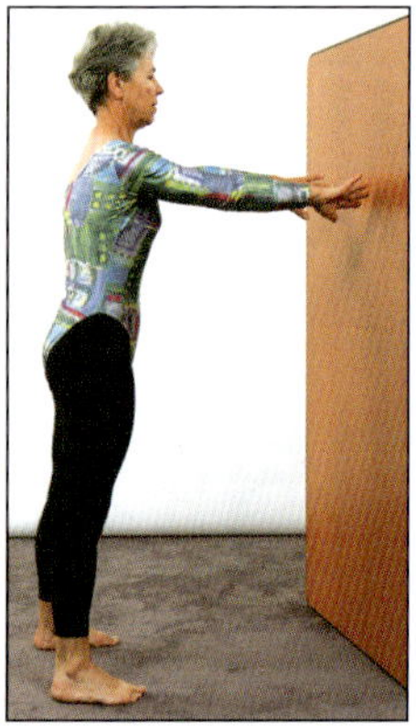

Tipp:
Wenn möglich, sollten die Finger nach oben zeigen, man kann sie aber auch leicht nach innen drehen.

Bei bestimmten Übungen sind folgende Materialien hilfreich: kleine Hanteln, ein dickes Buch (Telefonbuch z. B.), eine mehr oder weniger gefüllte Plastik-Wasserflasche, ein Ball, ein Band aus der Rhythmischen Sportgymnastik, ein Theraband, ein Sandsäckchen etc. Übungen mit diesen Objekten dienen der Beweglichkeit der Schultern und der Stärkung der Armmuskulatur.

20. In Rückenlage, ein Telefonbuch in beiden Händen halten, Beine anwinkeln oder an die Brust ziehen:

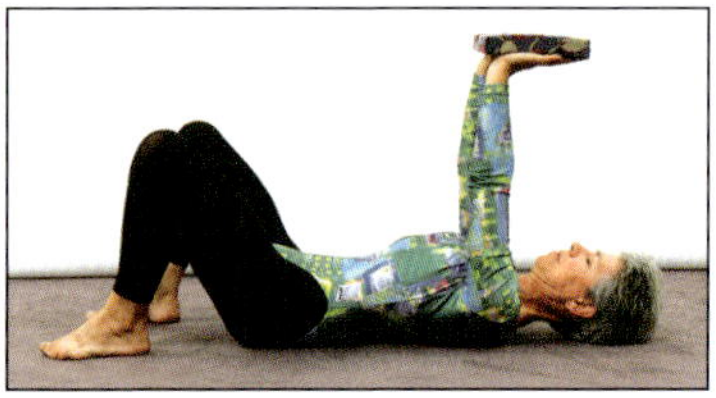

➡ Arme im Wechsel beugen und strecken,

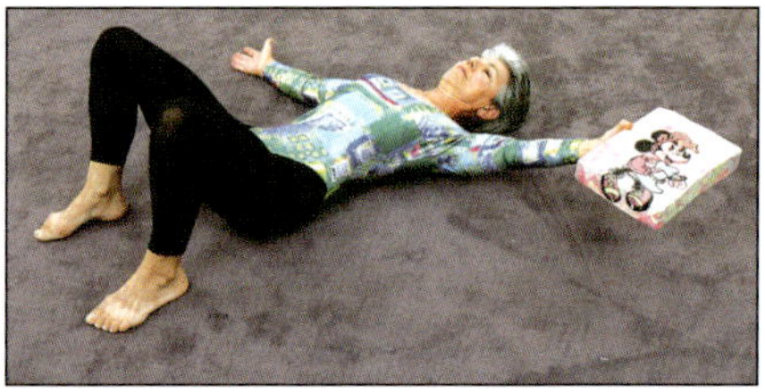

➡ Arme strecken, seitlich öffnen und wieder in die Senkrechte zurückführen

Übungen mit dem Band

Auch Übungen mit einem Band, das wir aus der Rhythmischen Sportgymnastik kennen, sind durchaus empfehlenswert. Natürlich kommt es immer auf die passende „Dosierung“ an, denn der Gebrauch eines solchen Bandes führt zu Ermüdungserscheinungen im Handgelenk und im Schulterbereich. Hilfreich ist es, die Hand häufig zu wechseln und die Abläufe zu variieren.

Übungen im Stand oder in Bewegung:

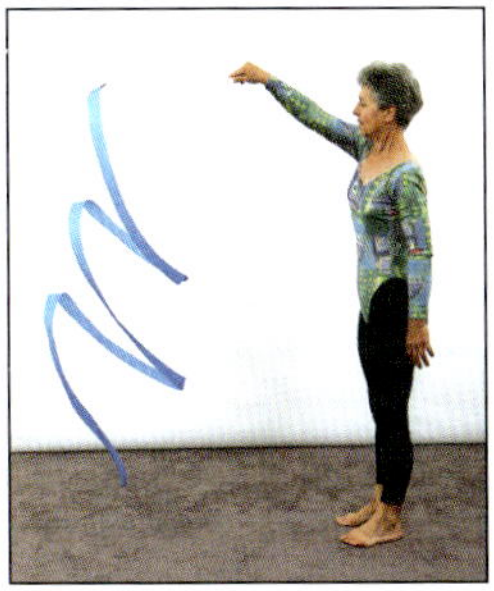

21. Kreise beschreiben.

22. Seitlich vom Körper „liegende“ oder senkrechte Achten ausführen.

23. Schlängelbewegungen beschreiben.

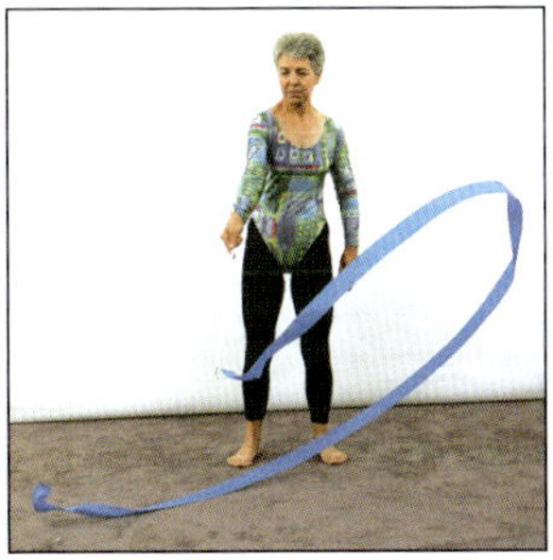

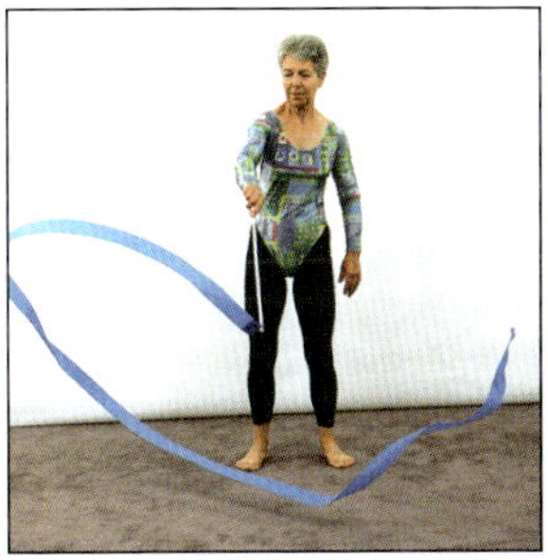

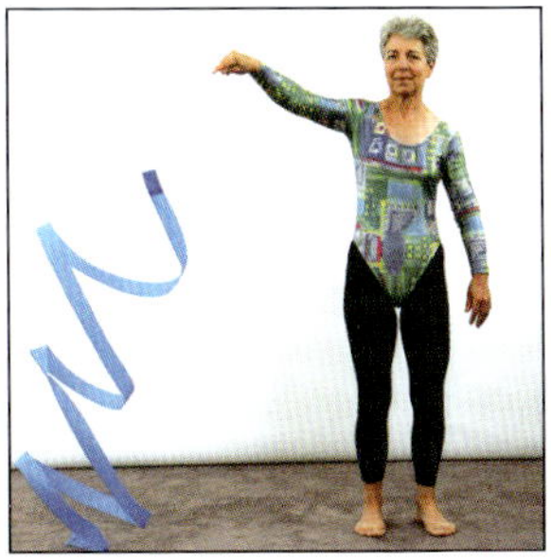

24. Kleine Drehungen aus dem Handgelenk heraus.

25. Große Drehungen ausführen (von der Schulter ausgehend).

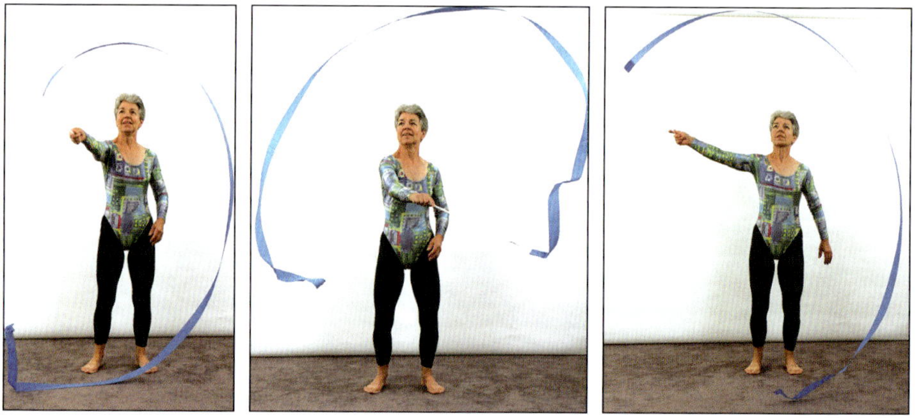

26. Vor dem Körper liegende Achten beschreiben und dabei vorwärts gehen.

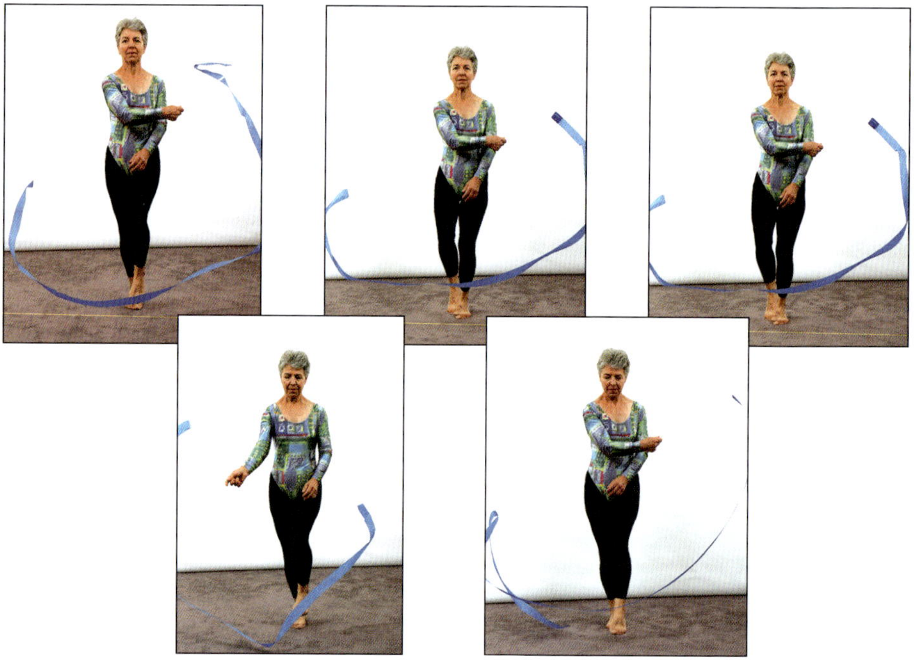

27. Beine ca. schulterbreit öffnen. Große Armschwünge von links nach rechts und umgekehrt ausführen. Dabei auch das Gewicht von einem Bein auf das andere verlagern. Die Hand wechseln, ohne den Bewegungsablauf zu unterbrechen.

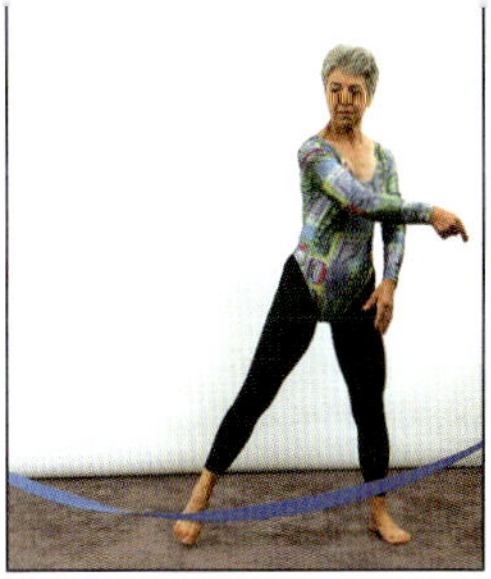

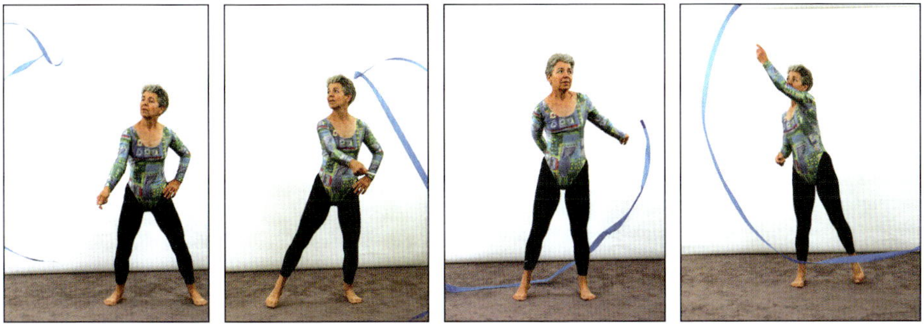

28. Im Sitz auf dem Boden oder auf einem Stuhl. Um den Körper herum kleine Schlängelbewegungen vollziehen, das Band wechselt hinter dem Rücken von einer Hand in die andere.

29. Partnerübung: Einer imitiert die Bewegungen des anderen, entweder nebeneinander stehend, unterwegs im Raum oder einander gegenüber.

30. Partnerübung: Der eine führt Schlängelbewegungen über dem Boden aus, der andere versucht, das Band mit dem Fuß zu stoppen.

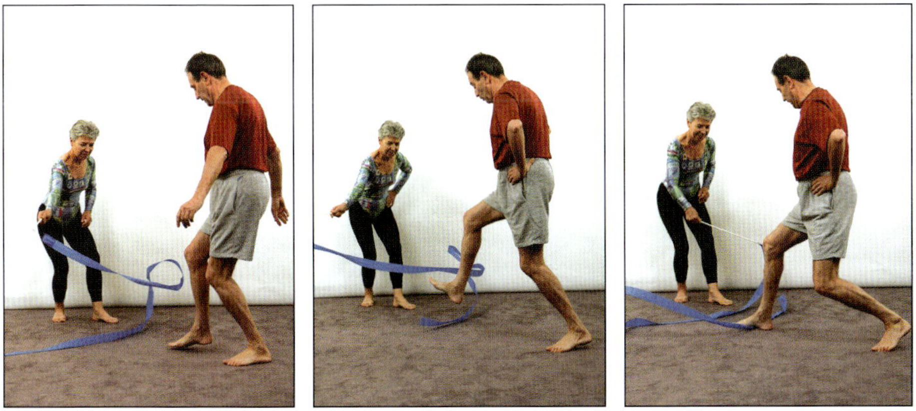

31. Ausgangsposition bleibt. Die erste Person steht, die zweite Person befindet sich in beliebiger Position auf dem Boden und versucht diesmal, das Band mit der Hand zu stoppen.

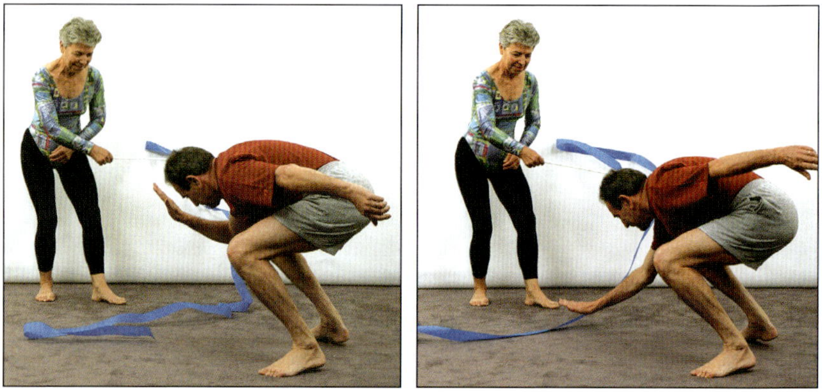

32. Arm senkrecht nach oben strecken, nehmen Sie den Stock in der Hand, die Ellbogen sind dabei gebeugt und das Band hängt auf dem Rücken. Den Arm strecken und das Band nach vorne schwingen. Dabei versuchen, es mit der anderen Hand zu fangen.

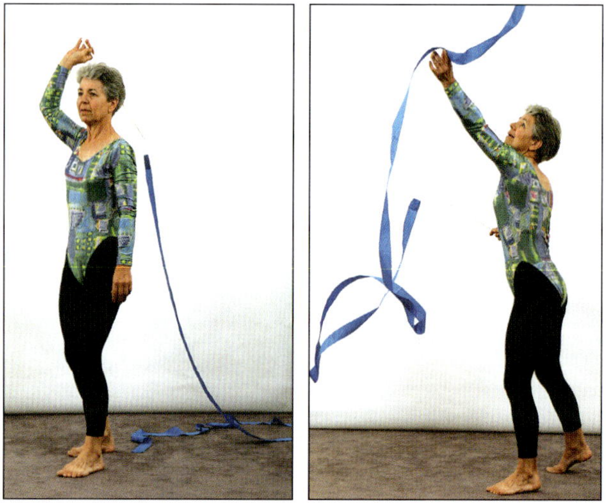

Während dieser Übungen können Sie noch zusätzlich den Gleichgewichtssinn trainieren. Beispiel: bei kleinen Schlängelbewegungen auf den Zehenspitzen stehen, auf einem Bein stehen ...

Übungen mit dem Ball

33. Einen Arm seitlich ausgestreckt, die Handfläche, die den Ball hält, zeigt nach oben. Nehmen Sie den Ball unter den Arm, strecken Sie den Arm nach hinten aus und bringen Sie ihn zurück in die Ausgangsposition.

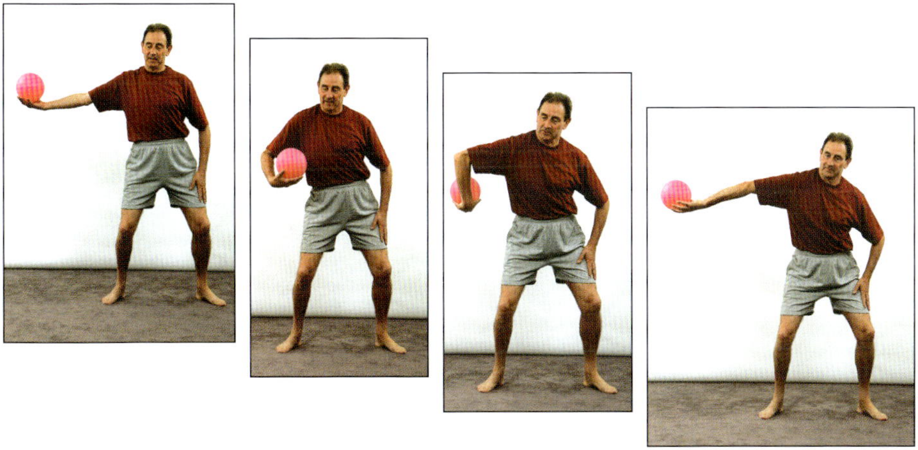

34. Ausgangsposition bleibt. Ball unter den Arm nehmen, Arm nach hinten strecken, den Ball senkrecht hochwerfen und wieder auffangen, wobei der Arm in die Ausgangsposition zurückkehrt.

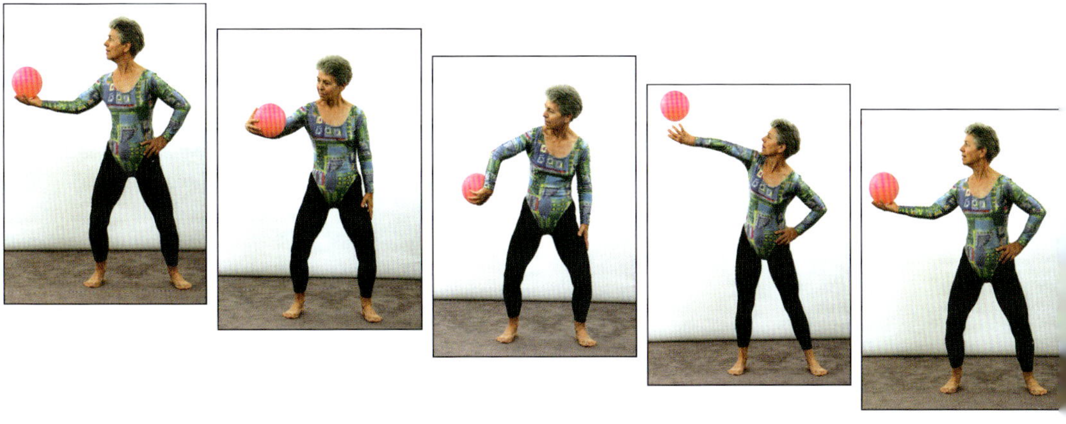

35. Gleiche Übung, ohne den Ball zu werfen. Mit dem Arm einen Kreis vor dem Körper beschreiben, dann über dem Kopf, um schließlich in die Ausgangsposition zurückzukehren.

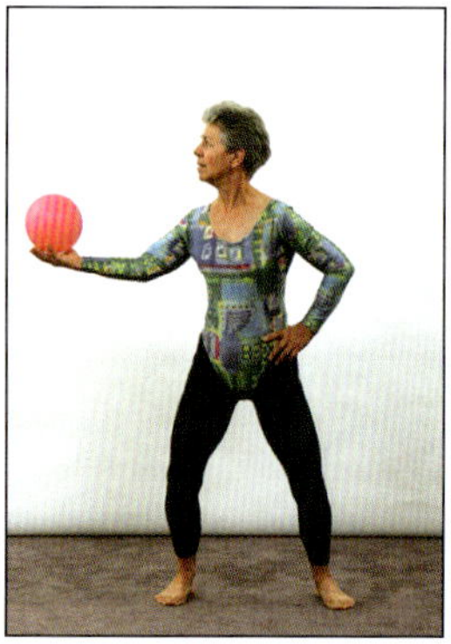
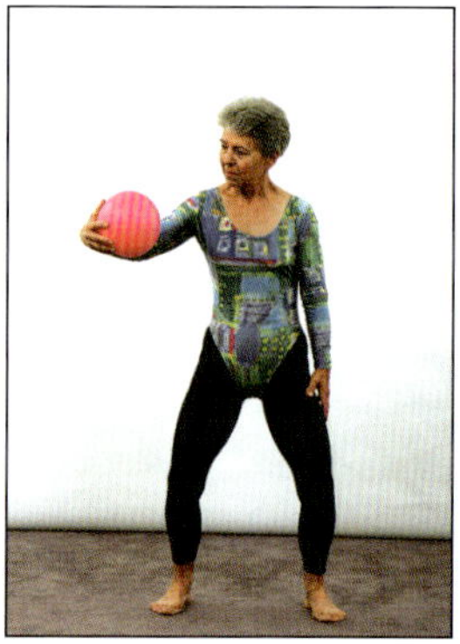
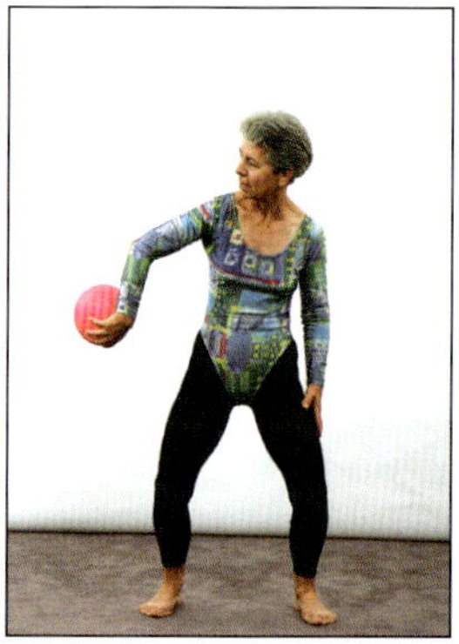
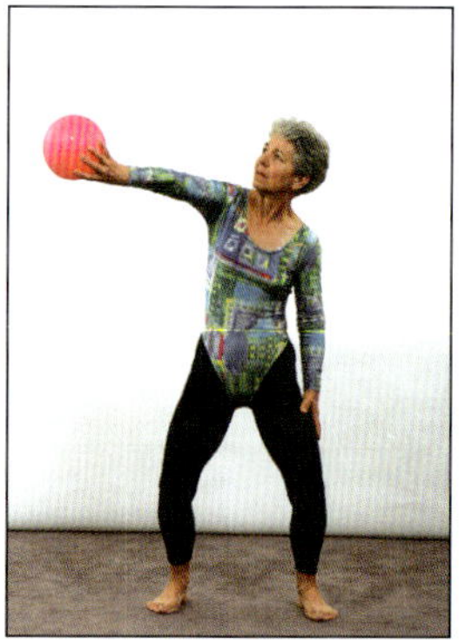
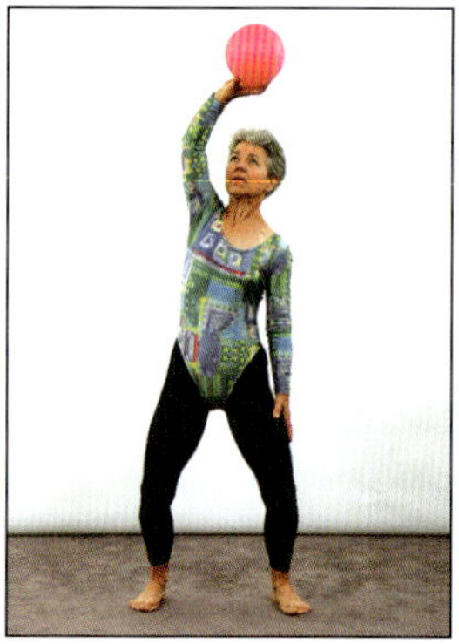
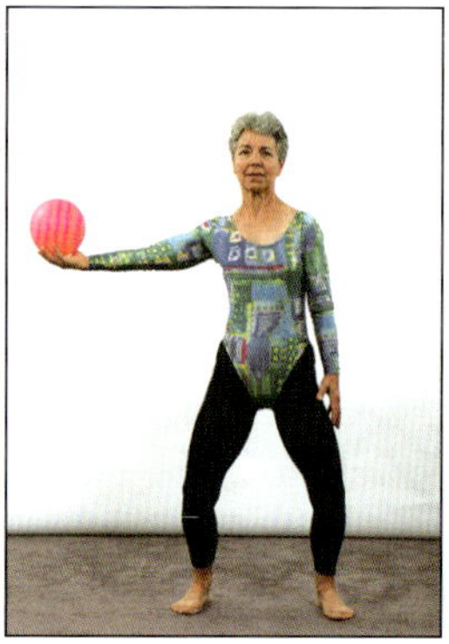

4. Der Gleichgewichtssinn

a) Die Füße

Die Füße bilden unseren einzigen Kontaktpunkt zum Boden und übernehmen folgende Aufgaben:

- Stoßdämpfung: Sie federn das Körpergewicht ab und übertragen die Kraft von der Ferse bis zum vorderen Fuß (großer Zeh).
- Anpassung: Sie gleichen die Unebenheiten des Bodens aus (wichtig für das Gleichgewicht).
- Kreislauf: Die Fußsohlen regeln die venöse Zufuhr während des Abrollvorgangs.
- Nerven: In den Füßen befinden sich unzählige Nervenstränge, die Informationen an das zentrale Nervensystem senden. So wird die Koordinierung der Körperbewegungen beim Gehen sichergestellt.
- Sensoren: Der Gefühlssinn der Fußsohle setzt bei kalten Füßen aus.
- Reflex: Die Fußsohle gleicht einer Magnetkarte, in der alle Partien des Körpers eingetragen sind.

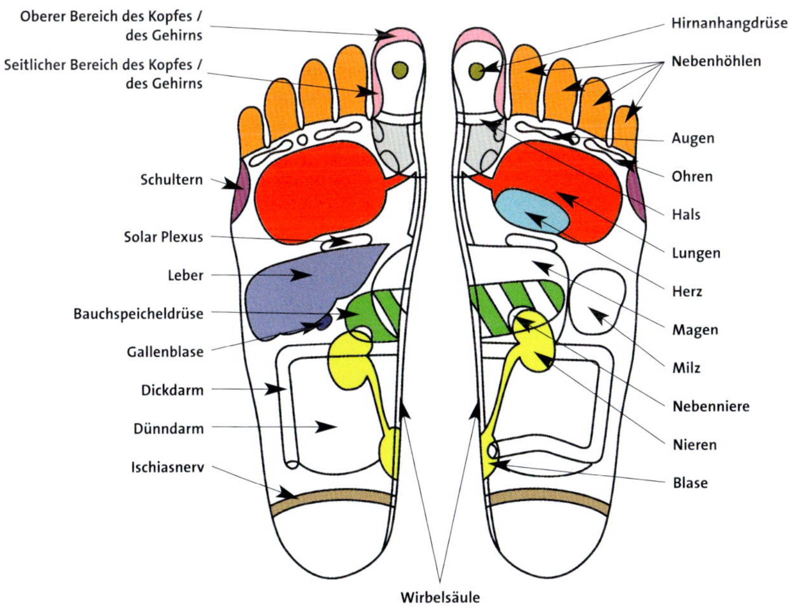

Übungen

1. Gehen und dabei den Fuß abrollen.

2. Gehen, verschiedene Arten:
- ➡ auf den Fersen
- ➡ auf den Zehenspitzen

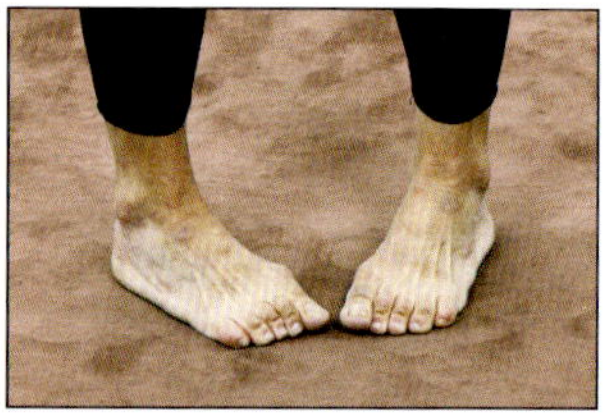

➡ Füße nach innen gedreht

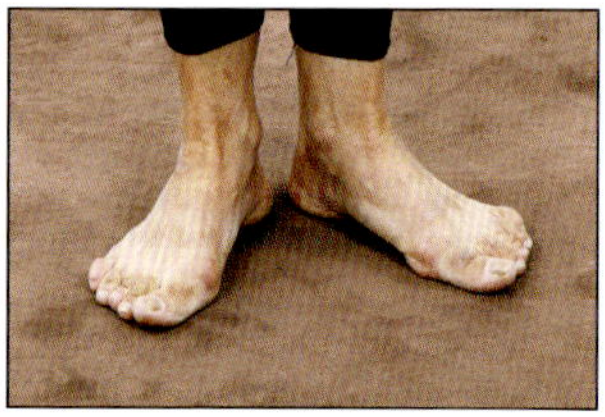

➡ Füße nach außen gedreht

- ➡ mit verschiedenen Schrittlängen, einzeln oder zu zweit, Seite an Seite, wobei die zweite Person die Schrittlänge der ersten nachahmt

3. In Bewegung:
- ➡ vorwärts
- ➡ rückwärts
- ➡ seitwärts
- ➡ normal
- ➡ Beine vorne oder hinten kreuzen

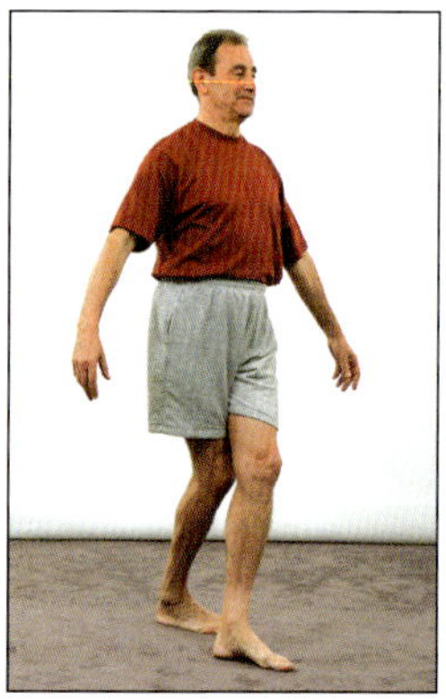

➡ Füße nebeneinander, erst die Zehen bewegen, dann die Fersen

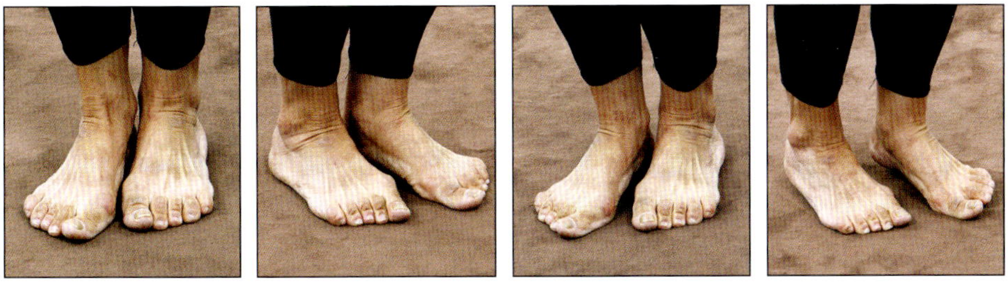

➡ Füße im Wechsel öffnen und schließen

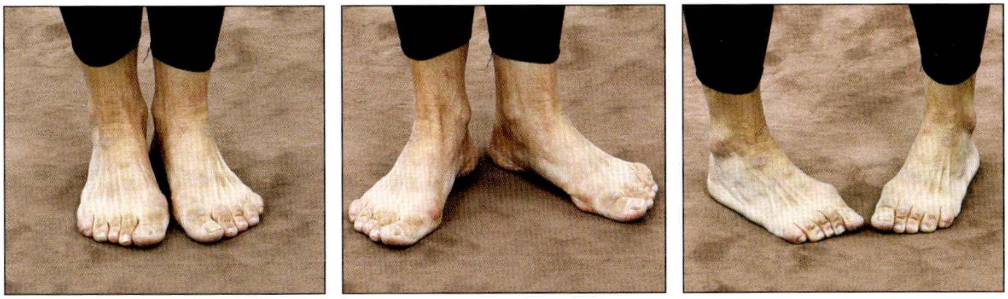

4. Im Sitzen oder Stehen:

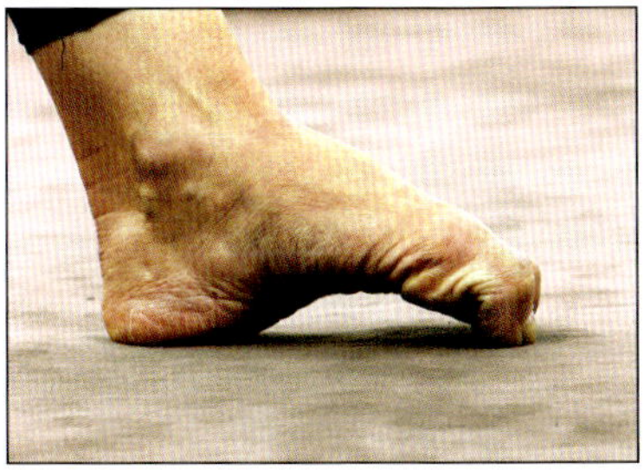

➡ mit dem Fuß „greifen“

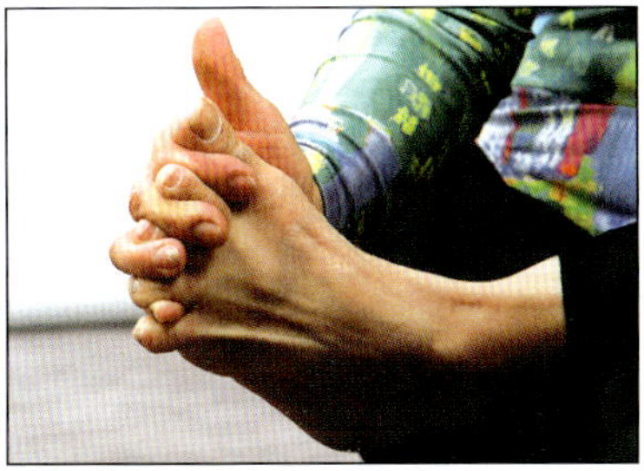

➡ im Sitzen die Zehen spreizen
➡ im Sitzen jeweils einen Finger zwischen die Zehen schieben

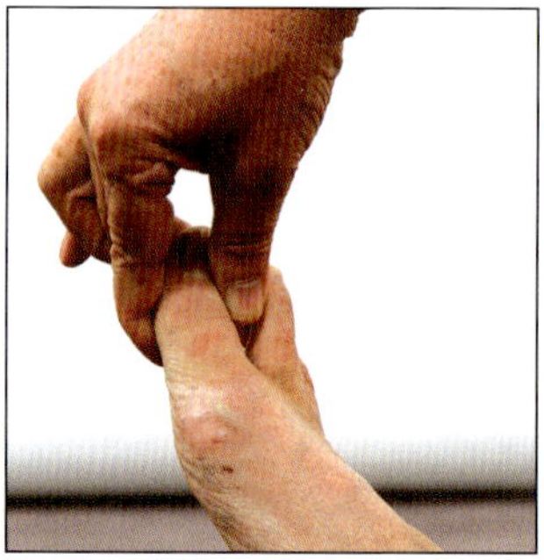

➡ einen Fuß nehmen, jeden Zeh einzeln „durchwalken" und anschließend in die Länge ziehen

➡ auf einem Bein stehen, eventuell an eine Wand oder einen Stuhlrücken angelehnt:

Füße kreisen
beugen, strecken
aus- und einwärts drehen

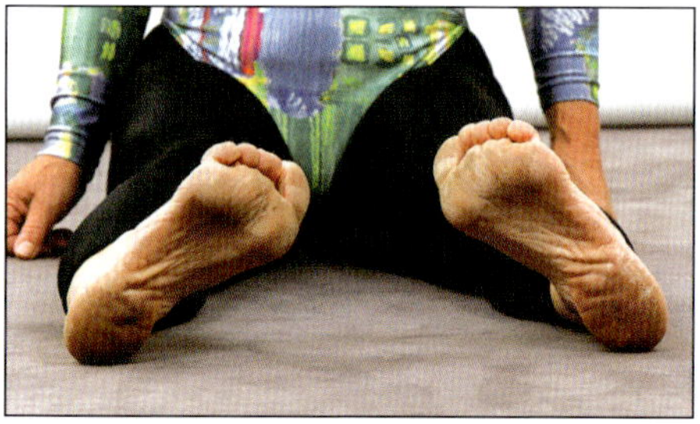

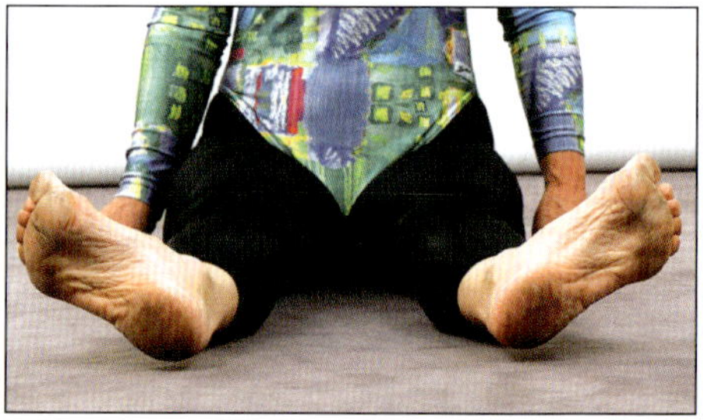

Übungen mit einem kleinen Soft- oder Tennisball

5. Im Sitzen, versuchen Sie, den Ball zwischen den Füßen zu rollen (Fußsohlen zeigen zueinander).

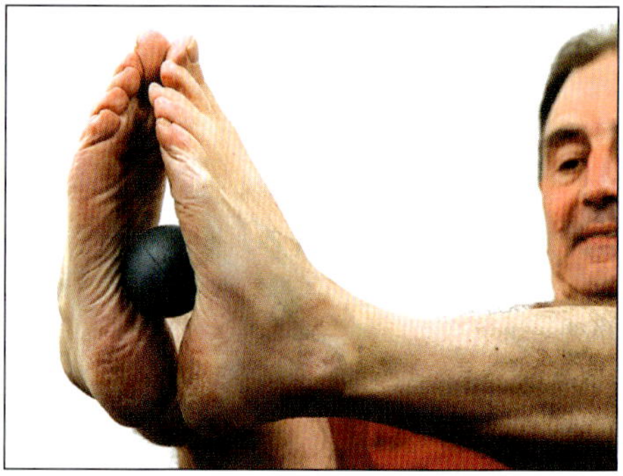

6. Im Sitzen oder Stehen, ein Fuß auf dem Ball. Das Fußgewölbe auf dem Ball kreisen zu lassen wirkt wie eine Massage (kann man auch gut vor dem Fernseher durchführen ...).

Übungen mit dem Ball

7. Im Kreis, Teilnehmer geben sich die Hände. Jeder legt seinen Ball auf den Boden, stellt den Fuß darauf und läßt den Ball unter den Fußsohlen rollen.

8. Ausgangsposition bleibt. Fußrücken auf den Ball legen. Ball mit dem Fußrücken von hinten nach vorne rollen und umgekehrt. Leicht in die Knie gehen.

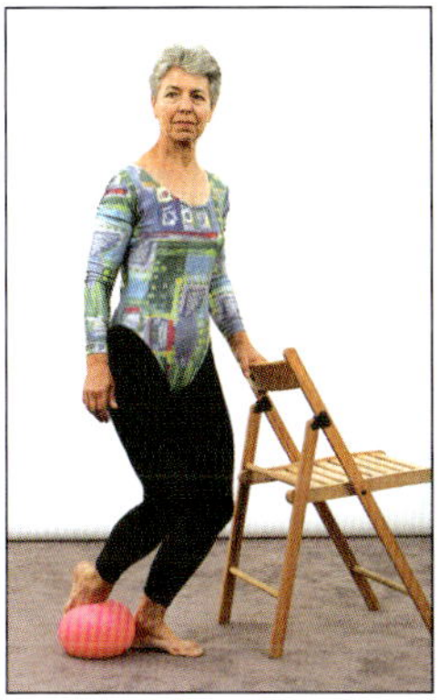
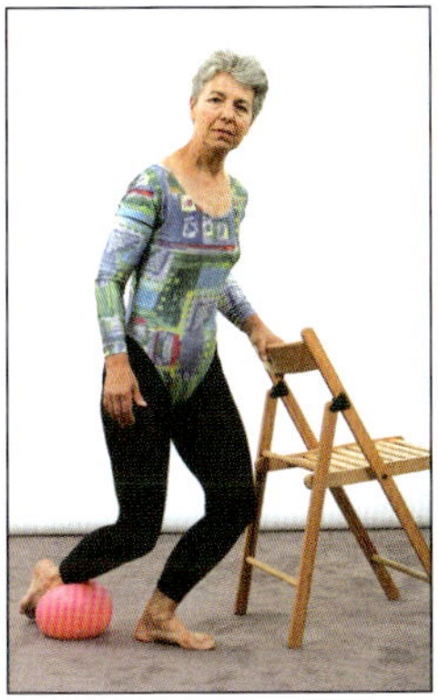
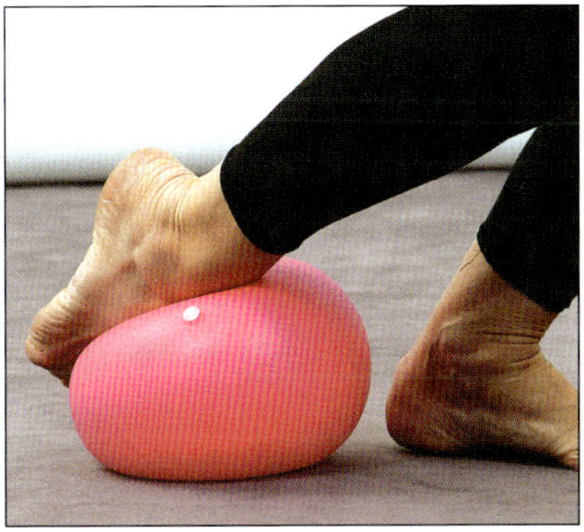

9. Zu zweit, auf dem Boden oder auf zwei Stühlen einander gegenüber sitzend, ein Ball für beide. Einer legt den Ball auf seine Füße, Beine angezogen, Füße gebeugt, und wirft ihn zum Partner. Der fängt ihn mit den Händen auf.

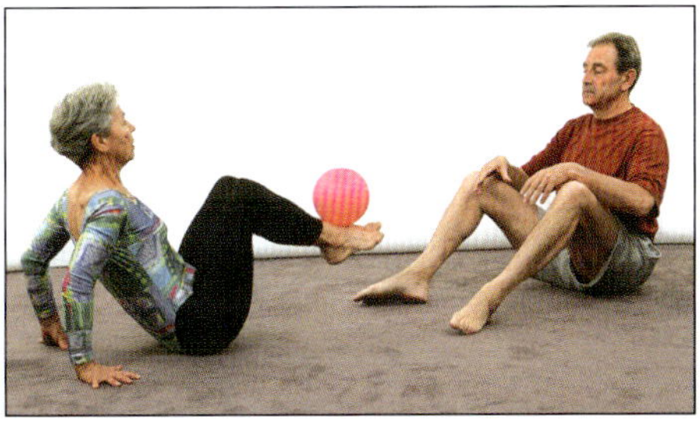
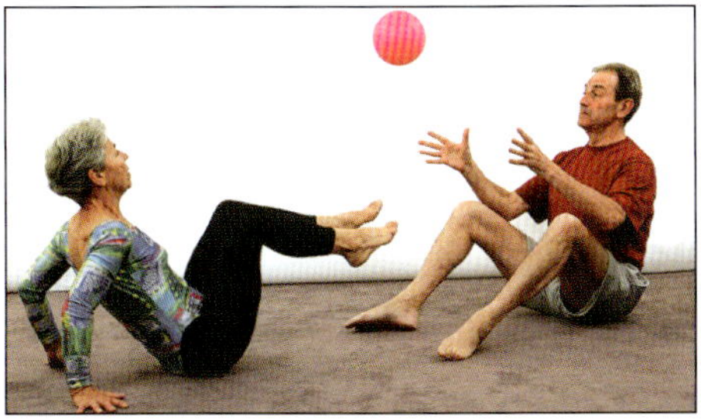
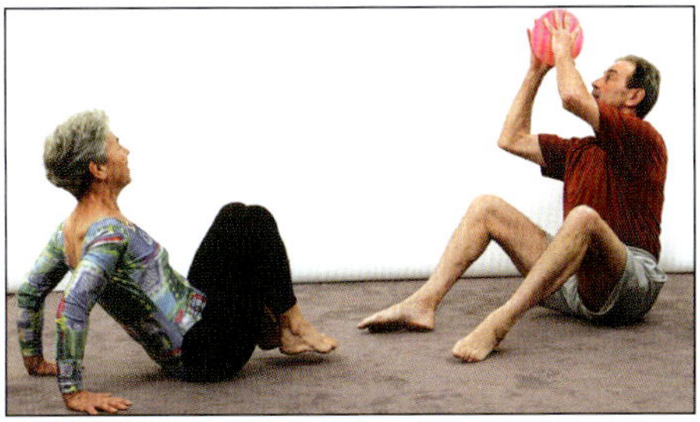

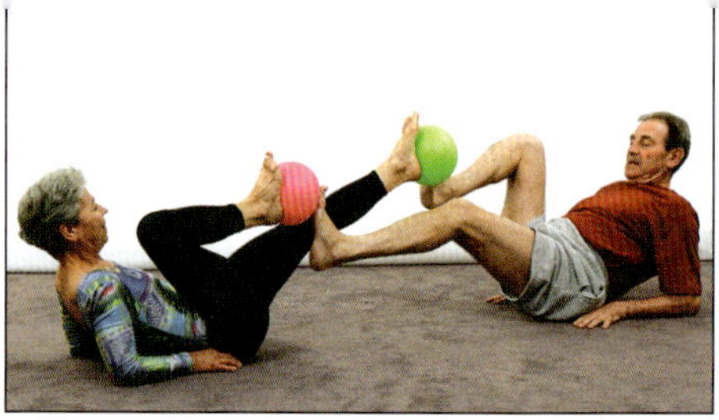

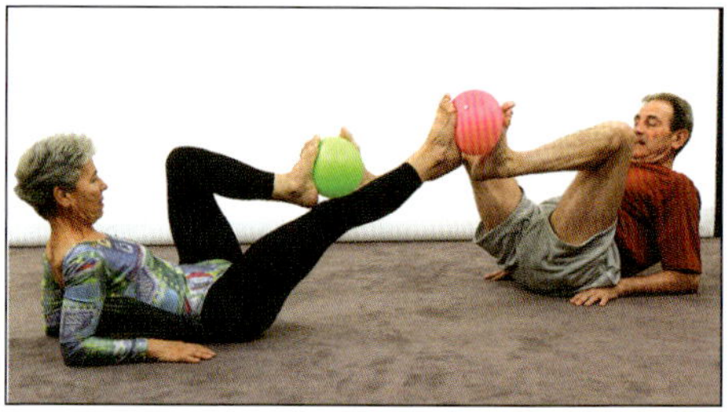

10. Zu zweit, gegenüber auf dem Boden sitzend. Zwei Bälle zwischen die Fußsohlen klemmen, Knie beckenbreit auseinander, dann „Fahrrad fahren".

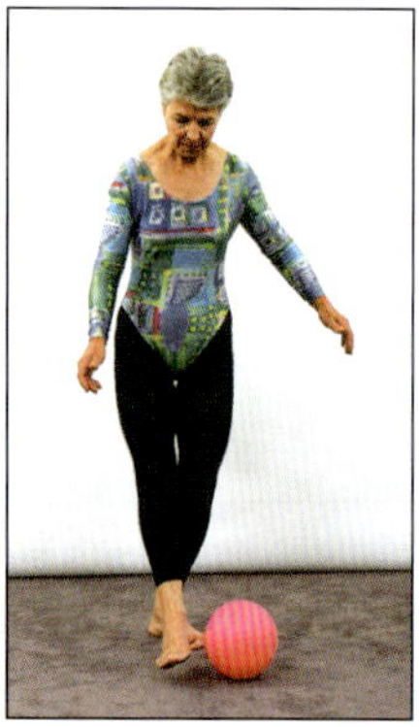

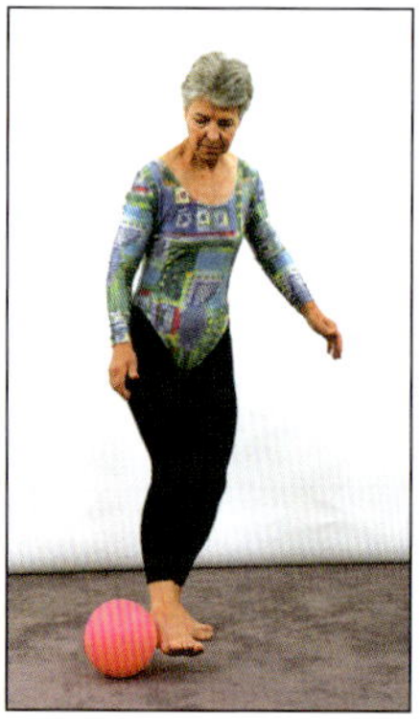

11. Im Stehen, Ball auf dem Boden. Vorwärts gehen, dabei den Ball im Wechsel mit der Fußinnen- und der Fußaußenseite berühren.

Übungen mit einem Tau

Für unsere Übungen empfehlen wir den Gebrauch eines selbst gefertigten Taus. Denn es ist elastischer und angenehmer im Kontakt als ein Seil. Nehmen Sie drei alte Seidenstrumpfhosen, zwei mit dem Bund auf die eine Seite, die dritte zur anderen Seite. Das Höschenteil der Länge nach aufschneiden, eine Kordel flechten, den Rest des Höschens glatt streichen und zusammennähen. Zweite Möglichkeit: die Enden verknoten, ohne das Höschen zu zerschneiden.

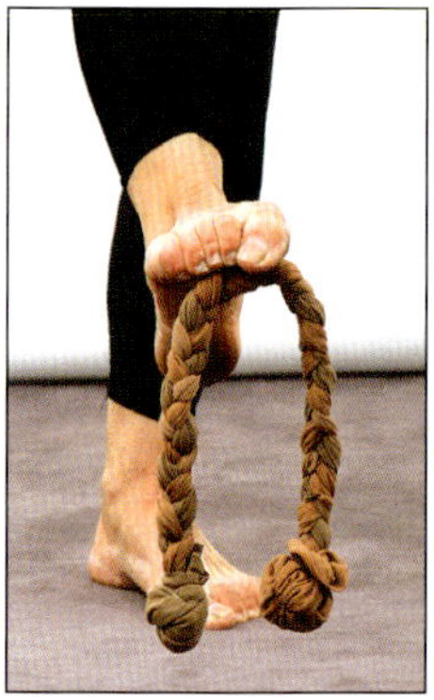

Tau auf den Boden legen:

12. Versuchen Sie, das Tau mit den Zehen aufzunehmen.

13. Mit der Fußsohle einen Tunnel über dem Tau formen, Ferse und Zehenspitzen berühren den Boden.

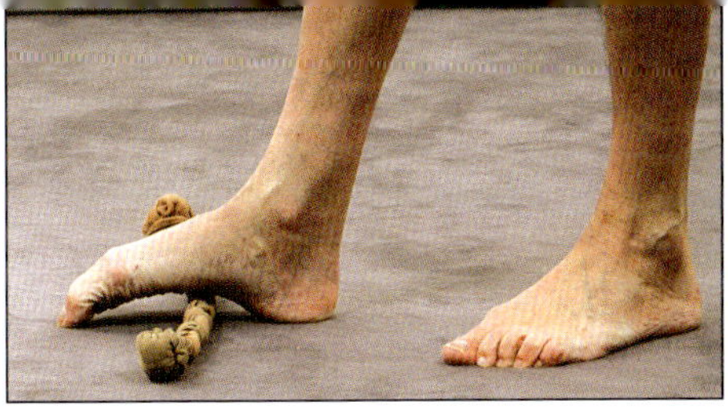

14. Alle Möglichkeiten ausprobieren, vorwärts oder rückwärts auf dem Tau spazieren, die Beine dabei kreuzen, auf den Fußsohlen oder auf Zehenspitzen gehen.

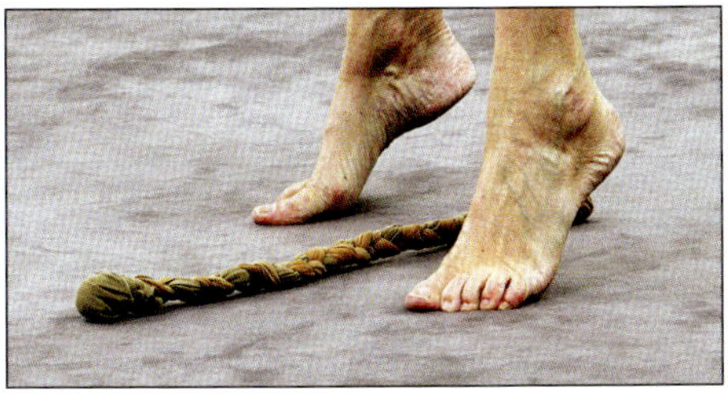

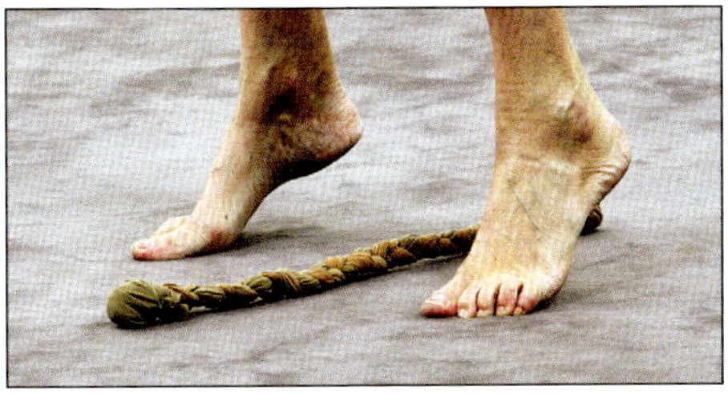

15. Gekreuzte Beine, Fußsohlen auf dem Boden, auf den Zehenspitzen, ein Bein rechts, eins links des Taus.

16. Seitwärtsbewegung, Füße wie ein Tunnel gewölbt.

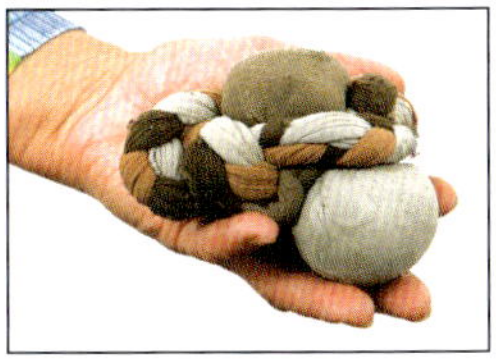

Tau zur Kugel gerollt:

17. Die Kugel mit den Füßen auf dem Boden hin und her bewegen.

18. Die Kugel mit dem Fuß einem Partner zuwerfen.

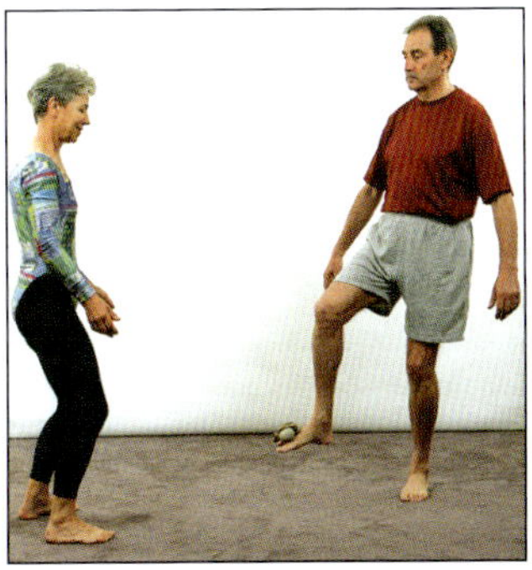

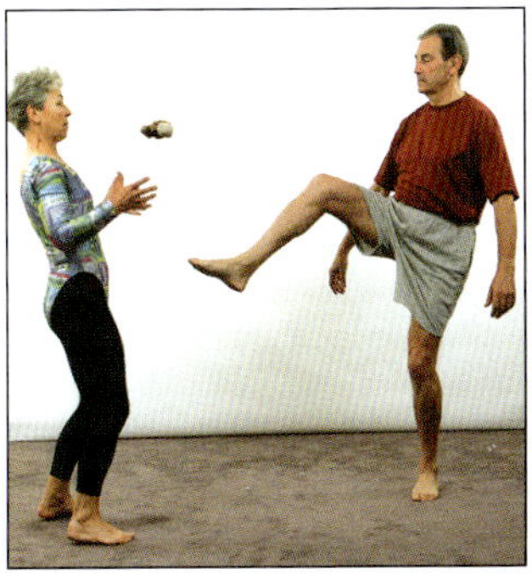

b) Körperhaltung

Im Stehen, Beine beckenbreit auseinander stellen, Beine leicht gebeugt, Füße parallel in den Boden „gestemmt", Gewicht verlagern, ohne die Füße abzuheben:

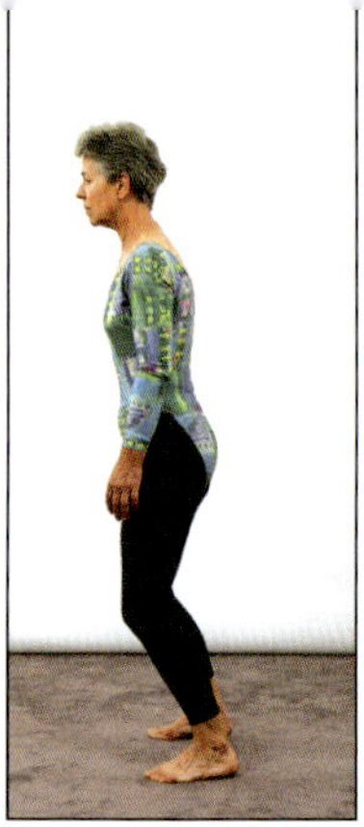

19. Das Körpergewicht nach vorne verlagern: auf die Zehen und wieder zur Mitte zurückkehren.

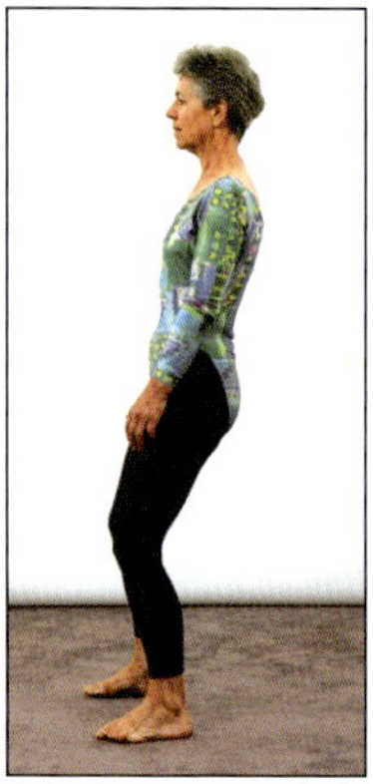

20. Das Körpergewicht nach hinten auf die Fersen verlagern.

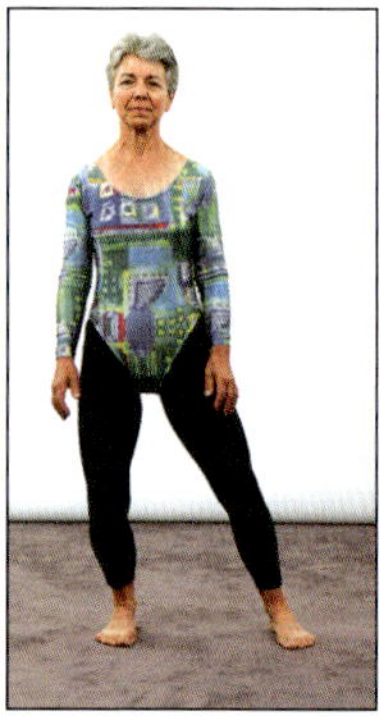

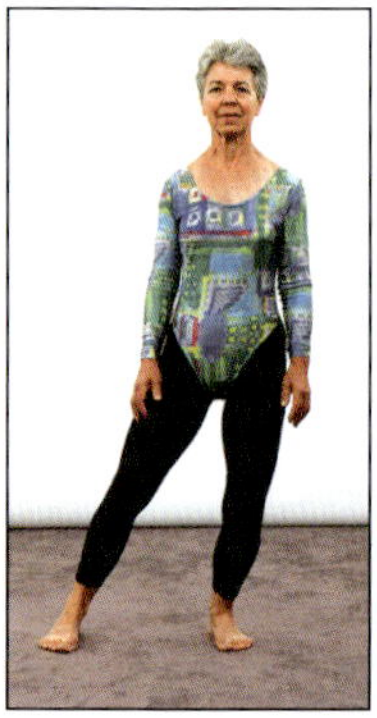

21. Übung bleibt, Gewicht seitwärts verlagern.

22. Knie öffnen.

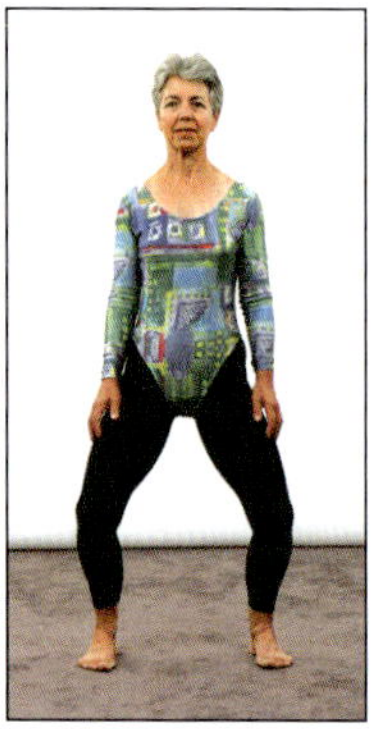

23. Knie wieder schließen.
Nach jeder Übung die Ausgangsstellung einnehmen.

Die hier beschriebenen Übungen (J.-P.-Moreau-Technik) fördern eine gute Statik, eine vorteilhafte Körperhaltung und damit auch eine Streckung des Körpers.

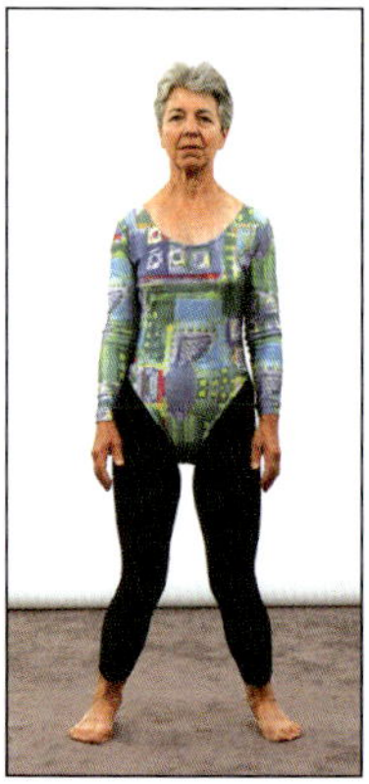

c) Gleichgewichtsübungen

Das Gleichgewicht des Körpers ergibt sich aus automatisierten Bewegungen, die keiner aktiven Beteiligung des Bewusstseins bedürfen. Die Herstellung des Gleichgewichts besteht darin, die menschliche Körperhaltung gegen die Schwerkraft aufrechtzuerhalten, sowohl im statischen als auch im dynamischen Zustand.

Das Kleinhirn sitzt als Organ im hinteren Gehirnbereich. Es ist zuständig für unser Gleichgewicht, es koordiniert und speichert unsere Bewegungen, indem es Informationen, die ihm durch Augen, Ohren und andere Sinnesorgane zugeführt werden, zu den Gliedmaßen leitet. Die Sensoren in den Muskeln und im Gelenkbereich sind verantwortlich für die sogenannte „Tiefensensibilität" oder Kinästhetik.
Im Laufe der Jahre allerdings kann es zu einem Verlust der visuellen Sinnesschärfe und einer Abnahme der Anpassungsfähigkeit kommen und damit zu Problemen bei der Wahrnehmung von Veränderungen von Oberflächen und Räumen. Zudem nehmen Muskelkraft und Reaktionsgeschwindigkeit gravierend ab, was zu schweren Gleichgewichtsstörungen und einer vermehrten Sturzgefahr führen kann.

Übungen

Gymnastikübungen verbessern die Körperwahrnehmung und die Entwicklung von Gefühlen, die es erlauben:
- ➡ seine Körperhaltung besser zu kontrollieren,
- ➡ seine Körperbewegungen zu beherrschen,
- ➡ sein statisches und dynamisches Körpergleichgewicht zu halten.

Beweglichkeits- und Koordinationsübungen führen zu einer verbesserten Kontrolle der einzelnen Teilbereiche. Durch die Intensivierung der motorischen Aktivitäten verstärkt sich auch die kinästhetische Wahrnehmung: Man entwickelt ein Körperschema und versetzt sich selbst in die Lage, neuen (motorischen) Situationen schnell und effizient zu begegnen. Die Ausführung der Übungen führt auch zu einer Verbesserung der Genauigkeit von Gesten.
Am Ende unseres Übungsteils finden Sie ein paar Tests.

Verschiedene Schrittfolgen, zwischendurch auf Kommando stoppen: Jemand sagt etwas, klatscht in die Hände oder hält die Musik an, die gerade läuft. Das Ganze auf zwei oder auch nur auf einem Bein ausführen.

Balancieren:

1. vorwärts, rückwärts, seitwärts gehen (Füße flach auf dem Boden oder auf Zehenspitzen)

2. auf einer Bank

3. auf einem niedrigen Holzbalken

4. auf einem vorgegebenen Weg, z. B. zwischen zwei Tauen, die aneinandergelegt werden, in sich verjüngender Linie oder parallel auf dem Boden

5. auf einem Gymnastikband

Balancieren auf einem Bein:

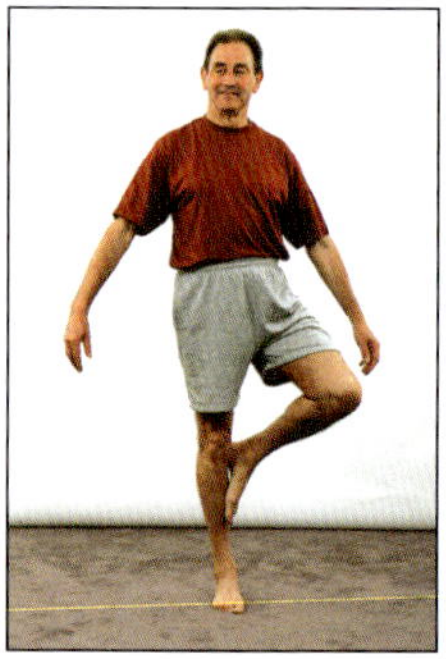

1. Das andere Bein bewegt sich nicht und wird entweder nach vorn, seitlich oder nach hinten gestreckt.

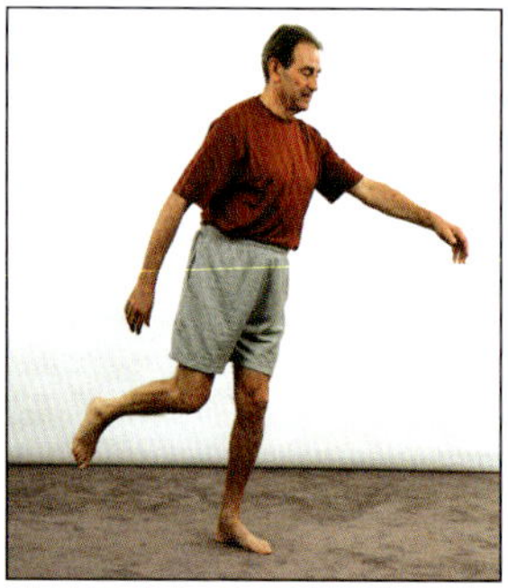

2. Beugen Sie das nicht belastete Bein.

3. Schwingen Sie das nicht belastete Bein.

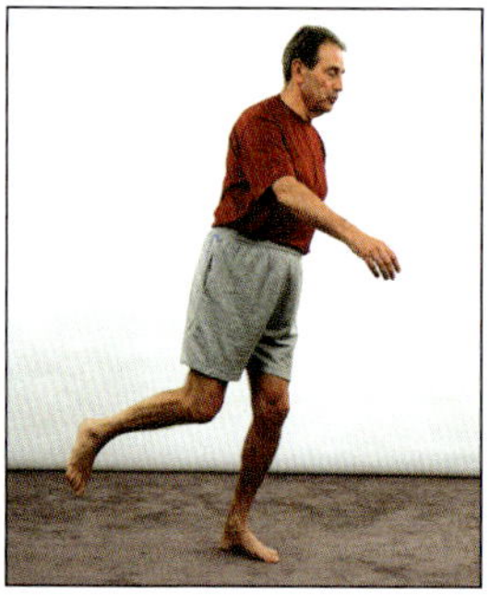

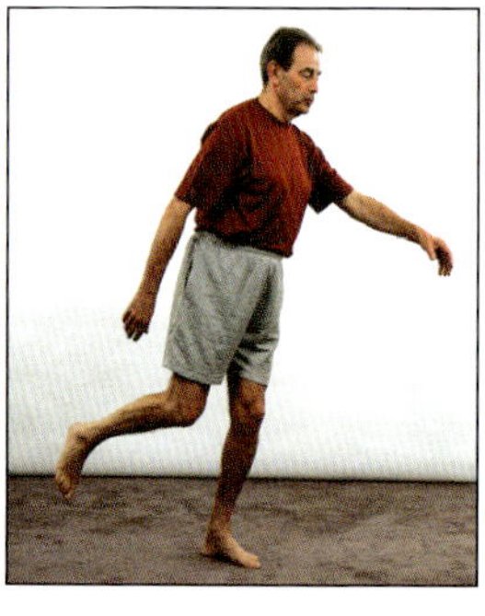

4. Verschiedene Armbewegungen ausführen (Balancieren, Anheben ...).

5. Arme und Bein ausstrecken, dabei im Gleichgewicht bleiben.

6. Auf den Zehenspitzen balancieren.

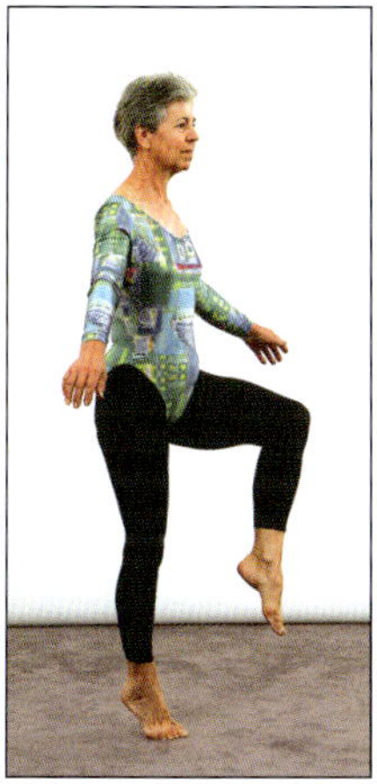

7. In dieser Position einen Fuß vom Boden abheben, also auf einem Bein stehen, und auf den Zehenspitzen balancieren.

8. Rennen, auf Kommando stoppen, das Gleichgewicht halten. Dann das Körpergewicht auf ein Bein verlagern, das andere anheben. Auch hier wieder versuchen, im Gleichgewicht zu bleiben.

9. Von einem Bein aufs andere hüpfen, auf Kommando stoppen, das Gleichgewicht halten.

10. Mit geschlossenen Beinen hin und her hüpfen, auf Kommando auf dem Sprungbein landen und das andere Bein nachziehen.

11. Einen Kreis um sich selbst drehen, anhalten, im Gleichgewicht bleiben. Füße ganz auf dem Boden oder auf Zehenspitzen.

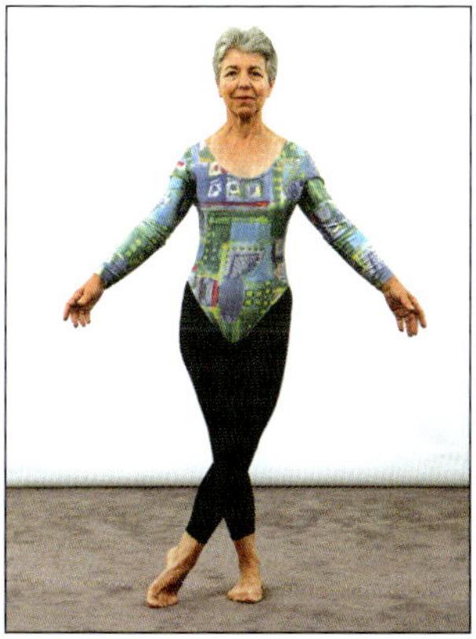

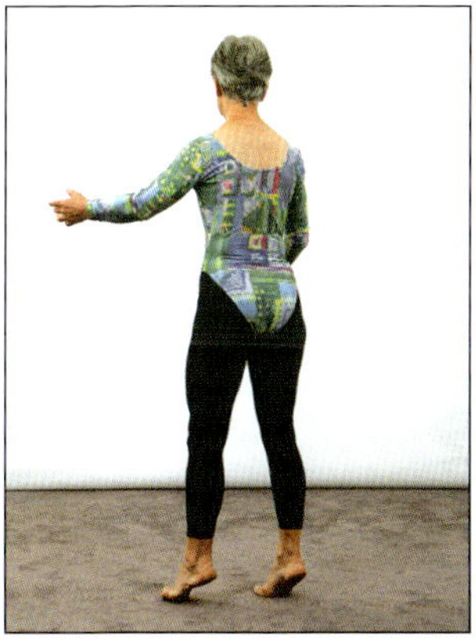

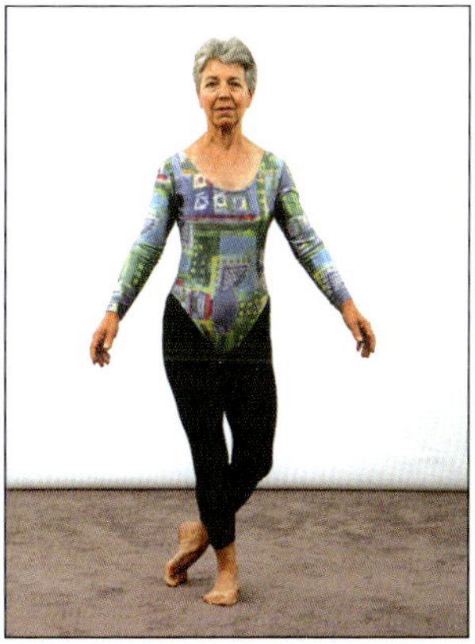

Diese Gleichgewichtsübungen können mit offenen, aber auch mit geschlossenen Augen durchgeführt werden. Lehnen Sie sich dabei ruhig einmal an eine Wand oder lassen Sie sich von Ihrem Partner stützen. Zwischendurch loslassen, um das Gleichgewicht zu trainieren.

12. Übungsablauf: Im Vierfüßlerstand ein Bein nach hinten ausstrecken und dehnen. Den Fuß anziehen und auf den Boden setzen, sich mit den Armen vom Boden abstoßen und zum Stehen kommen, dabei das Gleichgewicht halten. Das freie Bein nach vorn schwingen und die Fußsohle zum Knie des Standbeins führen. Nach hinten dehnen, das Standbein beugen, Hände auf den Boden legen und in die Ausgangsposition zurückkehren.

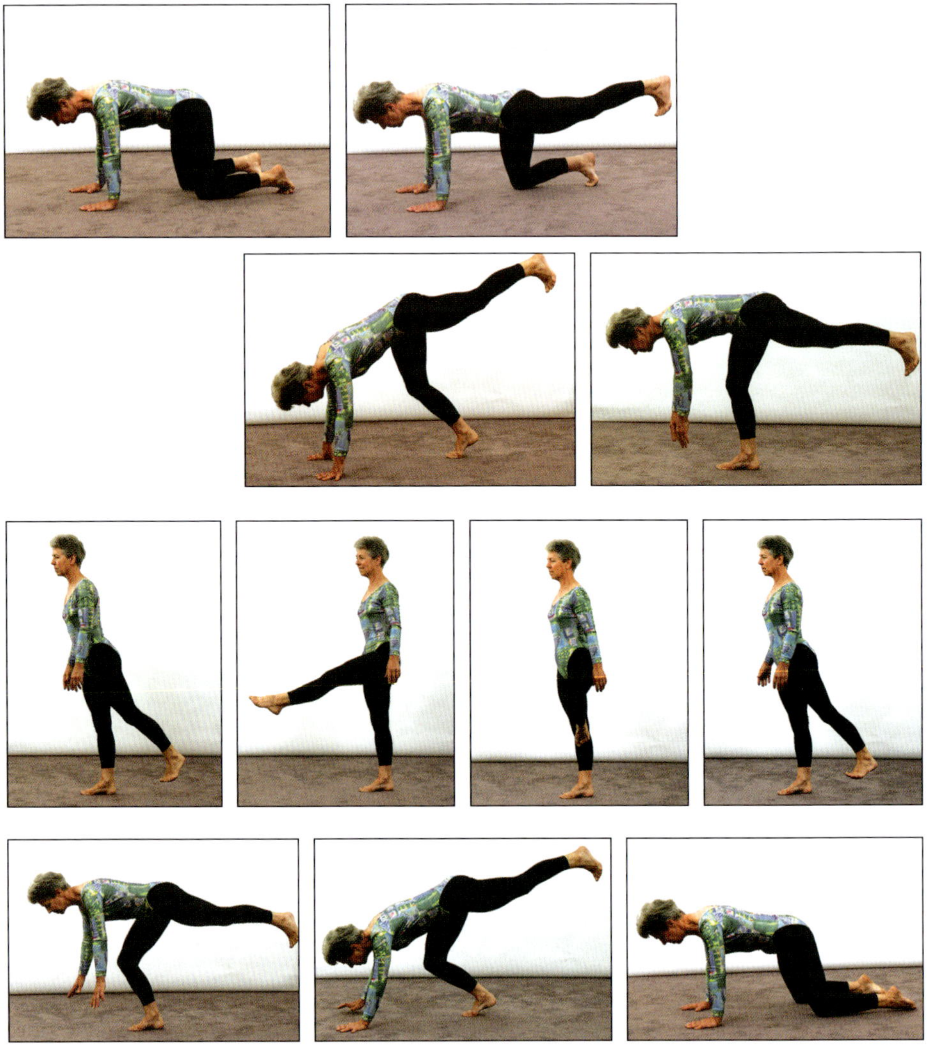

13. Zu zweit, nebeneinander, die Beine berühren sich. Um das Standbein herum hüpfend einen Halbkreis beschreiben, ohne sich zu trennen.

Übungen mit einem Telefonbuch oder dickem Katalog

(mit Stoff umwickeln, um Rutschgefahr vorzubeugen)

14. Legen Sie das Buch bzw. den Katalog auf den Kopf. Verschiedene Schrittfolgen ausführen, zwischendurch stoppen und ausbalancieren.

15. Zwei Bücher auf den Boden legen und Slalom laufen. Auf Kommando auf einem der beiden stehen bleiben und verschiedene Positionen einnehmen: auf einem Bein stehen, niederhocken, hinknien, sitzen, auf den Zehenspitzen stehen ...

16. Gehen und das Buch aufheben. Auf einem Bein stehend wieder hinlegen.

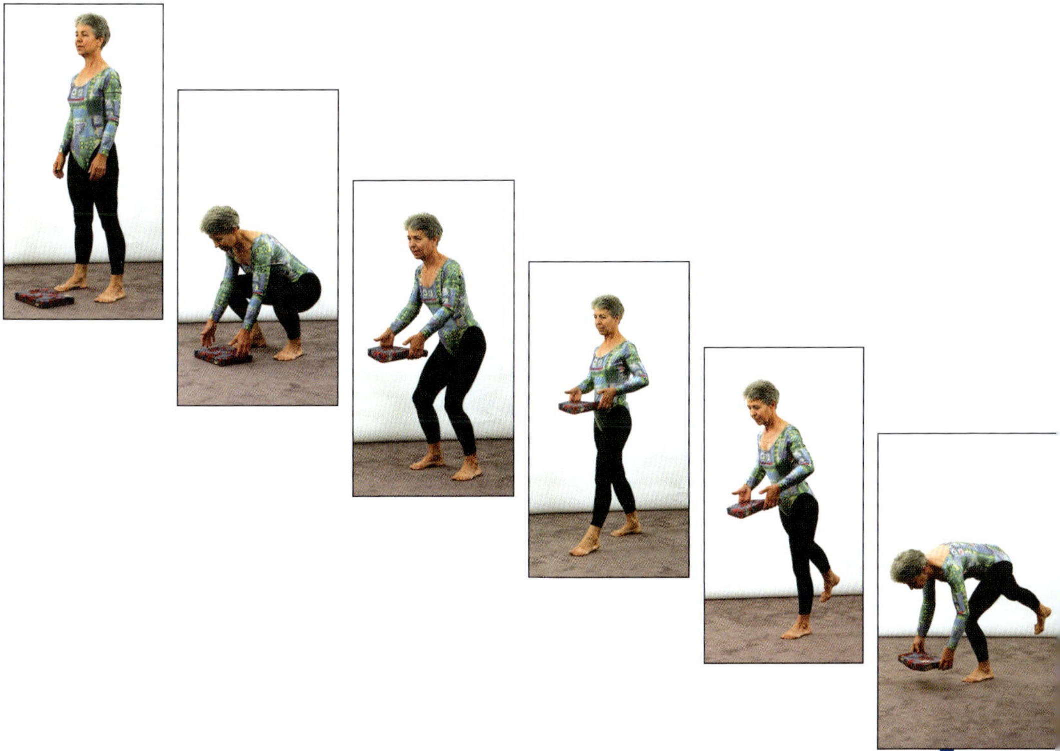

17. Auf mehreren Büchern, die wie bei einer Pontonbrücke hintereinander liegen, verschiedene Schrittfolgen ausführen: vorwärts, rückwärts, seitwärts gehen, auf Zehenspitzen, auf den Fersen.

18. Über die Bücher laufen, die unterschiedlich weit voneinander entfernt liegen. Allein oder zu zweit (der Partner dient als Stütze).

19. Zu mehreren im Kreis aufstellen, jeder Zweite hat ein Buch. Auf einem Bein balancieren, das andere etwa im 90-Grad-Winkel gebeugt vor dem Körper halten. Das Buch auf das gehobene Bein legen. Bein leicht abwinkeln, damit der Partner das Buch übernehmen kann. Die Bücher kreisen in einer Richtung. Immer schön ausbalancieren.

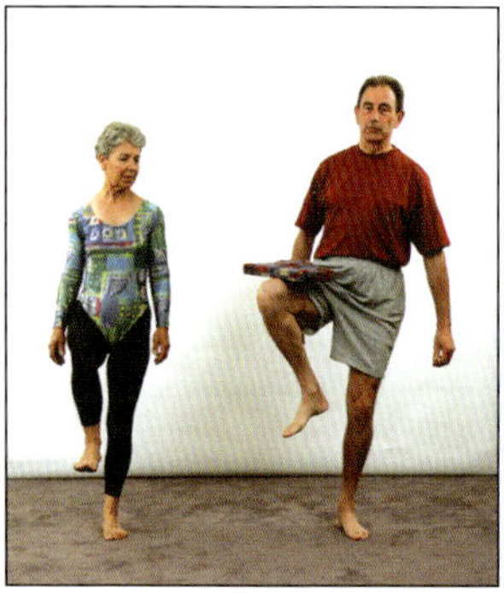
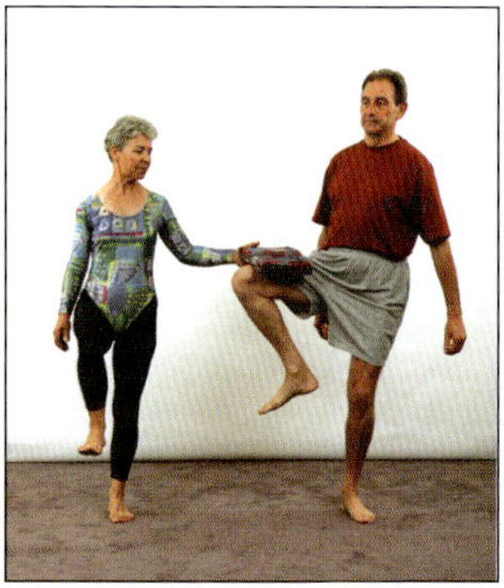
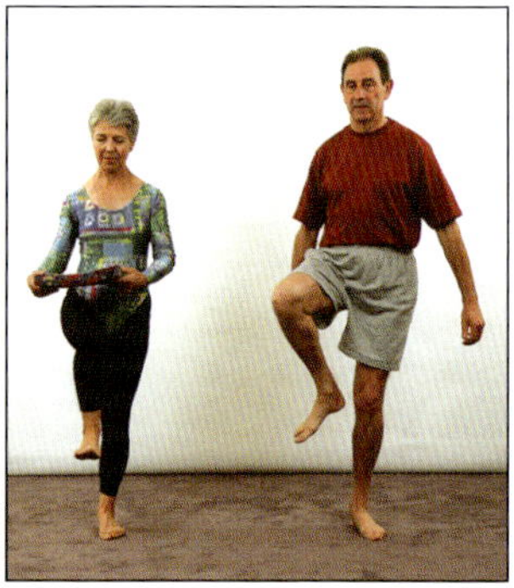
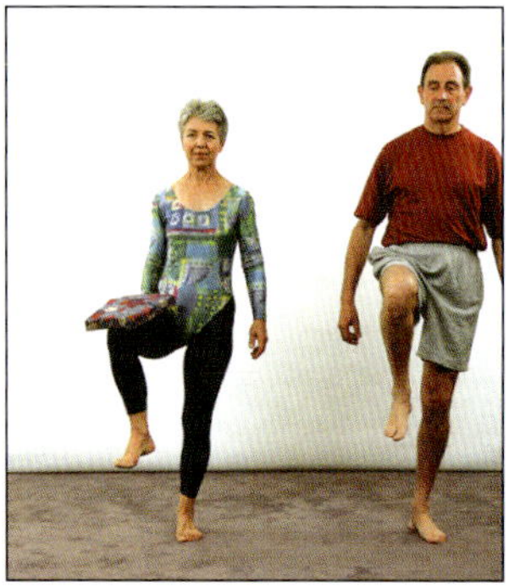
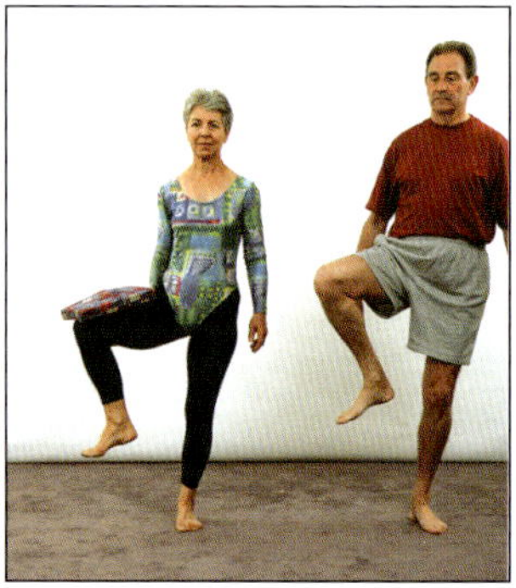

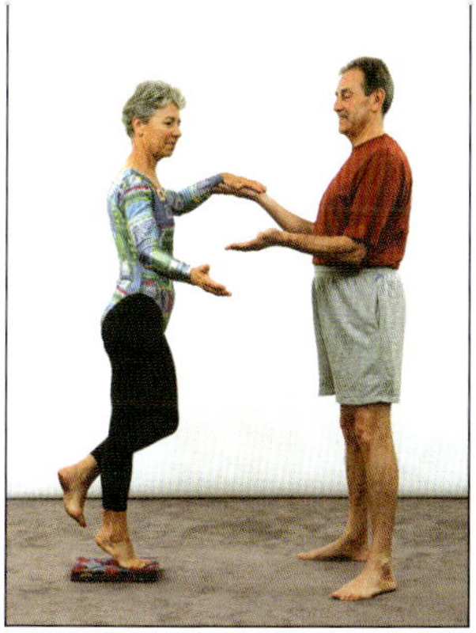

20. Partnerübung: Einer steht auf dem Telefonbuch und hält die Hände seines Partners, der ihm gegenübersteht. Auf einem Bein balancieren, Fuß flach aufstellen oder auf Zehenspitzen. Erst eine Hand loslassen, dann beide.

Übungen mit Ball oder Luftballon

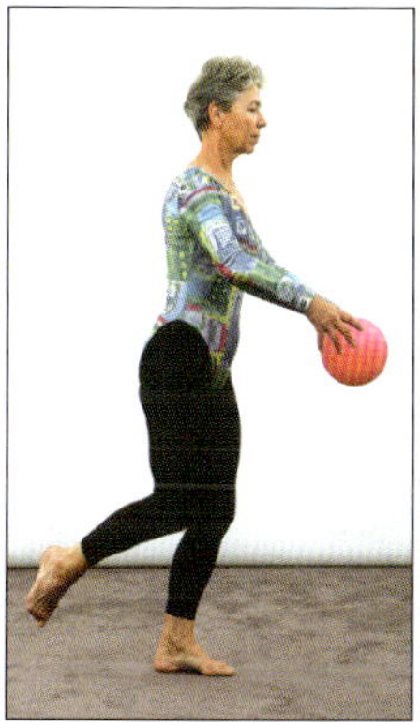

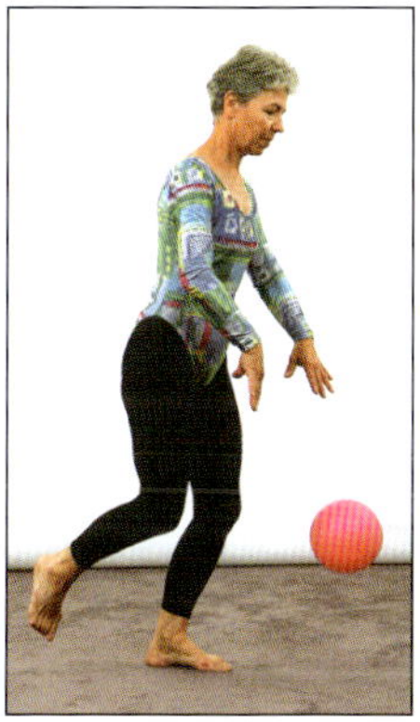

21. Ball mit beiden Händen auf den Boden prallen lassen. Dabei auf einem Bein balancieren.

22. Ball dribbeln. Währenddessen auf einem Bein balancieren.

23. Ausgangsposition bleibt, den Ball um sich herum kreisen lassen.

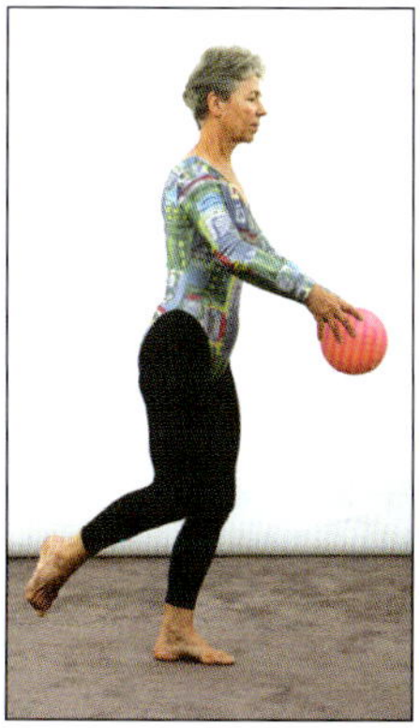

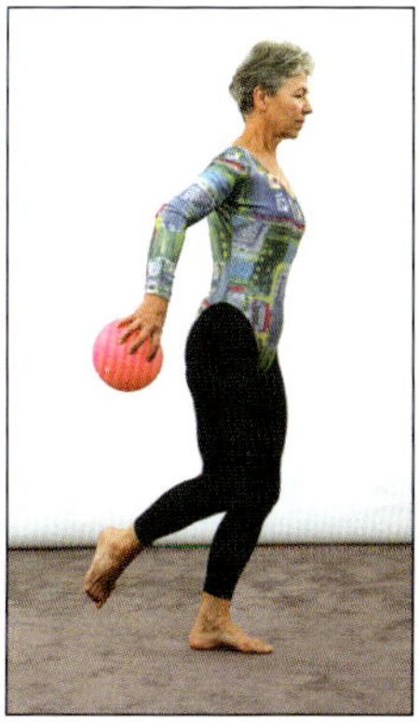

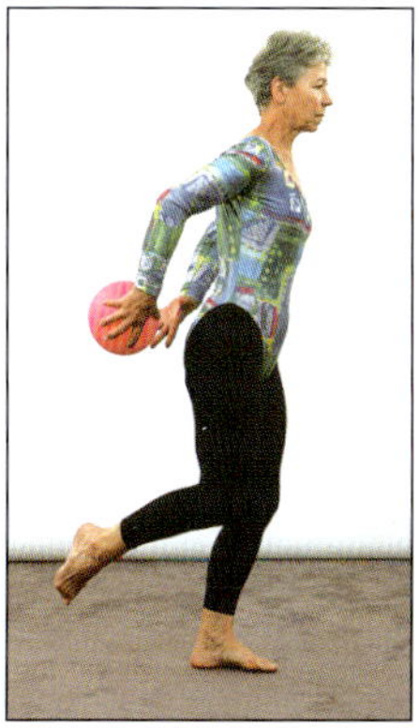

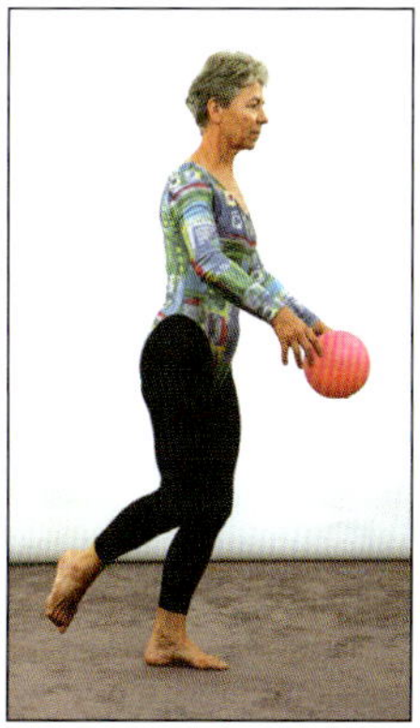

24. Auf einem Bein balancieren, das andere nach oben ziehen, den Ball um das Bein kreisen lassen.

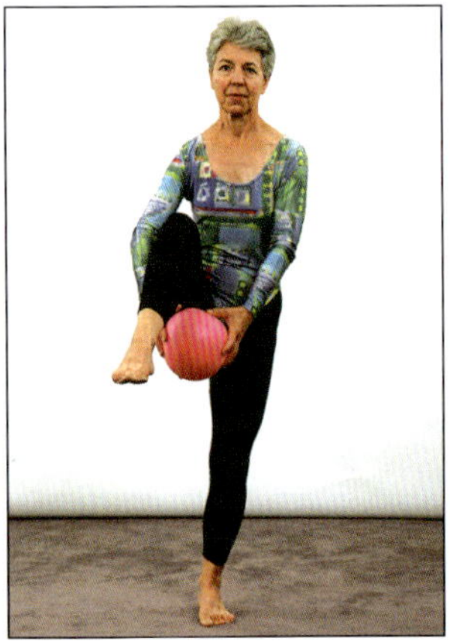
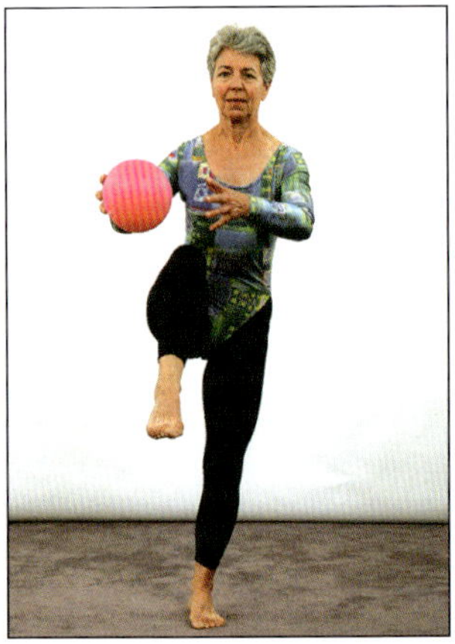
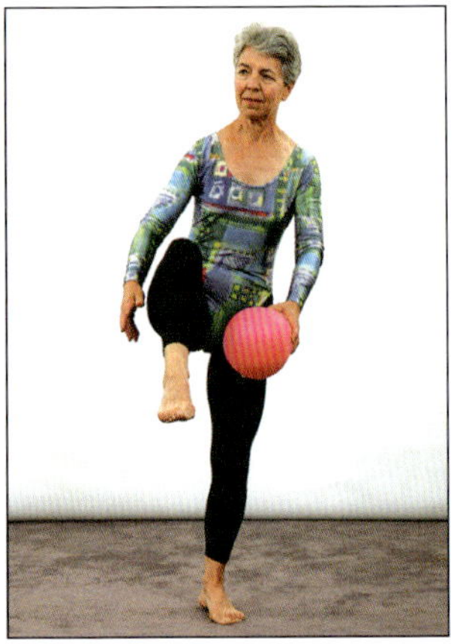

25. Auf einem Bein stehen. Den Ball auf dem Boden mit dem freien Bein um das Standbein herum führen.

26. Zu zweit, einander gegenüberstehend, auf einem Bein. Den Ball um das Standbein herum führen und zum Partner rollen. Schwierige Variante: Einer wirft den Ball, der andere rollt ihn, oder: die Übung gleichzeitig mit zwei Bällen ausführen.

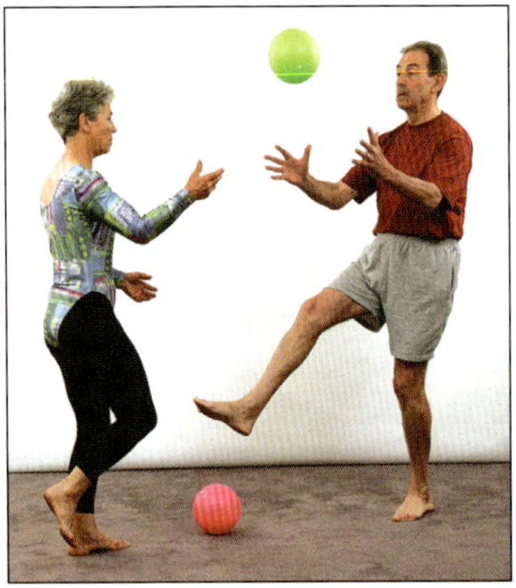
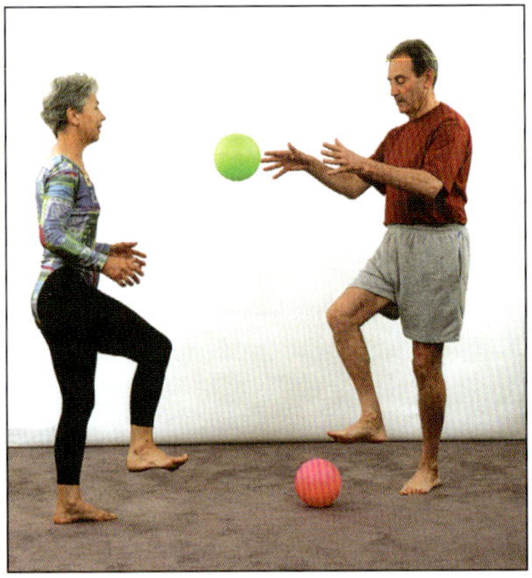

27. Auf einer Bank oder auf Telefonbüchern dribbeln, auf der Stelle oder in der Vorwärtsbewegung.

28. Auf einem Bein balancieren, dabei mit dem Ball jonglieren oder ihn dem Partner zuwerfen.

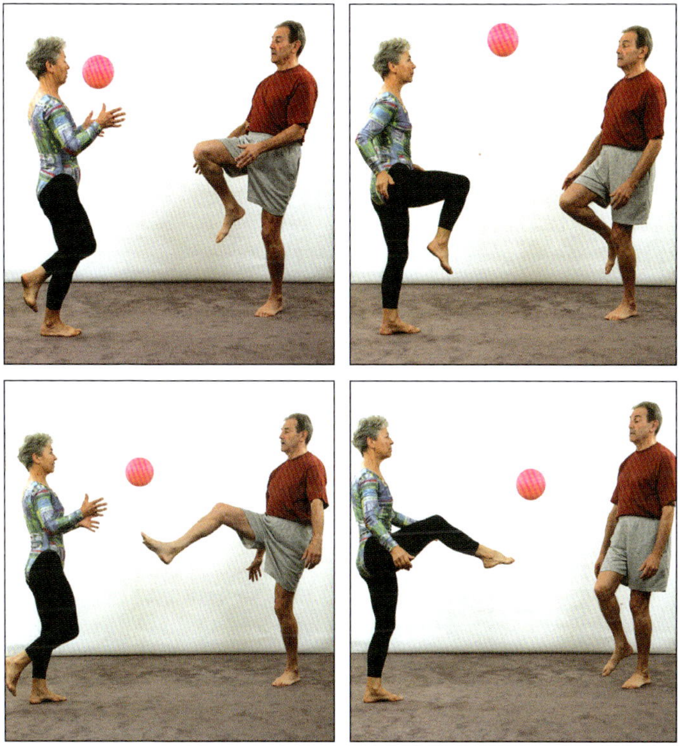

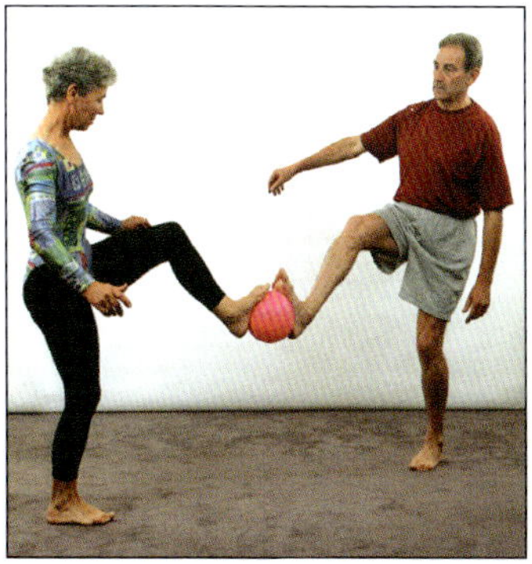

29. Zu zweit, gegenüberstehend. Auf einem Bein balancieren, das andere Bein hochnehmen. Mit den Füßen gemeinsam einen Ball halten. Dann versuchen, den Ball kreisen zu lassen, ohne das Gleichgewicht zu verlieren.

30. Zu zweit, gegenüberstehend. Die Partner halten sich an den Händen. Auf einem Bein balancieren, den Ball mit den Knien halten und vorsichtig hüpfen.

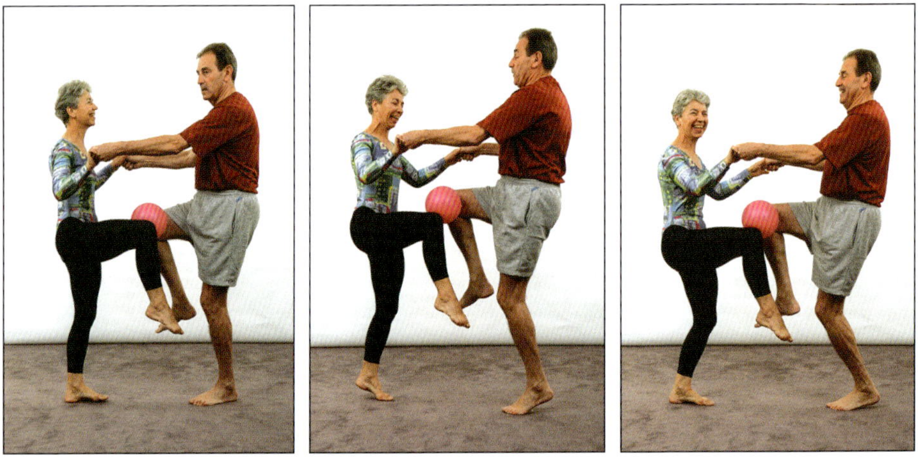

31. Auf einem Bein balancieren, den Ball mit den Händen um den Körper führen: Kopf, Schultern, Taille, Becken. Dann den Ball auf den Boden legen, sich wieder strecken (immer noch auf einem Bein) und das Standbein beugen, um den Ball aufzuheben.

32. Zu zweit, gegenüberstehend, mit einem oder zwei Bällen. Den Ball hin und her werfen, dabei auf einem Bein stehen bleiben: mit beiden Händen, mit einer Hand, einmal auf den Boden prallen lassen …

33. Auf einem Bein balancieren, das freie Bein anziehen. Den Ball mit dem Knie „hochwerfen“ und „auffangen“.

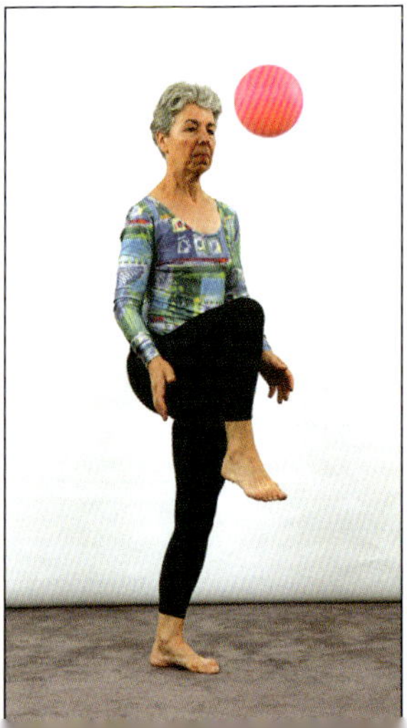

34. Ausgangsstellung bleibt. Den Ball mit dem Fuß „hochwerfen“: an eine Wand, zum Partner oder zu sich selbst.

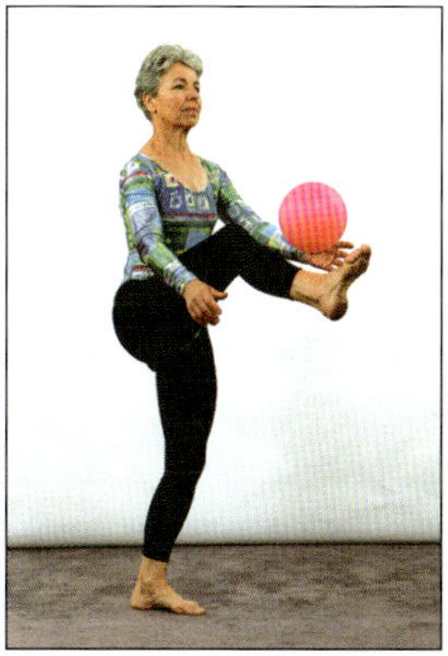
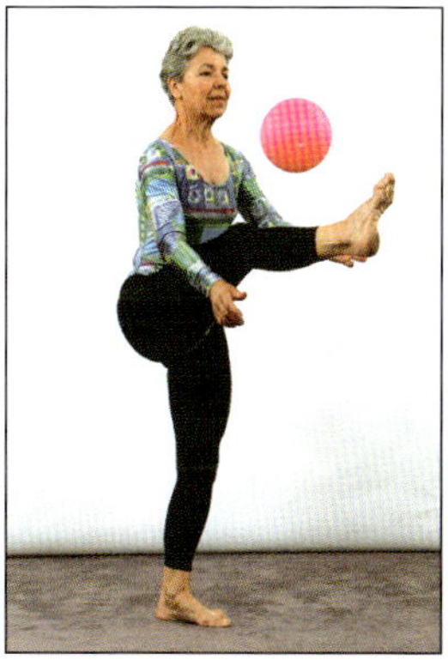

35. Vorwärts gehen und den Ball vor sich her schieben, plötzlich stoppen und ein Fuß auf den Ball stellen.

Übungen mit Keule oder Plastikflasche

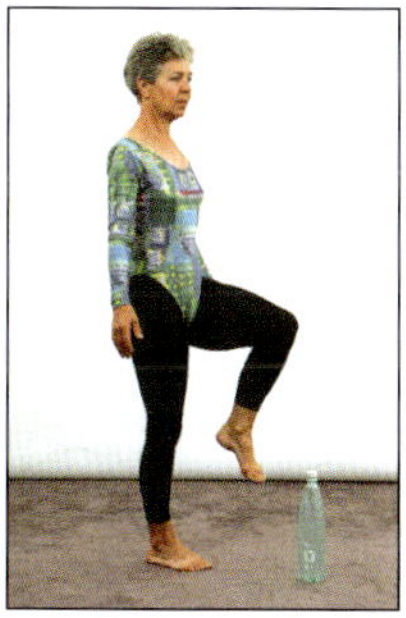

36. Die Flasche vor sich auf den Boden stellen, ein Knie hochziehen, dann:

a. Bein ausstrecken, oberhalb der Flasche Zehen zum Körper ziehen

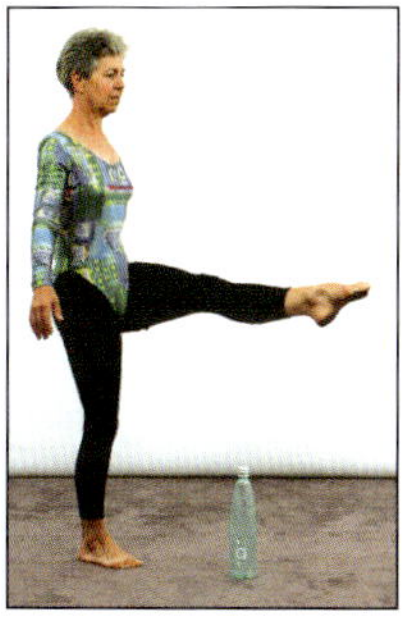
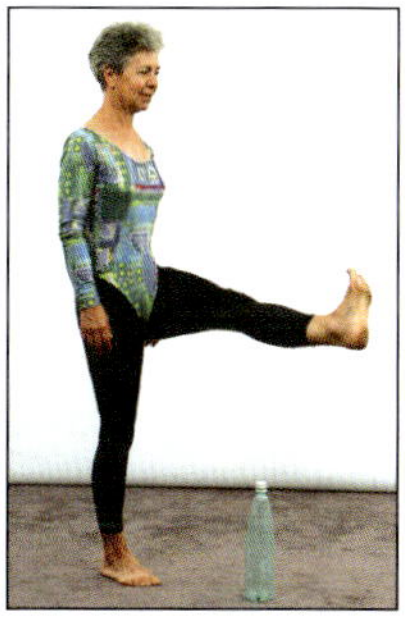

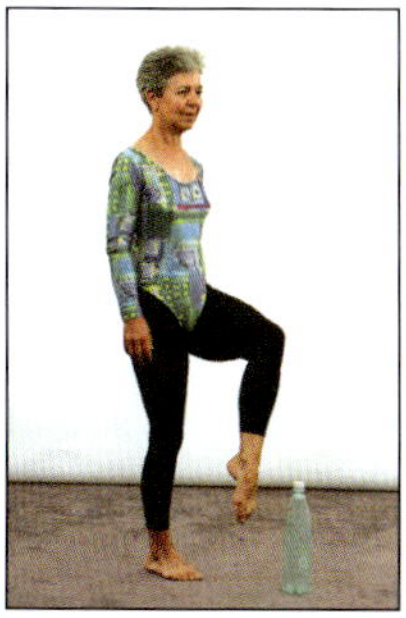
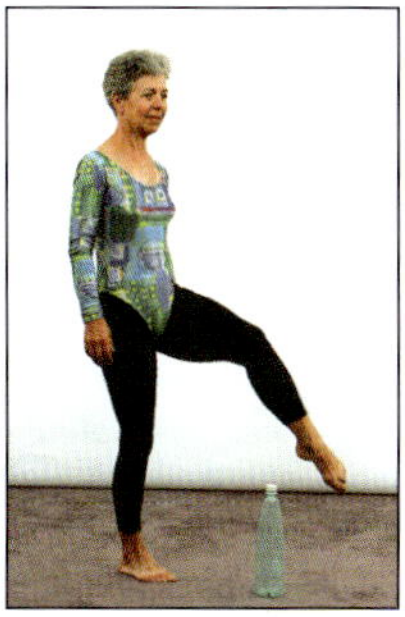

b. um die Flasche herum kleine Kreise beschreiben

Diese Übung kann alleine oder mit mehreren im Kreis ausgeführt werden, wobei sich die Partner an den Händen halten.

Übungen mit einem Gymnastikband

Erwachsene schätzen Übungen mit dem Gymnastikband sehr. Doch Vorsicht: Es kommt schnell zu Ermüdungserscheinungen im Handgelenk oder im Schulterbereich.
Diese Übung kann auf den Zehenspitzen oder auf einem Bein balancierend ausgeführt werden.

37. Balancierend Kreise beschreiben.

38. „Liegende" oder senkrechte Achten ausführen.

39. Schlängelbewegungen machen.

Übungen mit dem Tau

40. Auf einem Bein balancieren, das Tau unter den Fuß des angezogenen Beins schieben, beide Enden festhalten. Bein nach vorne strecken.

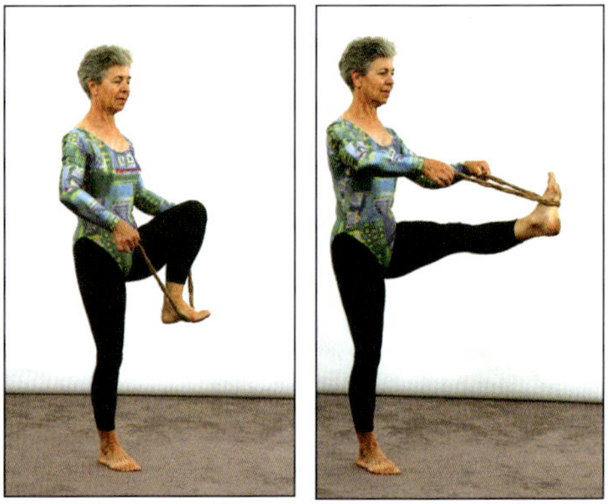

41. Tau zu einer Kugel formen. Mit einem Bein versuchen, die Kugel in der Luft zu halten.

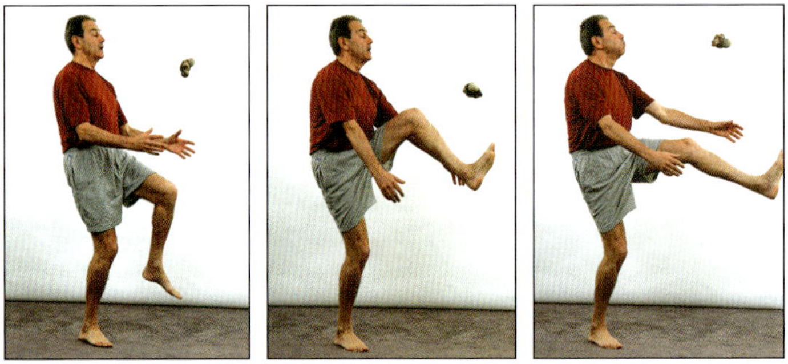

42. Zu zweit, gegenüberstehend. Einer wirft die Kugel mit den Händen, der andere schießt sie mit dem Fuß zurück. Dieselbe Übung mit zwei Kugeln ausführen: Die eine wird geworfen, die andere befindet sich auf dem Boden.

Tests

Balanciert man auf einem Bein und schließt die Augen, so schaltet man die komplette visuelle Korrektur aus, da die visuellen Fixpunkte, die das Wahrnehmungssystem informieren, fehlen. Man verliert das Gleichgewicht, schwankt und stürzt.

Fukuda-Test

Mit geschlossenen Augen auf der Stelle treten, Arme sind auf Schulterhöhe nach vorne gestreckt. Wenn man schwankt und von der Standposition abweicht, zeigt das eine Spannung im Abduktoren-Adduktoren-System der Nackenmuskulatur.

Gleichgewichtstests von Tinetti

- In einer sitzenden Position gut ausbalancieren, stabile Stellung einnehmen.
- Von einem Stuhl aufstehen: Man sollte in der Lage sein, ohne die Hilfe der Arme in einem Bewegungsablauf aufzustehen.
- Nach dem Aufstehen ausbalancieren (3 bis 5 Sekunden), ohne sich festzuhalten.
- Die Beine schließen, stabil stehen.
- Augen schließen und ausbalancieren, die Füße stehen so eng wie möglich zusammen, stabiler Stand.
- Eine 360 °-Drehung um sich selbst machen, ohne sich abzustützen, ohne zu schwanken.
- Leichte Schläge auf das Brustbein, Person steht mit geschlossenen Beinen. Kleine Schubser, dreimal ausgeführt. Dieser Test prüft die Fähigkeit, Druck standzuhalten.
- Kopfrollen, immer noch stehend, mit geschlossenen Beinen, Blick zur Decke, ohne zu schwanken, ohne sich anzulehnen.
- Fünf Sekunden auf einem Bein balancieren, ohne sich festzuhalten.
- Sich so weit wie möglich nach hinten lehnen.
- Die oberen Gliedmaßen anheben, um ein Objekt in der Höhe aufzunehmen.
- Ein Objekt vom Boden aufheben.
- Sich ohne Hilfe der Arme hinsetzen.

Get up and Go Test

Die Person sitzt drei Meter von einer Wand entfernt auf einem Stuhl.

- ➡ Aufstehen, kurz stehen bleiben, sich der Wand zuwenden, eine halbe Drehung machen, ohne die Wand zu berühren, zum Stuhl zurückkehren, um den Stuhl herumgehen und sich wieder setzen.

Beim Gehen:

- ➡ eine Linie entlang gehen: Tau, Seil, Band auf dem Boden
- ➡ ein paar Schritte vorwärts gehen, Augen geschlossen halten, rückwärts gehen, wieder vorwärts
- ➡ fähig sein, beim Gehen zu sprechen, zu jonglieren oder ein Gerät zu bedienen. Gehen Sie immer noch geradeaus?

d) Reflexe

Wie oft stoßen wir im Alltag irgendwo an und verlieren unser Gleichgewicht? Mit zunehmendem Alter erhöht sich auch das Risiko zu stürzen. Eine gute Muskelbeherrschung aber ermöglicht es, sich schnell wieder zu fangen (siehe Kapitel Muskelkräftigung). So empfiehlt es sich, in einem Gymnastikkurs gerade auch Übungen auszuwählen, die Reaktionsschnelligkeit erfordern und damit die Wahrnehmung trainieren:

- ➡ Zu zweit, einer hinter dem anderen, beide gehen. Der hintere schubst den vorderen plötzlich, um ihn aus dem Gleichgewicht zu bringen. Dieser muss sofort reagieren.
- ➡ Ein zugeworfenes Objekt abwehren (unterhalb der Taille): Tau, Ball etc.
- ➡ Parcours aufbauen: verschiedene Objekte auf den Boden legen. Durch den Raum gehen und in letzter Minute ausweichen.
- ➡ Auf der Stelle gehen oder joggen. Dabei versuchen, dem Partner einen Ball abzunehmen.
- ➡ Zu zweit, einer steht auf einem Bein. Er muss auf plötzliches Schubsen reagieren.
- ➡ Gehen oder joggen. Sich auf jemanden zu bewegen und im letzten Moment ausweichen.

e) Stürze vermeiden

Abgesehen vom Alter und einer damit einhergehenden instabileren Körperhaltung können auch diverse andere Faktoren einen Sturz begünstigen: Vorsicht ist vor al-

lem bei gewissen Medikamenten geboten. Schwierige Untergründe wie schlecht gekennzeichnete Schwellen, rutschige oder unebene Bodenbeläge, nicht befestigte Teppiche, eine unzureichende Beleuchtung, ungleiche Stufen etc. verstärken das Risiko zu fallen.
Und nicht zuletzt tragen auch die menschlichen Gefühle zu einer Verunsicherung bei: Verlust der familiären Kontakte, Einsamkeit ...
Beugen Sie Stürzen und deren Konsequenzen vor und trainieren Sie regelmäßig, um Körper und Geist zu stärken!

Übungen

1. Lernen, sich aus einer liegenden Position wieder aufzurichten. Zwei Möglichkeiten:

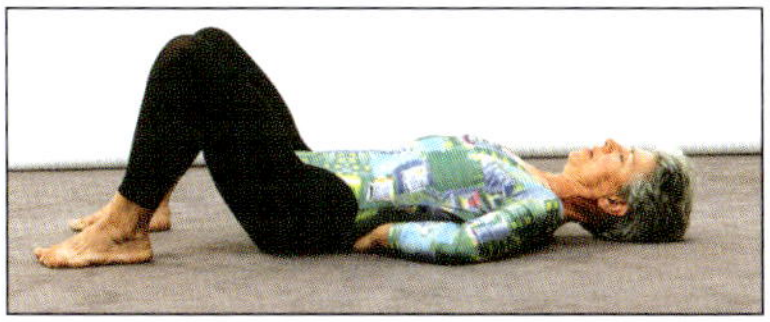

Legen Sie sich bequem auf den Rücken, ziehen Sie die Beine an und schieben Sie die Hände unter die Lendengegend. Mit den Unterarmen vom Boden abstützen, um in eine sitzende Position zu kommen.

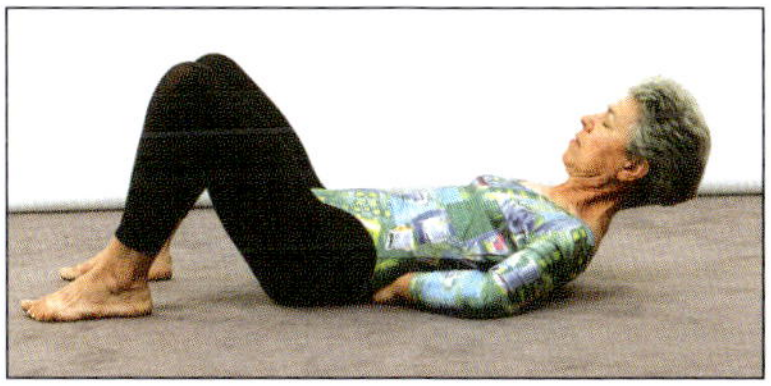

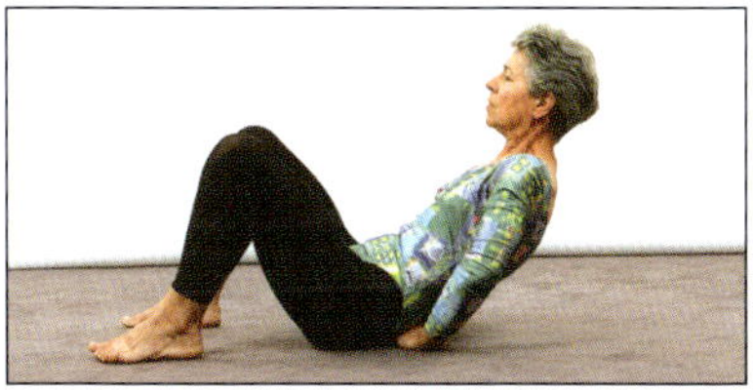

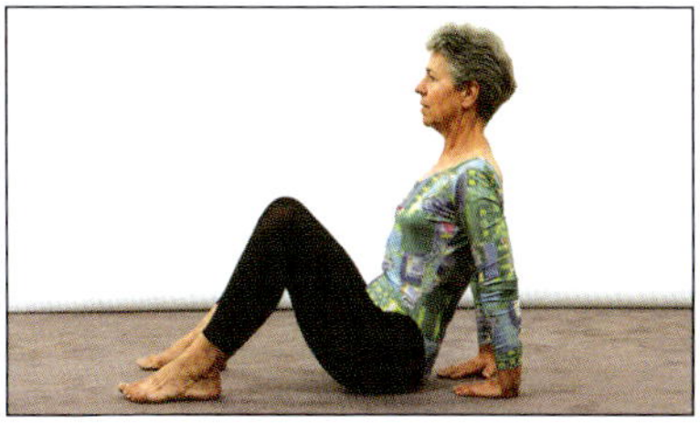

Auf die Seite rollen, die freie Hand vor der Brust auf den Boden legen, den anderen Arm als Verlängerung des Körpers nach oben strecken. Auf dem Boden aufstützen und langsam in den Sitz kommen.

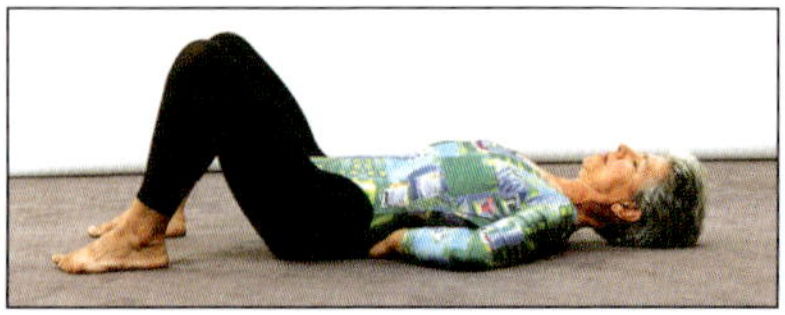

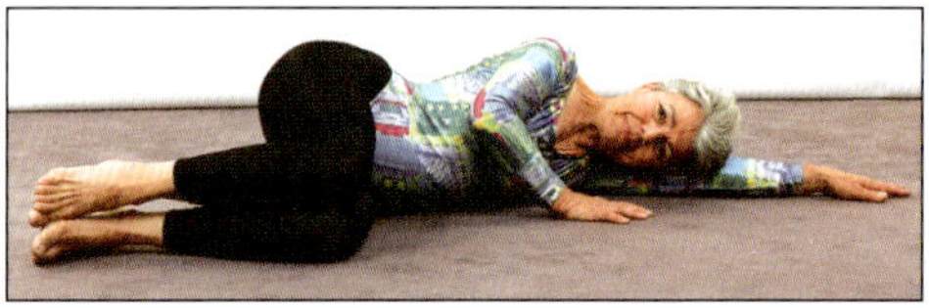

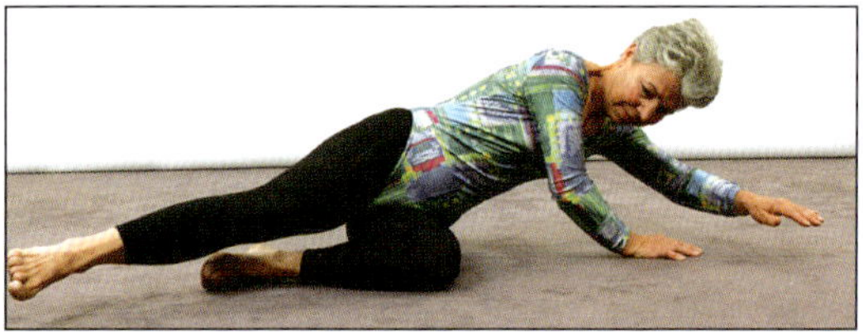

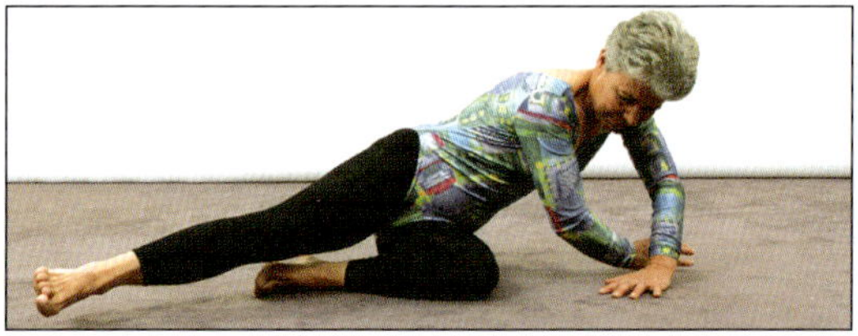

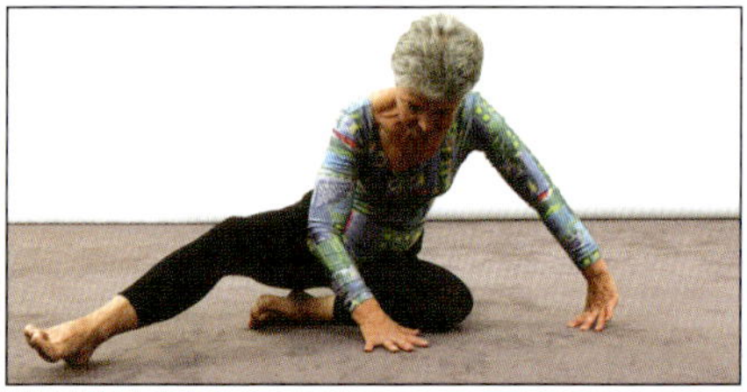

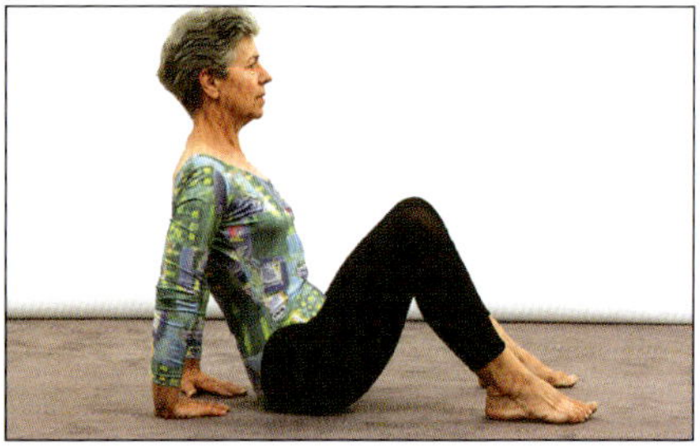

Sobald man die sitzende Position erreicht hat: Beine anziehen, Knie rechts oder links vom Körper ablegen, Vierfüßlerstand einnehmen, Zehenspitzen aufstellen.

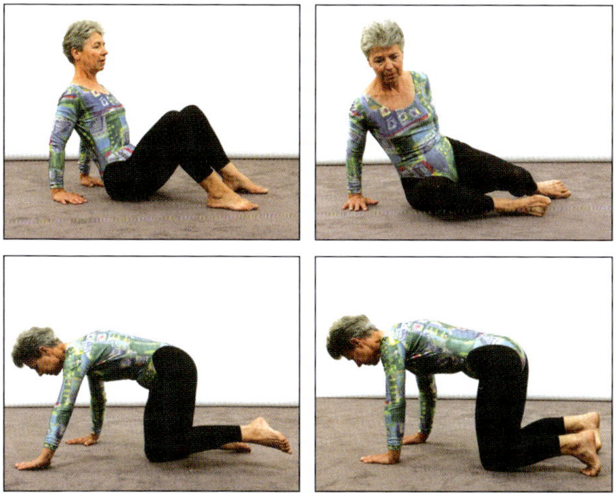

➡ Ein gebeugtes Bein aufsetzen, Rumpf aufrichten, Hände auf die Knie legen und bis zum Stand hochdrücken

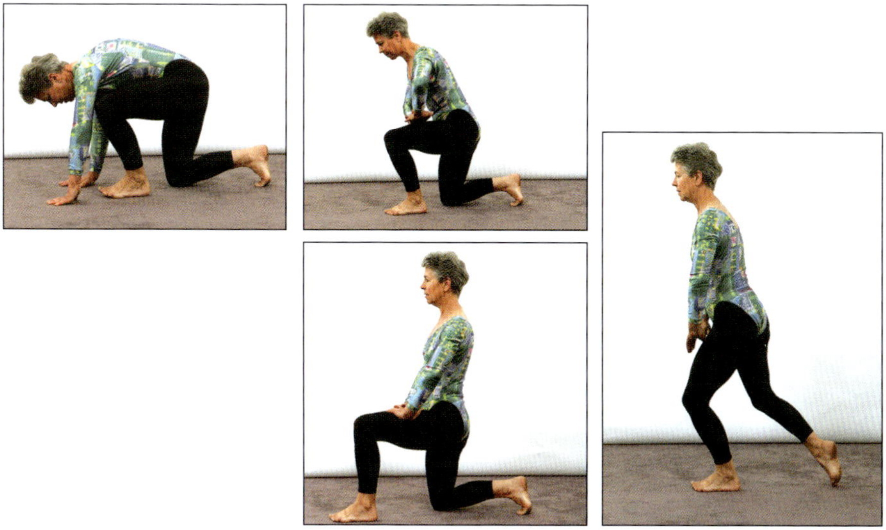

➡ oder, zu Hause, nur eine Hand auf das Knie legen, mit der anderen Hand z. B. auf einen Stuhl abstützen.

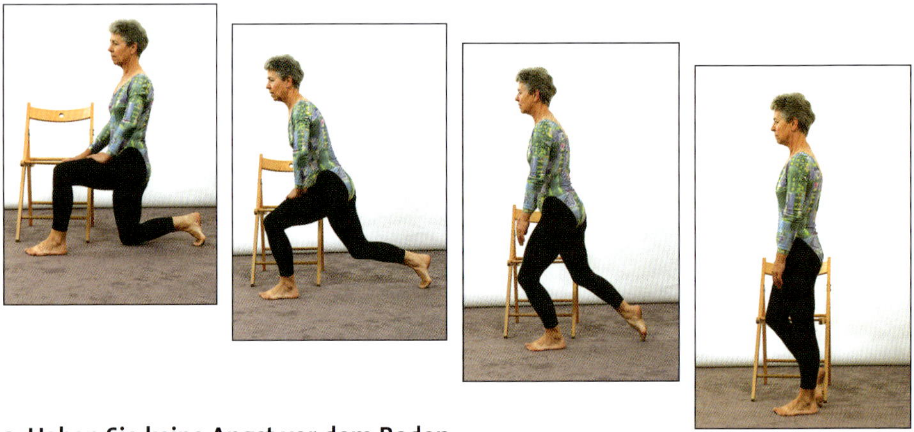

2. Haben Sie keine Angst vor dem Boden
Machen Sie sich mit dem Boden vertraut.

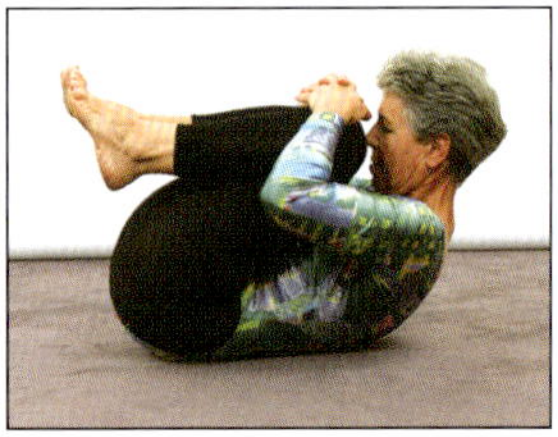

➡ auf dem Boden rollen
➡ sich zur Kugel rollen

➡ sich auf den Boden setzen, Bewegungsablauf entgegengesetzt wie oben beschrieben

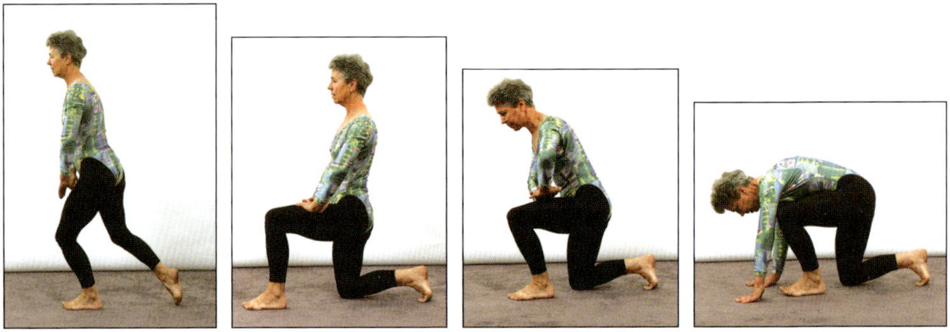

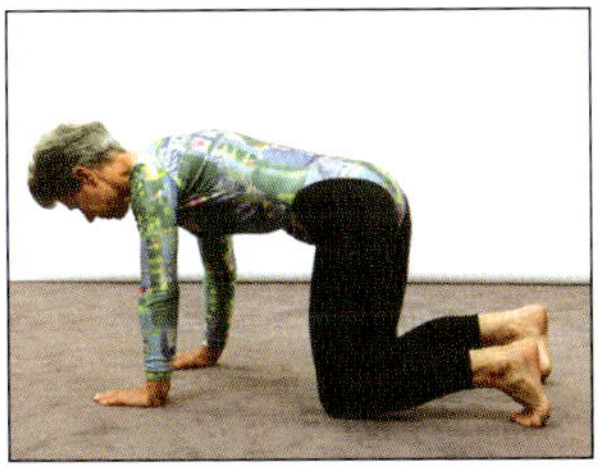
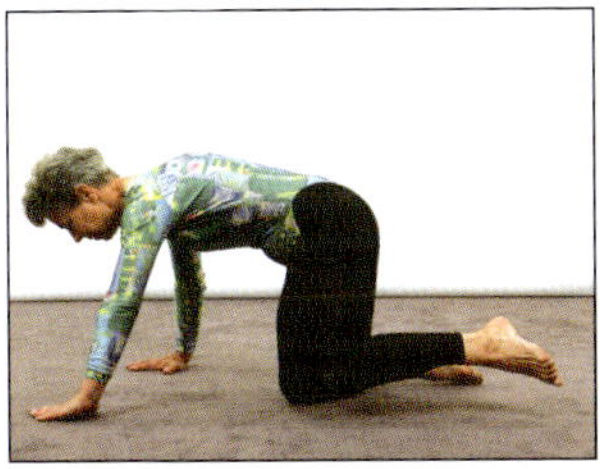
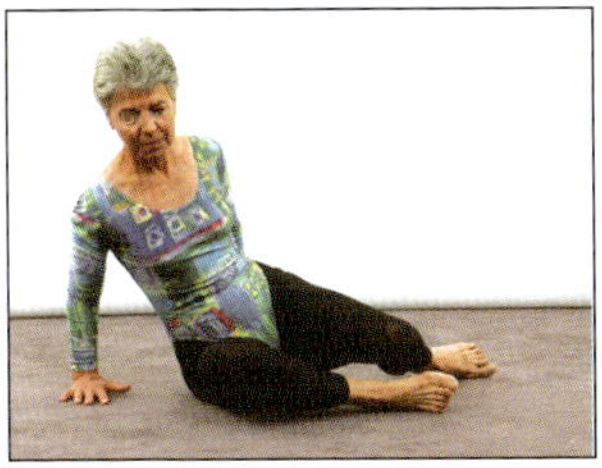
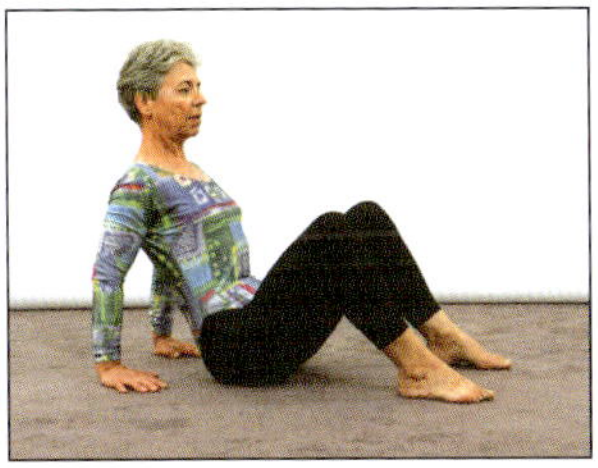

➡ vor einem weichen Teppich stehen, Knie beugen und mit den Armen voraus auf den Boden fallen lassen

➡ die Handgelenke trainieren: im Stehen, im Sitzen, im Gehen
- kreisen
- beugen und strecken
- aus- und einwärts drehen

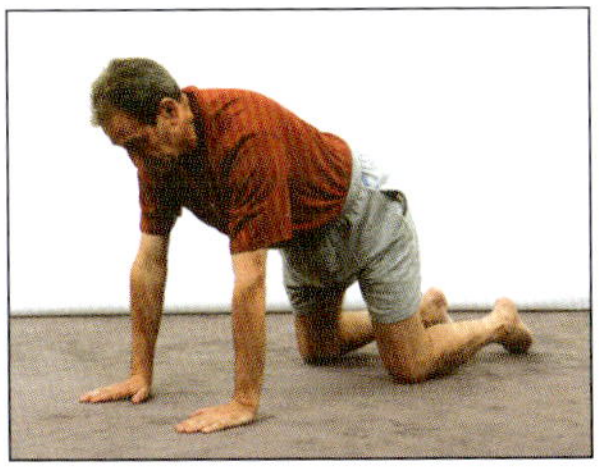
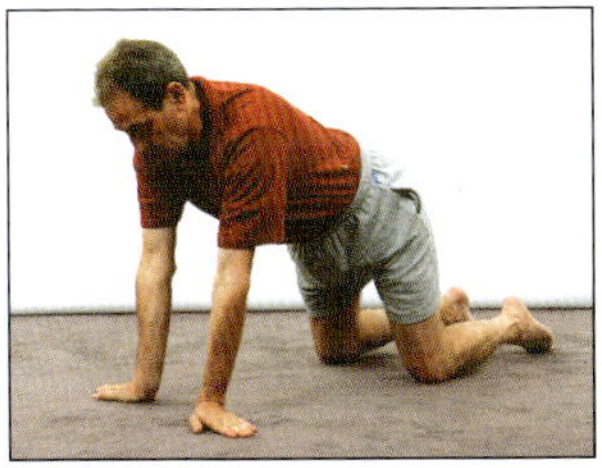
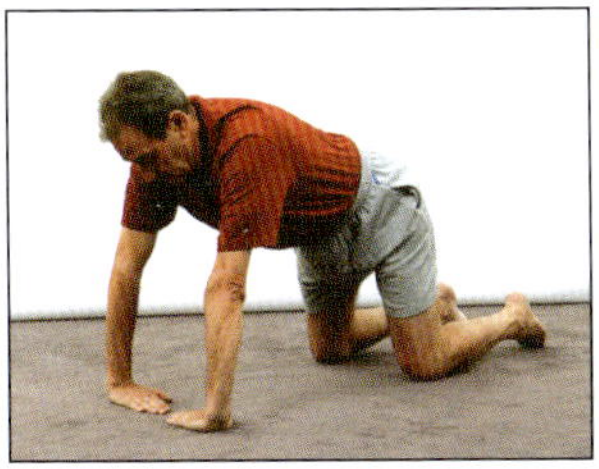
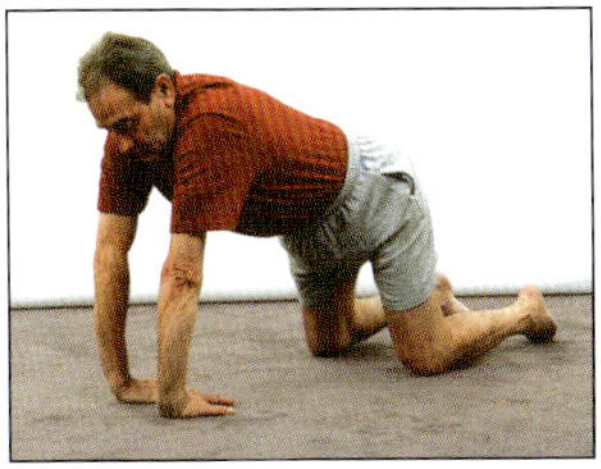

➡ auf allen Vieren, verschiedene Arten ausprobieren, die Hände aufzustützen:

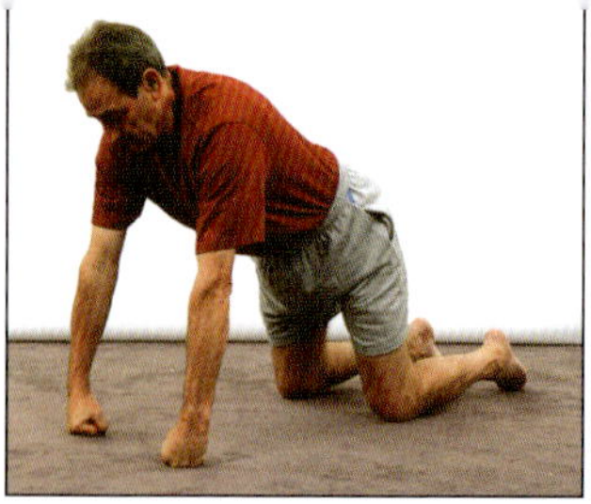

- Im Wechsel die Hände hochheben (mehr oder weniger), später auch gleichzeitig. Bei Schmerzen aussetzen.

➡ Hindernisparcours mit Telefonbüchern aufbauen. Mehrere Bücher aufeinanderlegen und darüber steigen.

➡ Verschiedene Schrittfolgen ausführen und dabei die Schrittgeschwindigkeit variieren.

➡ Zu zweit, einer versucht, den anderen aus dem Gleichgewicht zu bringen:
  - Der Erste steht mit beiden Füßen auf dem Boden
  - oder balanciert auf einem Bein,
  - oder geht umher, während er vom anderen geschubst wird.

➡ Zu zweit, hintereinander. Der hintere kopiert die Bewegungen des anderen und darf ihn bei plötzlichen Stopps nicht berühren.

Die Wahrnehmungen, die von der Halswirbelsäule ausgehen, spielen beim Halten des Gleichgewichts eine große Rolle. Deshalb sollten Sie Kopfbewegungen immer vorsichtig ausführen. Vermeiden Sie eine Überdehnung des Kopfes (Kopf nach hinten, Kinn nach oben), denn die Wirbelsäule ist häufig von Arthrose betroffen.

5. Dehnen

Bestimmte Muskelgruppen sollten besonders gut gedehnt werden. Das wird jedem von Ihnen ganz individuell gut gelingen: Alter, „sportliche Vergangenheit" oder bestimmte Krankheiten (z. B. Rheuma) u. ä. spielen dabei eine Rolle. Die Beweglichkeit kann auch von Gelenk zu Gelenk differieren (Beispiel, Übung 3).

In der Umgangssprache spricht man als Ungeübter davon, „steif" zu sein.
Um dem entgegenzuwirken ist es wichtig, entweder die Schwerkraft wirken zu lassen (wie in den ersten Übungen beschrieben) oder aktiv zu dehnen. Führen Sie alle Übungen langsam und über längere Zeit aus. Und denken Sie an die richtige Atmung: Während der Anstrengung ausatmen.
Auch Stretching-Übungen sind sehr zu empfehlen!

Hier einige Übungen, die das Wohlbefinden fördern. Schauen Sie sich noch einmal unser Kapitel über den Rücken an, denn auch dieser sollte gedehnt werden.

1. Rückenlage, auf dem Boden ausgestreckt, Gesäß gegen eine Wand drücken, Beine senkrecht nach oben strecken. Ein Bein von der Wand lösen, Fußspitzen zum Knie ziehen, Arme liegen seitlich neben dem Körper.

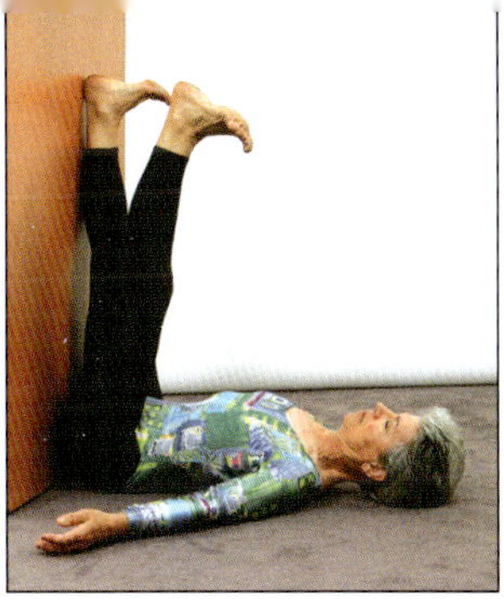

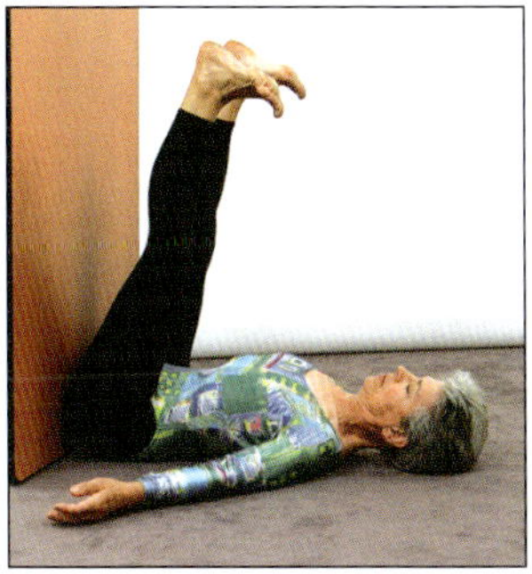

2. Gleiche Übung mit beiden Beinen.

Tipp:
Sind die Ischiasnerven (Muskelmasse am hinteren Gesäßbereich) zu tonisch und lassen ein Ausstrecken der Beine nicht zu, so beugen Sie sie einfach, indem Sie die Knie öffnen und die Füße aneinanderlegen. Jetzt nach und nach, so wie die Muskelstränge sich entspannen, die Beine ausstrecken. Die Füße bleiben dabei an der Wand. Vorsicht auch bei der Kopfhaltung: langer Nacken, Kinn auf die Brust. Bewahren Sie diese Haltung bei den Übungen 1 und 2 bei.
Sie sind besonders gut für die Bandscheiben (Körperdehnung von Kopf bis Fuß) geeignet.

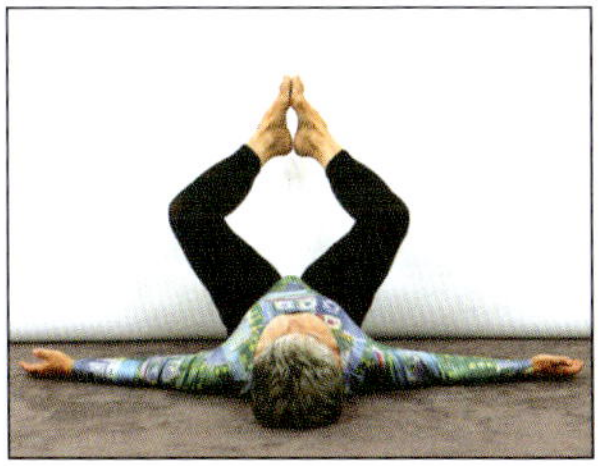

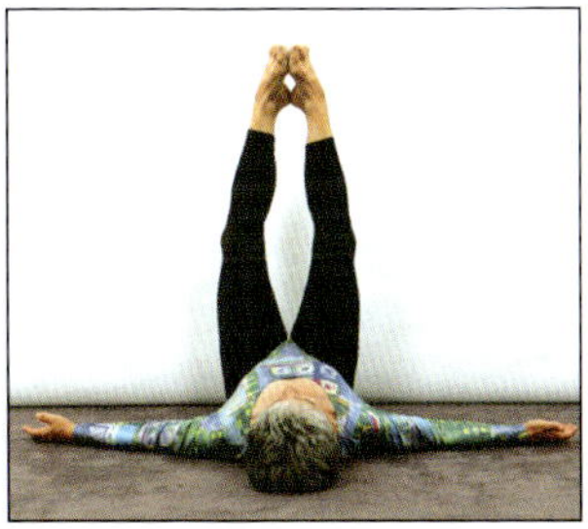

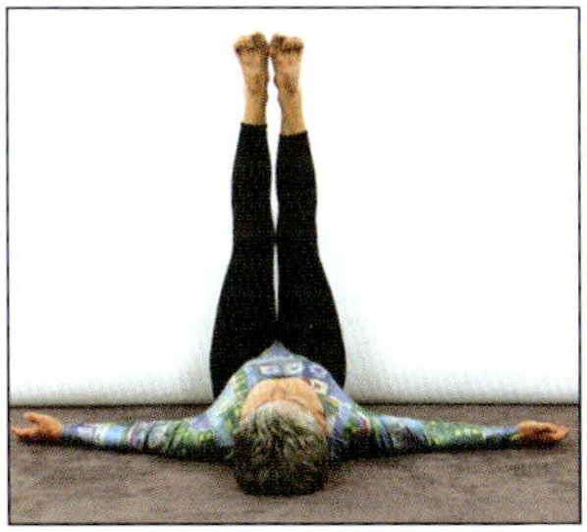

3. Ausgangsposition bleibt, die Beine senkrecht nach oben strecken, Fußsohlen berühren sich. Beine auseinander drücken, Fersen an der Wand hinunter gleiten lassen und die Schwerkraft nutzen. Gute Dehnübung für die Adduktoren (Muskeln am inneren Oberschenkelbereich). Häufig gleiten die Beine nicht gleichmäßig, so-

dass es zu einer asymmetrischen Stellung der inneren Gliedmaßen kommt. Achten Sie darauf, dass das Becken fest gegen den Boden drückt!

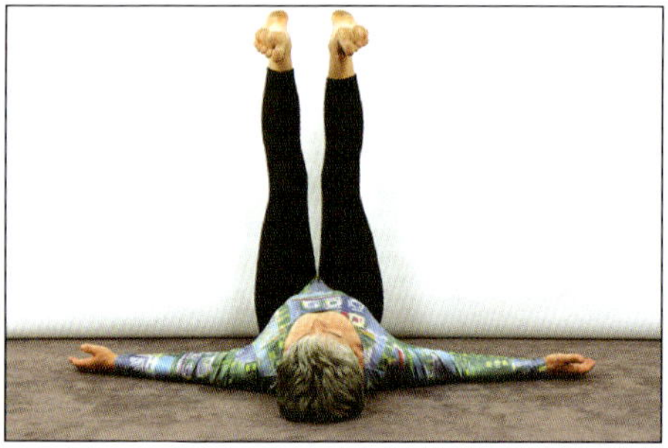

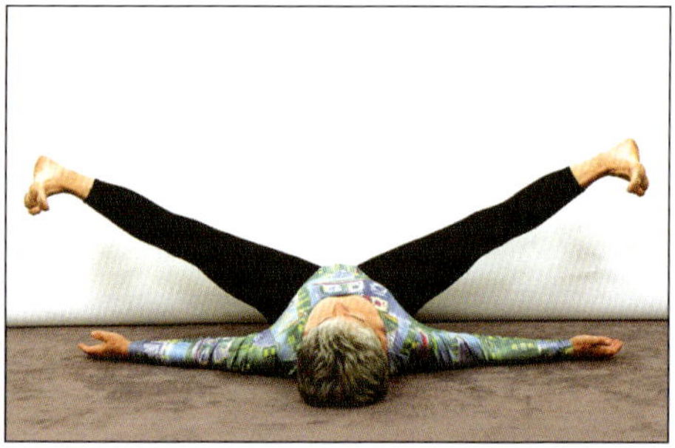

4. Dehnung des Quadrizeps, der Muskelgruppe, die über die Vorderseite der Oberschenkel verläuft und zwei Gelenke miteinander verbindet (Hüfte und Knie).

Im Stehen, Knie leicht gebeugt, Fußgelenk umfassen, Fuß so dicht wie möglich zum Gesäß ziehen, Knie berühren sich. Verstärkt auf die Haltung achten! Um ein Hohlkreuz zu vermeiden, Becken so weit wie möglich in Rückwärtsstellung nach vorne kippen, Standbein leicht beugen, Knie nach vorne ziehen. Nach und nach Standbein durchdrücken und versuchen, das Knie des anderen Beins zu erreichen (bei Kniearthrose aufpassen: verstärkter Druck!).
Um die Übung zu vereinfachen, das Hosenende auf Fersenhöhe fassen.

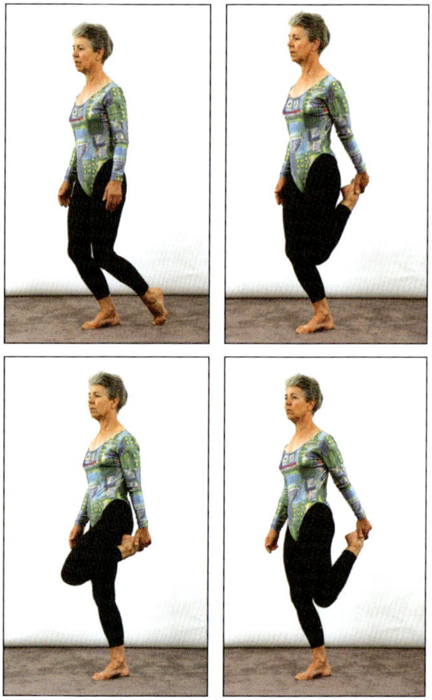

5. In Bauchlage. Ein Elastiband um einen Fuß legen, Bein leicht beugen, Fuß vorsichtig nach hinten ziehen. Legen Sie sich ein Kissen unter den Bauch.

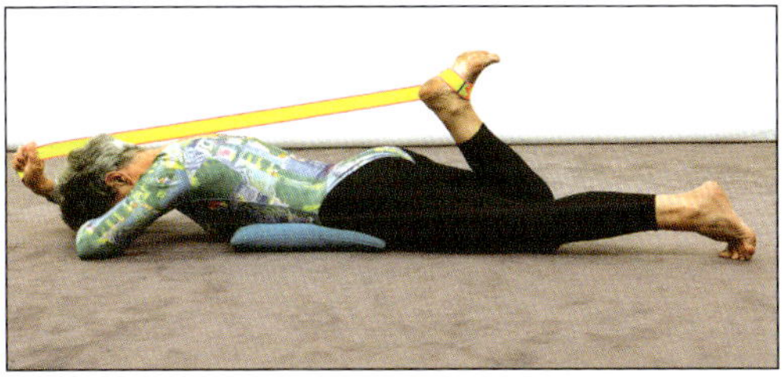

6. In Rückenlage, ein Fuß mit dem Elastiband umspannen. Dieses Bein senkrecht nach oben strecken (Zehenspitzen anziehen), das andere Bein gebeugt auf den Boden stellen. Das Band so weit wie möglich mit den Händen nach unten ziehen.

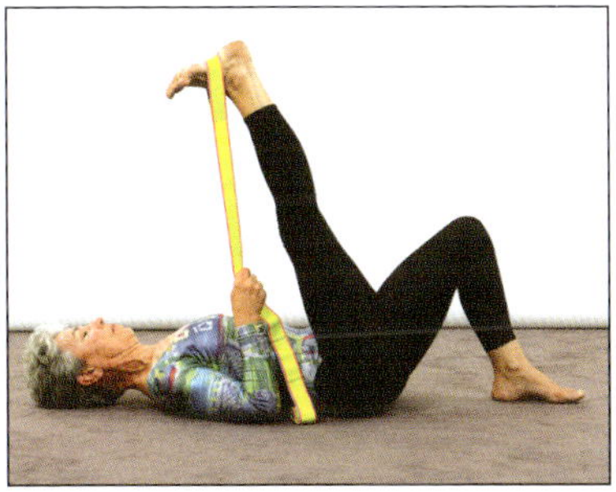

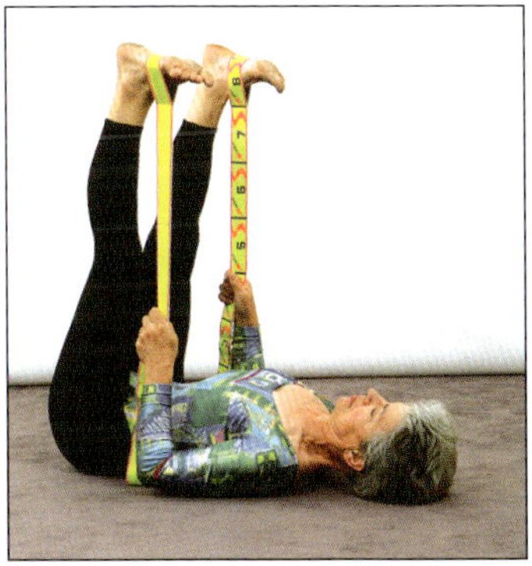

Gleiche Übung mit beiden Beinen.
Man kann die Übung auch ohne Band ausführen.

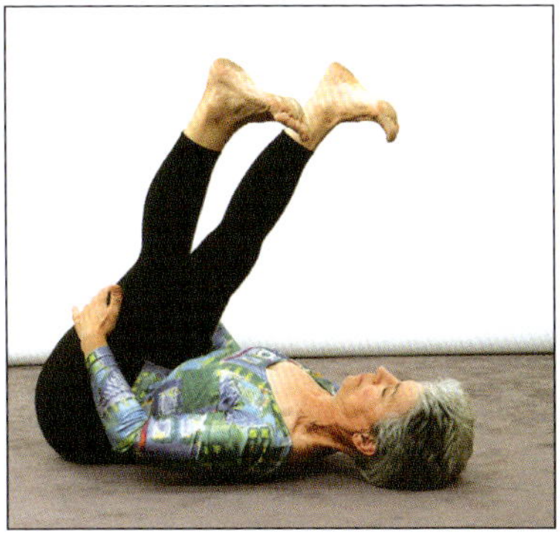

Ohne Band: Versuchen Sie, die gestreckten Beine zum Oberkörper zu ziehen, Hände umfassen die hinteren Oberschenkel (Dehnung des unteren Rückens und der Waden).

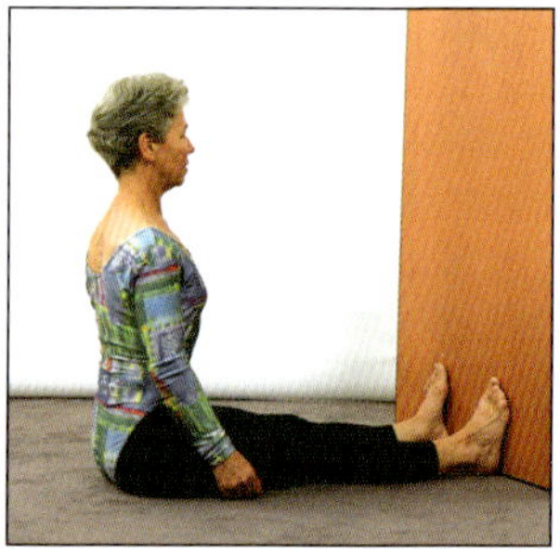

7. Setzen Sie sich auf den Boden, mit dem Gesicht zur Wand, die Füße berühren die Wand. Rücken gerade halten, Schädeldecke nach oben ziehen. Sämtliche äußeren Rückenmuskeln werden gedehnt.
Am Anfang der Übung kann man die Beine auch leicht beugen und dann auf dem Gesäß Stück für Stück nach hinten rutschen, bis sie schließlich gestreckt sind.

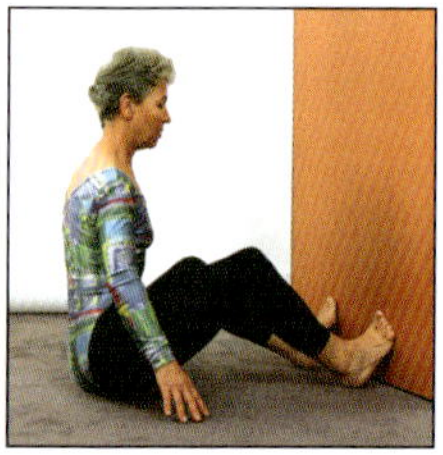

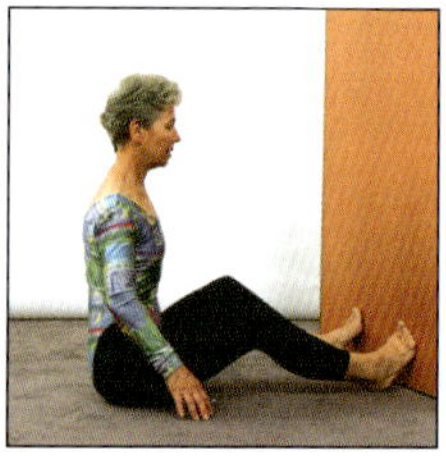

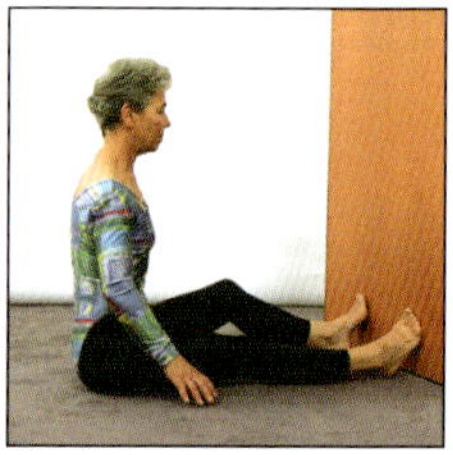

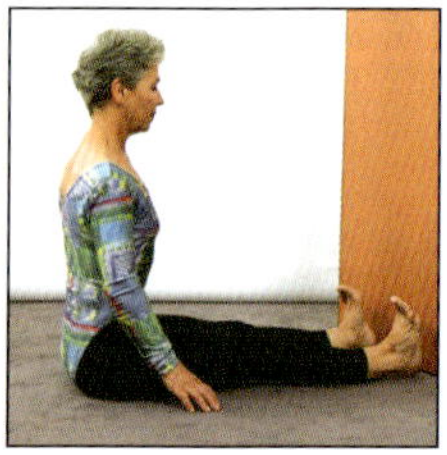

8. Auf den Knien. Einen Fuß weit vor das andere Knie stellen, Hände auf den Oberschenkel legen, nach vorne beugen. Die Kniebeugung besonders betonen, um den Quadrizeps stärker zu dehnen.

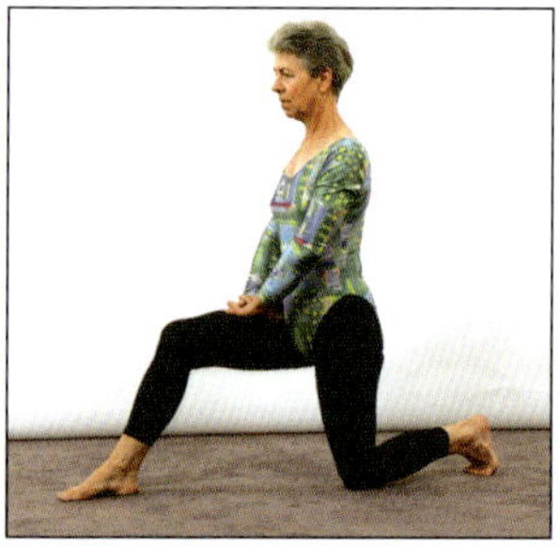

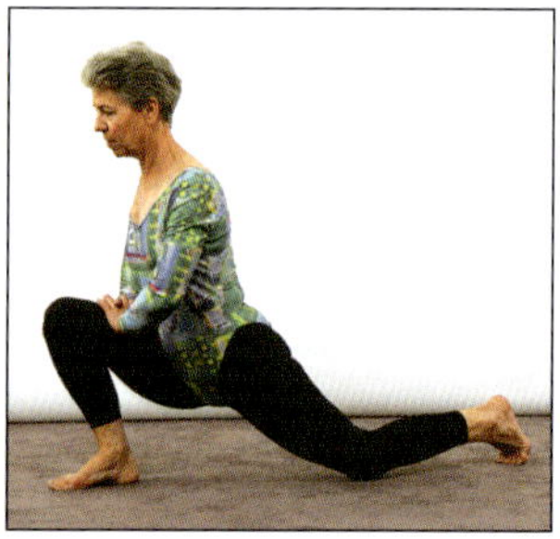

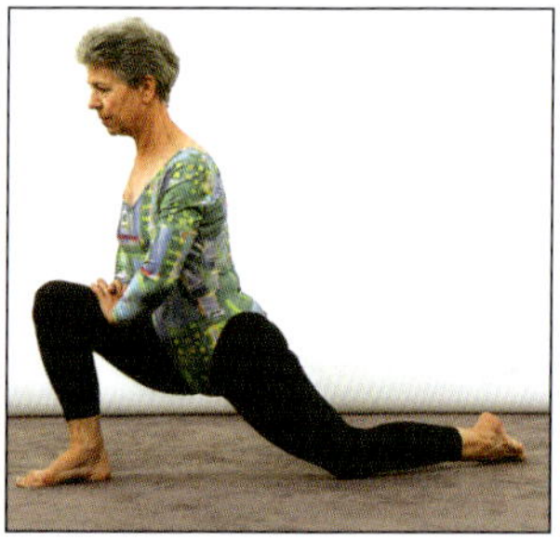

Diese Dehnübung kann auch mit einem Elastikband ausgeführt werden, das man um den Fußknöchel legt. Fuß anheben und Bein hochziehen.

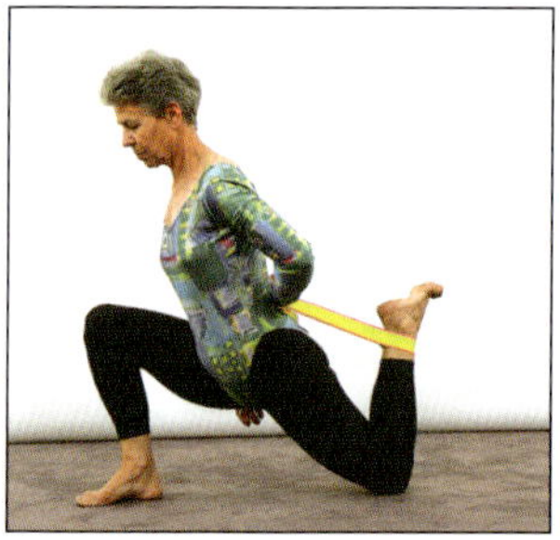

9. Im Sitz, ein Bein gestreckt, ein Bein angezogen. Den Fuß des angewinkelten Beins auf Kniehöhe neben dem gestreckten Bein absetzen. Rumpf zur Seite des gebeugten Beins drehen, gestreckten Arm schräg nach hinten legen, die Hand berührt den Boden. Das gebeugte Knie wird vom gegenüberliegenden Arm gehalten, um die Gesäßmuskeln zu dehnen. Rücken nach oben strecken, Blick nach hinten richten. Den Kopf vorsichtig zur Seite drehen.

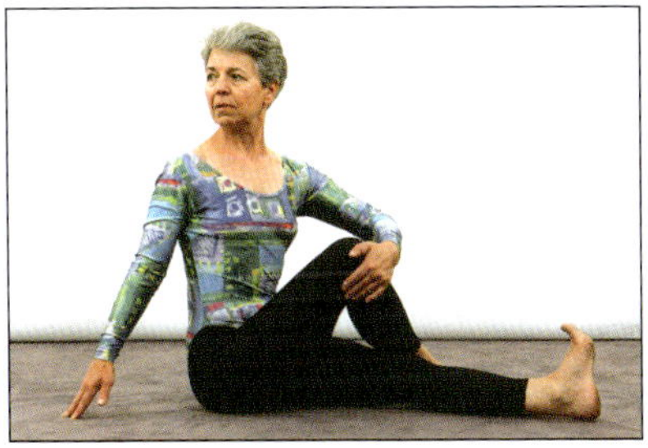

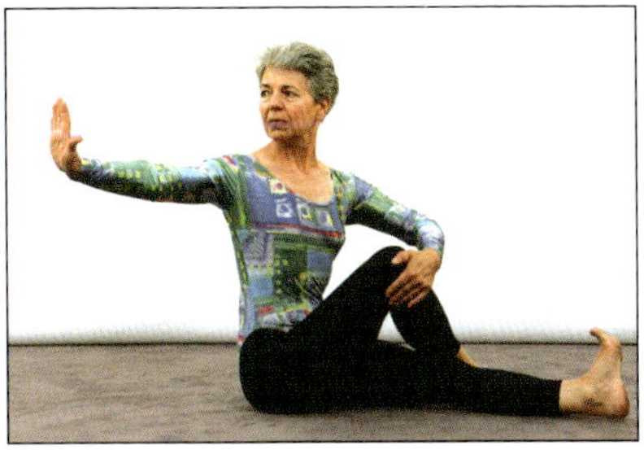

10. In Rückenlage die Beine strecken und leicht auseinanderlegen, die Fersen berühren den Boden. Die Fußspitzen wie ein Scheibenwischer hin und her bewegen (aus der Hüfte heraus: Drehung der Hüften).

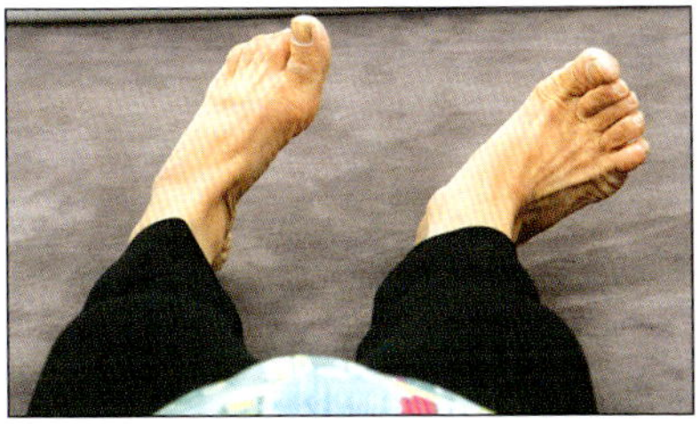

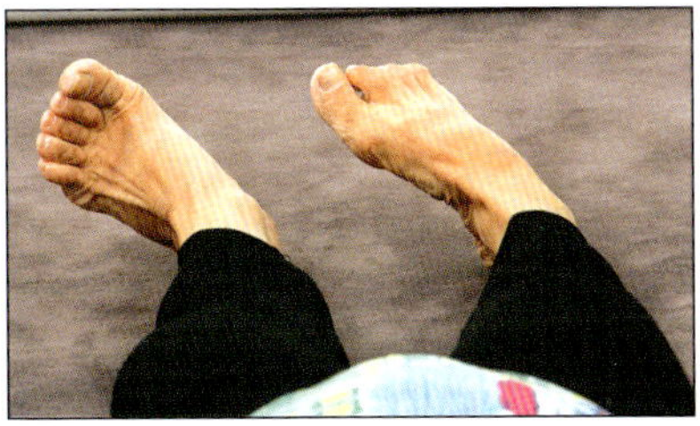

11. Im Stand, Dehnung der Waden, Hände auf einer Stuhllehne oder an einer Wand ablegen. Rumpf leicht nach vorne beugen, ein Bein nach hinten stellen in Verlängerung des Rückens. Beide Füße stehen in einer Linie. Nun fällt es schwer, mit der Ferse des hinteren Beins auf dem Boden zu bleiben – dennoch: Versuchen Sie die Dehnung zu halten!

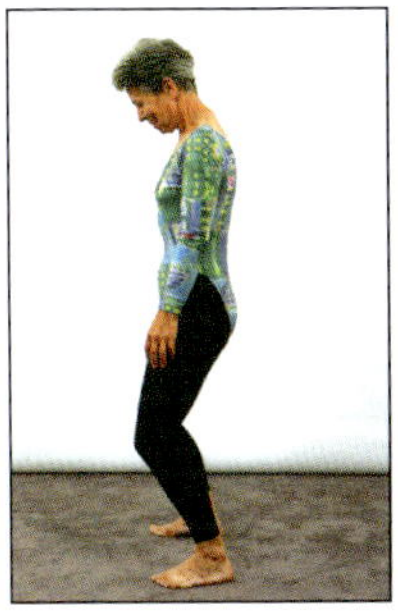

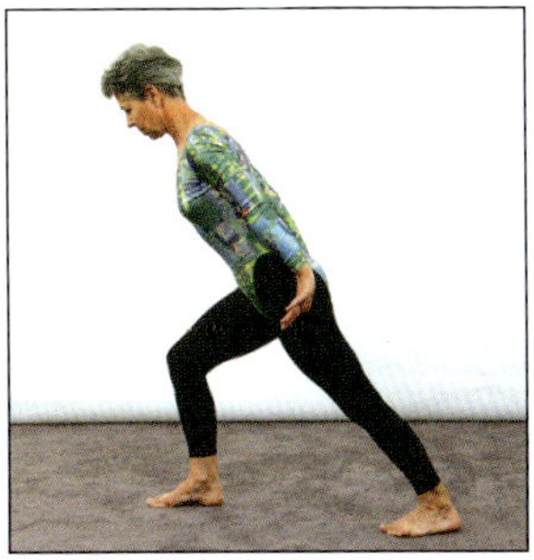

12. Im Sitzen, Beine ausstrecken. Fußspitzen so weit wie möglich anziehen.

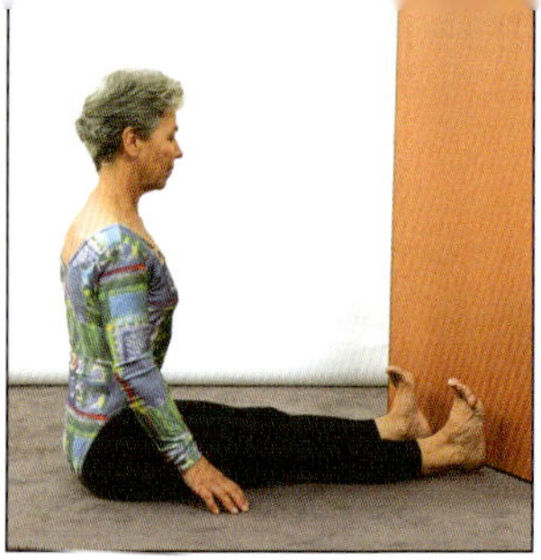

13. Dehnung des Brustkorbs: Strecken Sie sich, im Stehen oder Sitzen. Einen Arm nahe am Ohr nach oben zur Decke strecken, Oberkörper seitlich beugen.

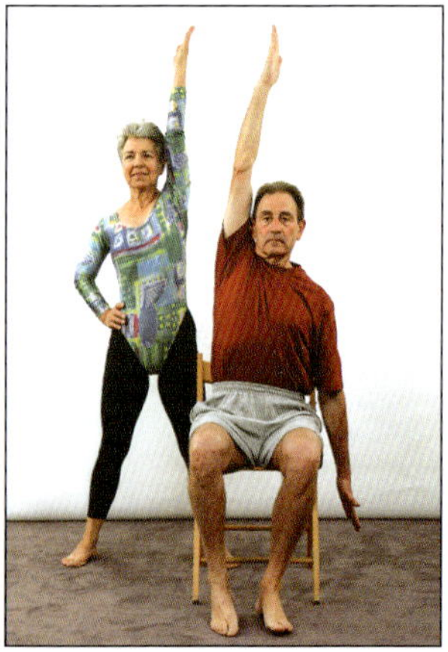

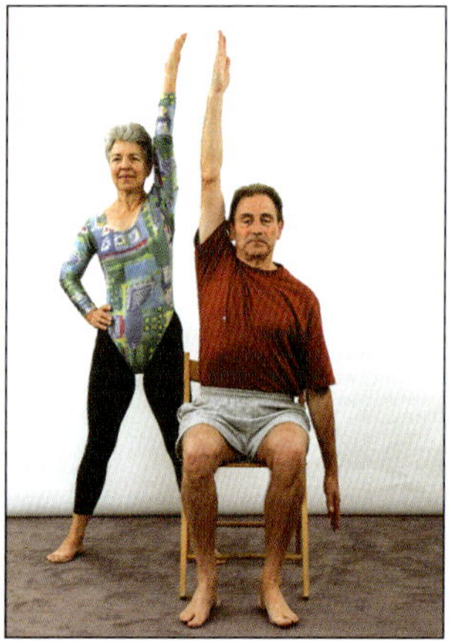

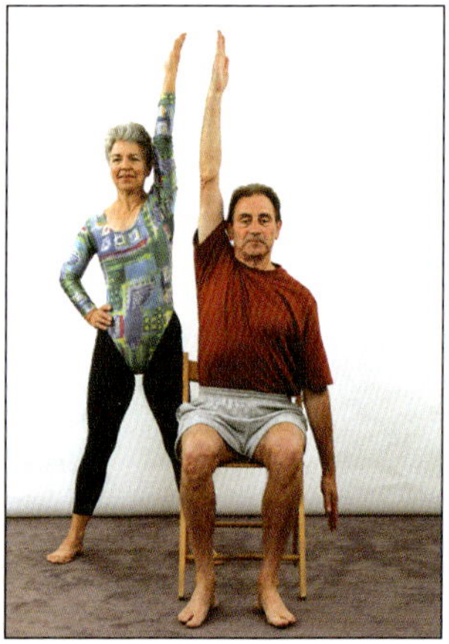

14. Arm schräg nach oben strecken, den Kopf vorsichtig drehen und zur Hand blicken.

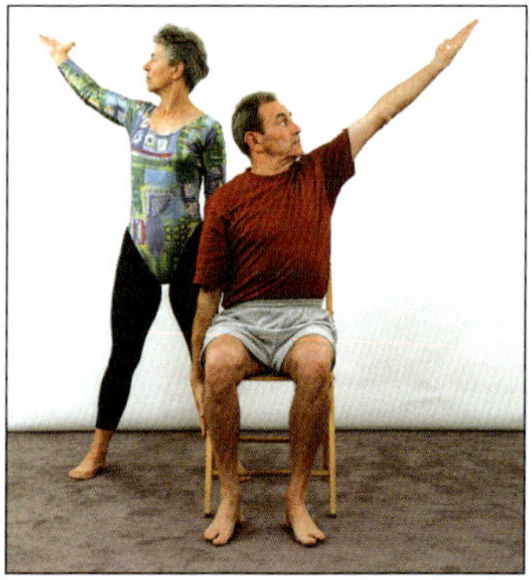

15. Weit gegrätscht hinstellen, einen Arm senkrecht nach oben strecken. Das Bein auf dieser Seite beugen, den Oberkörper seitlich über das gestreckte Bein dehnen.

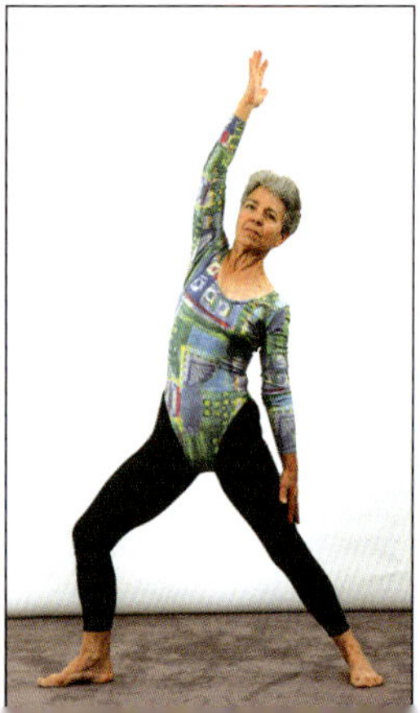

16. Vierfüßlerstand. Rechter Arm und linkes Bein gleichzeitig bis zur Waagerechten anheben (als Körperverlängerung), auf keinen Fall darüber hinaus (Hohlkreuz!). Arm und Bein in die Länge ziehen (als wollten Sie einen Zentimeter länger werden). Hand und Fuß können dabei angewinkelt werden. Das Ganze mit dem linken Arm und dem rechten Bein wiederholen.

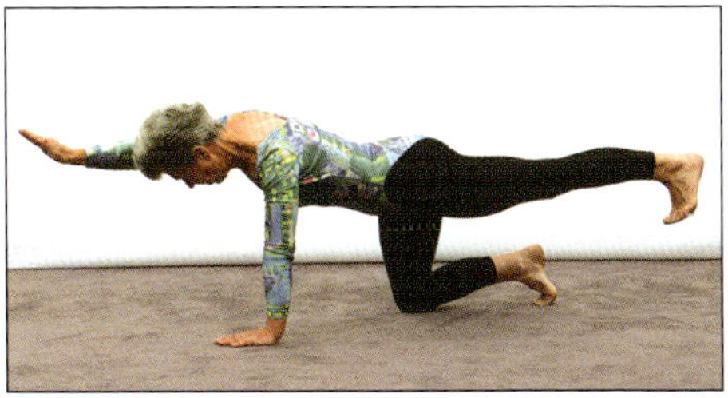

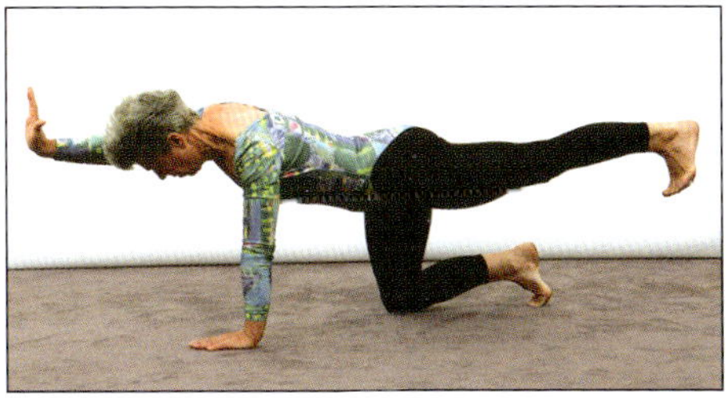

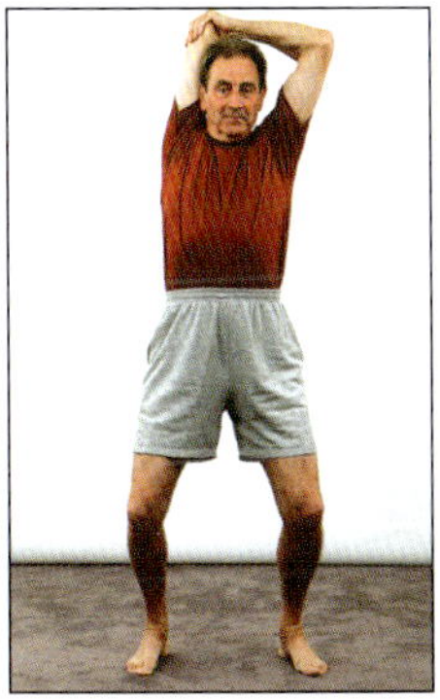

17. Mit geöffneten Beinen stehen oder auf einem Stuhl sitzen, einen Arm über den Kopf legen, die Hand geht an das gegenüberliegende Ohr. Mit der anderen Hand den Ellbogen umfassen und vorsichtig daran ziehen. Gleichzeitig ausatmen.

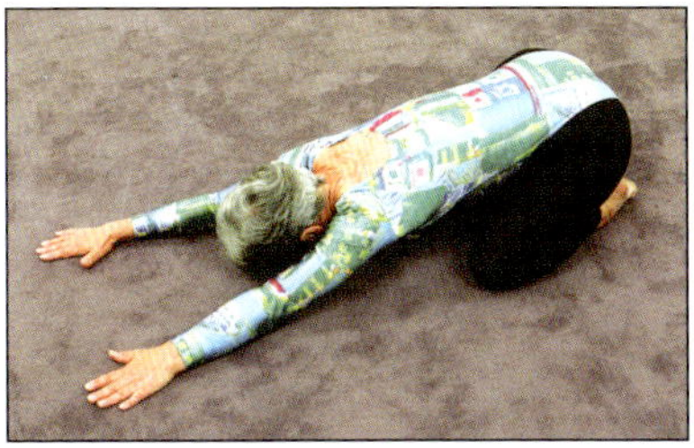

18. Auf allen Vieren, im Fersensitz. Die Hände auf dem Boden nach vorne strecken. Das Gesäß nicht von den Fersen abheben, Blick zum Boden. Wer unter Schulterbeschwerden leidet, könnte bei dieser Übung Schwierigkeiten haben – nicht zu stark dehnen.

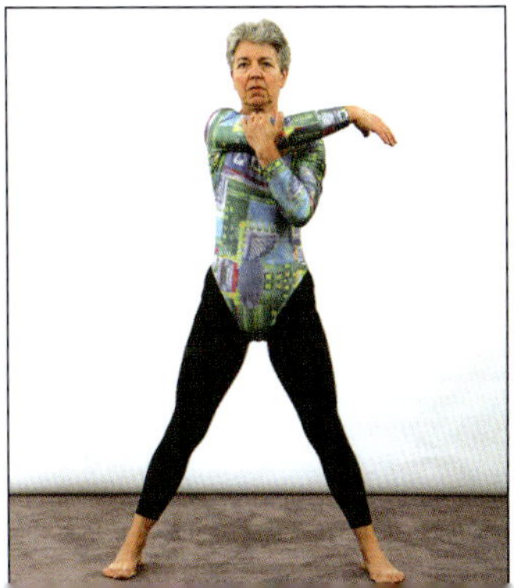

19. Im Sitzen oder Stehen, Beine geöffnet. Einen Arm waagerecht vor der Brust ausstrecken, die Hand des anderen Arms stützt den Ellbogen von unten. Arm dehnen und dabei ausatmen.

Seniorengymnastik

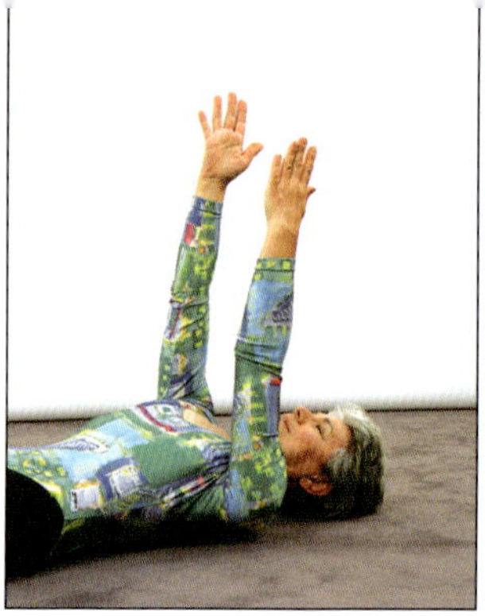

20. In Rückenlage die Beine anwinkeln. Arme senkrecht nach oben strecken und im Wechsel weiter zur Decke ziehen. Bei jedem Mal ausatmen.

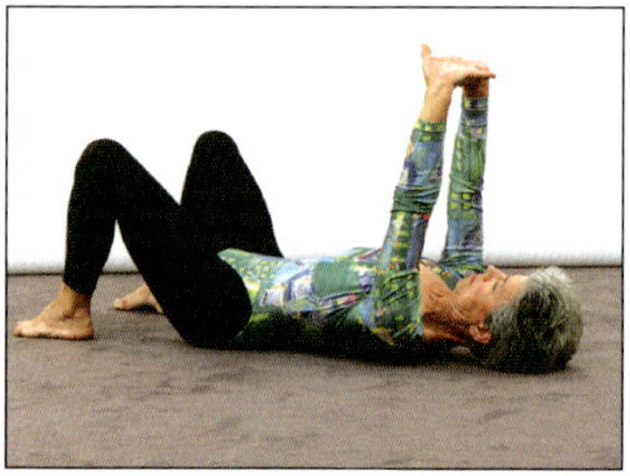

21. Ausgangsposition bleibt, Finger ineinander verschränken. Handflächen nach oben drücken, Arme dehnen, dabei ausatmen. Arme zum Lockern auf der Brust ablegen.

Übungen mit einem Telefonbuch

22. In Rückenlage die Beine anwinkeln, Telefonbuch zwischen den Händen halten. Buch zur Zimmerdecke drücken, dabei ausatmen.

23. Ausgangsstellung bleibt, Telefonbuch auf dem Boden über den Kopf halten. Buch während der Ausatmung über den Boden gleiten lassen und vom Körper weg schieben.

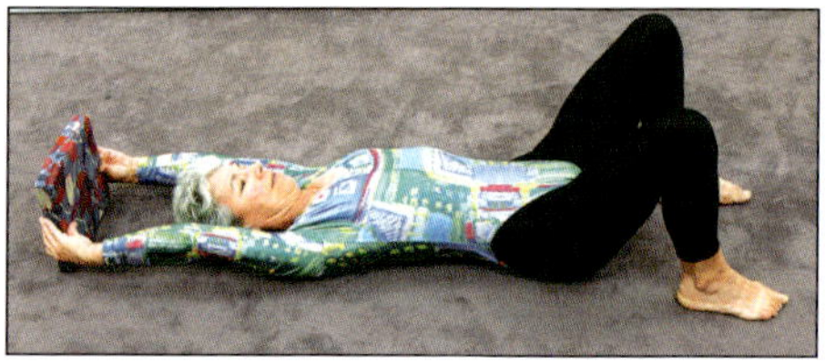

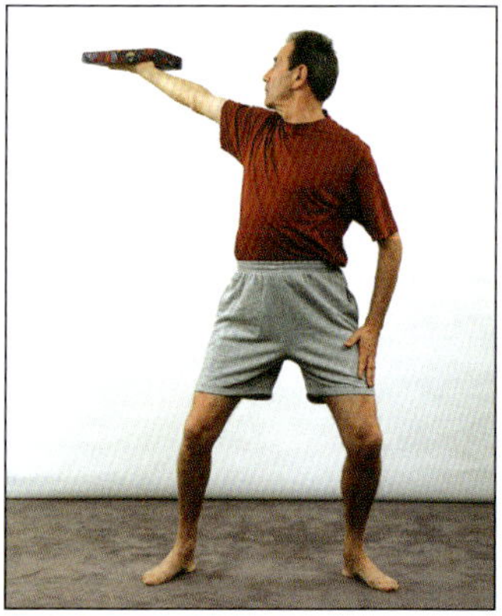

24. Im Sitzen oder Stehen. Telefonbuch mit einer Hand halten, Arm ist waagerecht.

25. Ausgangsstellung bleibt, nun mit Drehung. Arm schräg nach oben halten, Blick zum Telefonbuch.

Bei den beiden letzten Übungen können die Beine auch gebeugt werden.

26. Zu zweit, Rücken an Rücken, mit etwas Abstand voneinander, Beine geöffnet, Knie leicht gebeugt. Das Telefonbuch nun über Kopf dem Partner reichen. Das Ganze lässt sich auch im Sitzen ausüben.

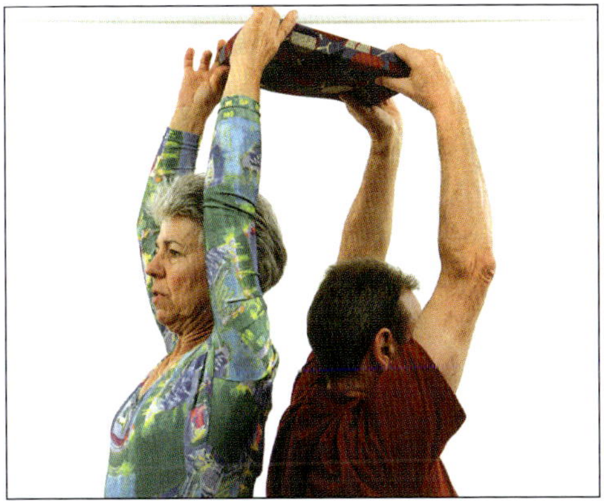

27. Gleiche Übung mit Drehung zur Seite.

28. Zu zweit, der erste steht auf dem Telefonbuch, das auf dem Boden liegt. Dem Partner die Hände reichen. Fersen über die Kante des Telefonbuchs auf den Boden drücken. Diese Übung kann auch alleine durchgeführt werden, wenn man sich an einem Möbelstück festhält.

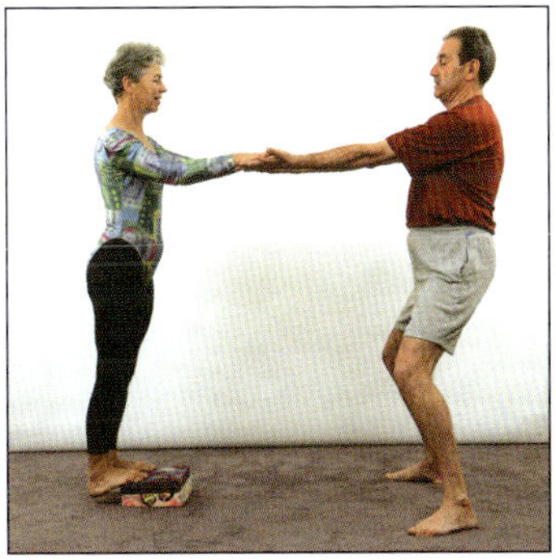

Übungen mit einem Ball oder Luftballon

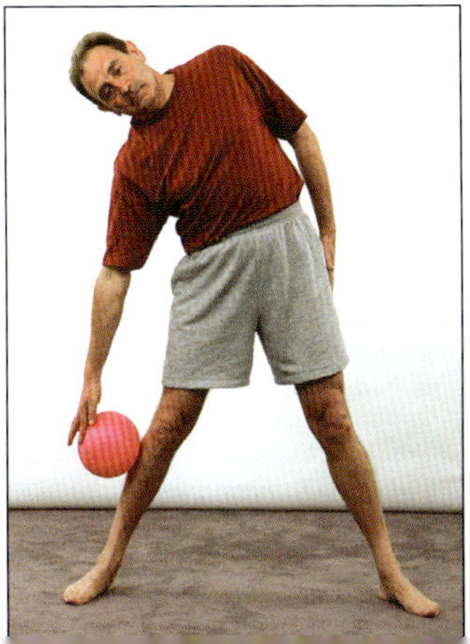

29. Im Stand, die Beine sind gestreckt und geöffnet. Ball seitlich auf Hüfthöhe halten und an einem Bein entlang nach unten rollen lassen, sodass nach und nach der Oberkörper gebeugt wird.

30. Auf den Knien, Fersensitz, Zehenspitzen gestreckt. Den Ball vor sich auf den Boden legen, mit den Händen festhalten. Ball nach vorne schieben, ohne von den Fersen abzuheben.

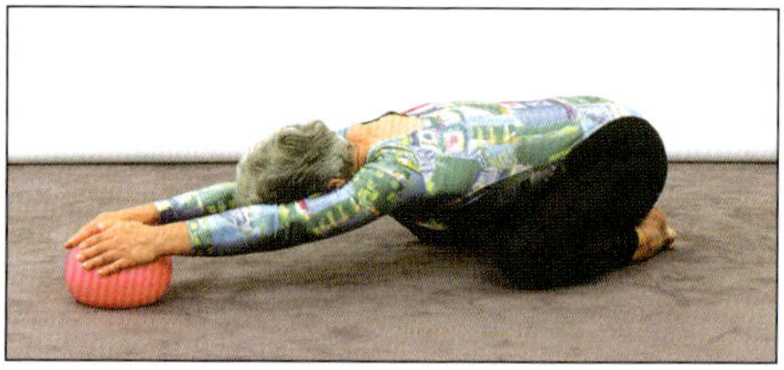

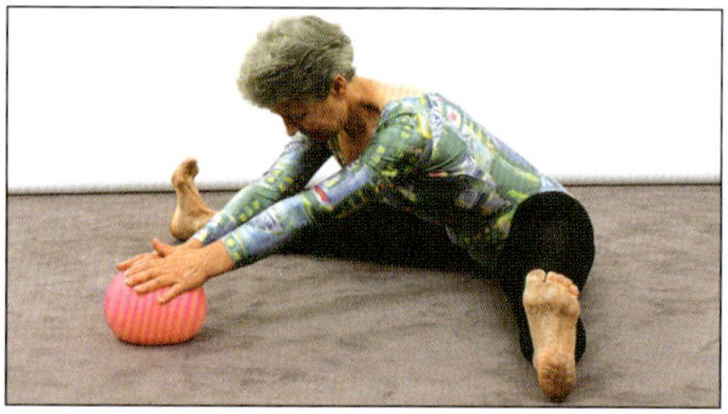

31. Gleiche Übung, aber im Sitzen. Beine grätschen, Ball mittig nach vorne schieben.

32. Gleiche Übung, im Sitzen, Beine schließen. Der Ball liegt neben dem Körper.

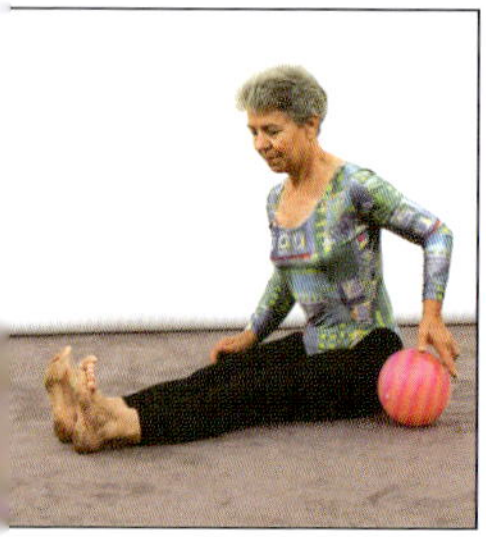

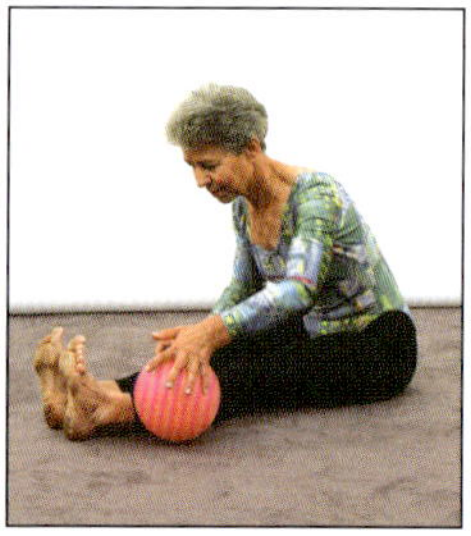

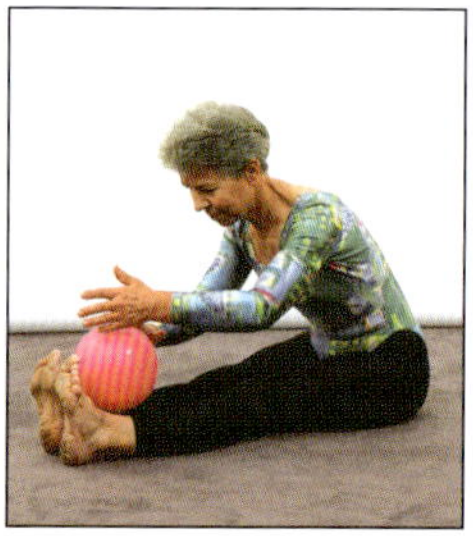

Ball über die Knöchel rollen.

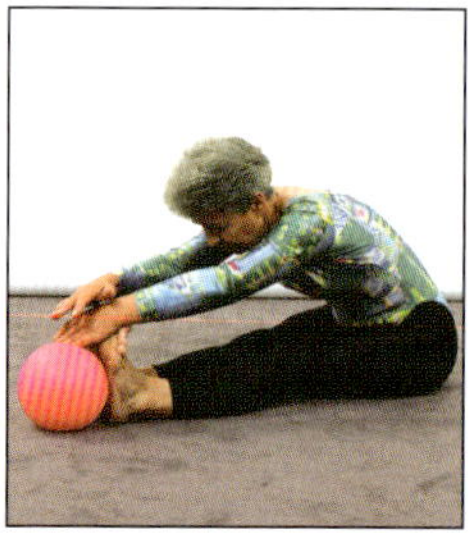

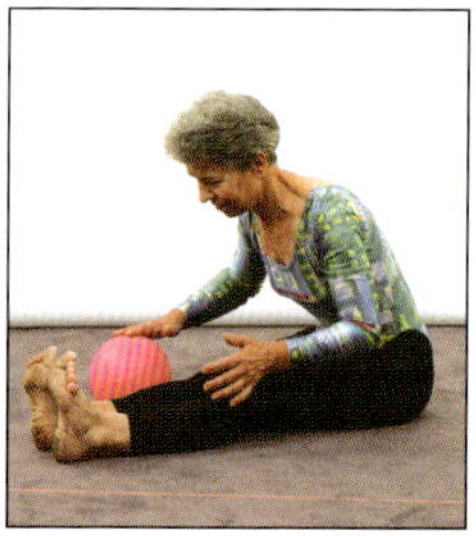

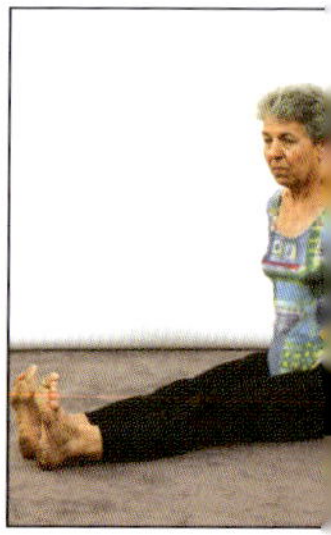

Ball um die Füße herum rollen.

Bei beiden Übungen den Rücken möglichst gerade halten.

33. Gleiche Übung, den Ball seitlich vom Körper weg rollen.

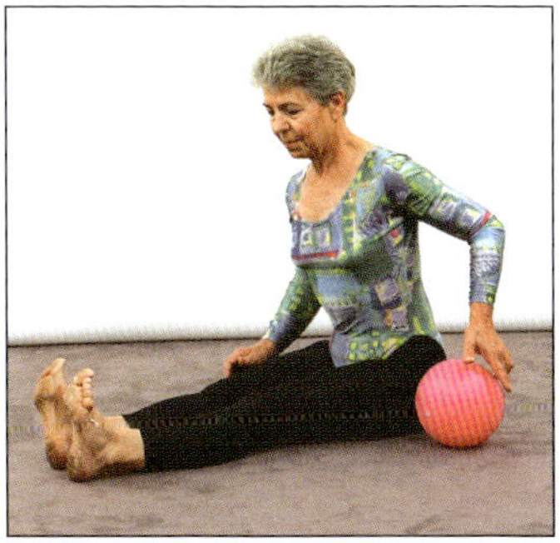

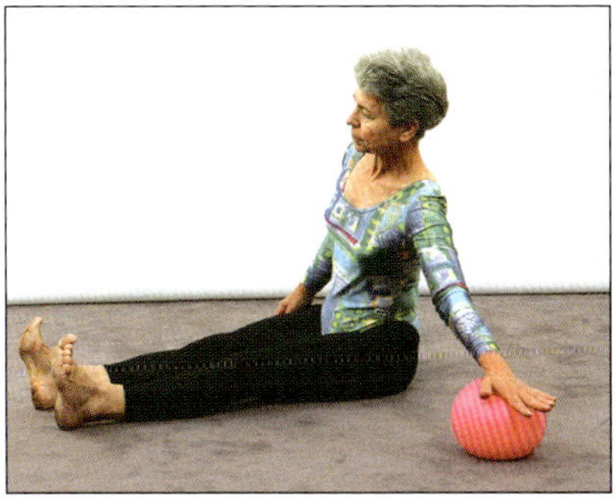

34. Zu zweit, Rücken an Rücken auf dem Boden sitzen. Den Ball über Kopf dem Partner übergeben.

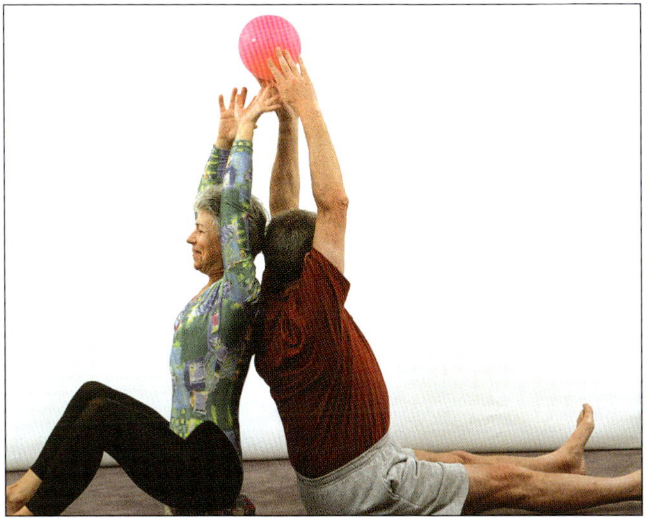

Man kann sich den Ball auch mit einer kleinen Drehung reichen.

35. Im Stand, zu zweit, Seite an Seite, Beine öffnen. Den äußeren Arm anheben und den Ball mit einer Hand dem Partner reichen (Armdehnung und -beugung). Der Partner nimmt den Ball mit seinem äußeren Arm entgegen.

36. In Rückenlage, Beine zum Körper ziehen. Den Ball zwischen beide Fußknöchel klemmen, Beine senkrecht nach oben strecken, dann öffnen. Ball mit den Händen auffangen. Beine wieder anwinkeln, ausatmen und den Ball erneut zwischen die Füße klemmen, indem Kopf und Schultern vom Boden abheben.

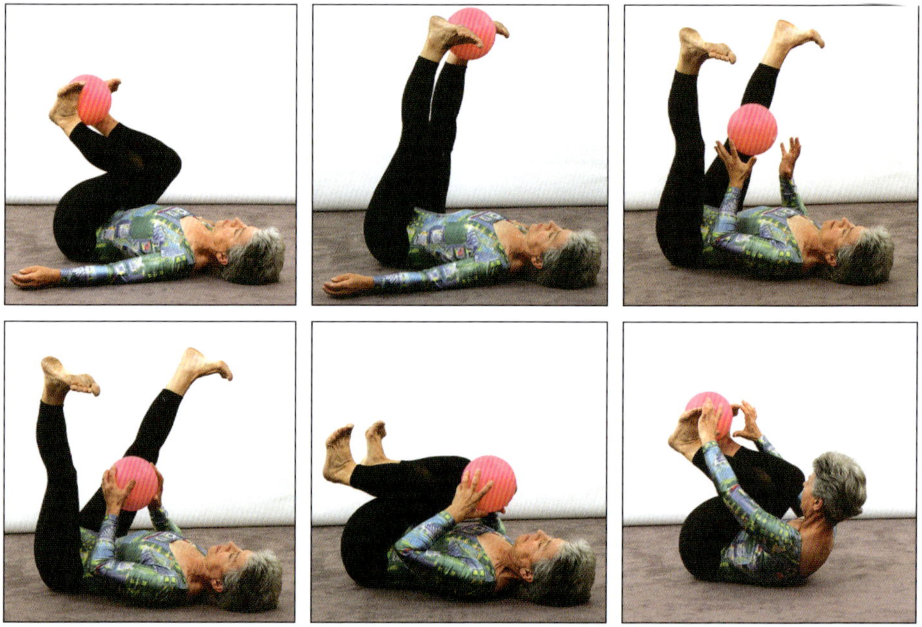

37. Zu zweit, im Sitz, Seite an Seite. Den Ball zunächst auf dem Boden um sich selbst rollen, anschließend von hinten dem Partner anreichen, um damit eine Drehung auszulösen.

Übungen mit einem Stuhl

38. Auf einen Stuhl setzen. Ein Knie hochziehen, Bein nach vorne ausstrecken, Fußspitzen anziehen, Stellung halten.

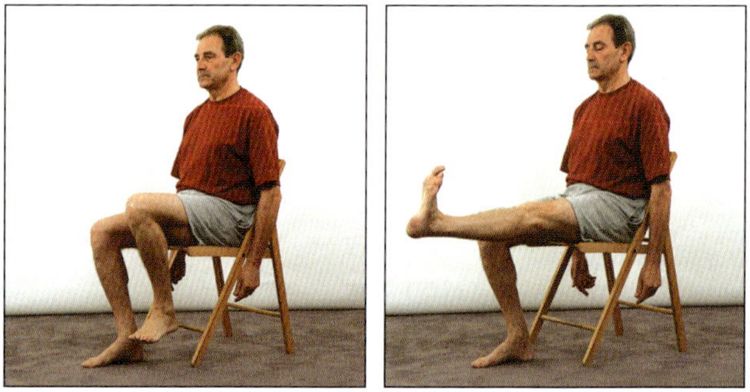

39. In Rückenlage, Füße auf einem Stuhl ablegen. Ein Knie zur Brust ziehen, Bein nach oben strecken, Fußspitzen anziehen. Diese Stellung halten.

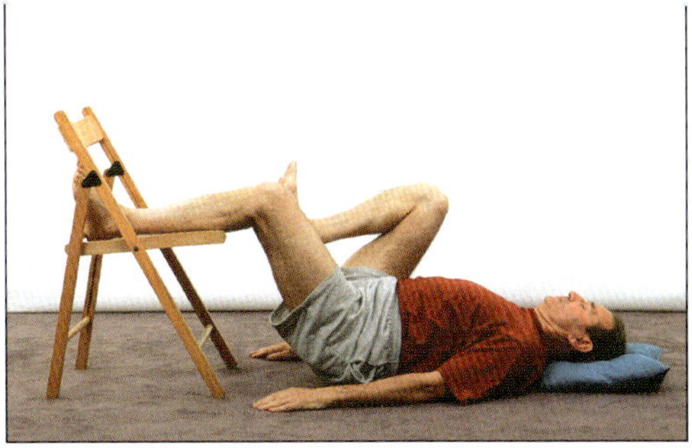

40. Gleiche Übung, diesmal beide Beine anziehen und strecken. Wieder zur Brust ziehen, bevor man sie auf dem Stuhl ablegt.

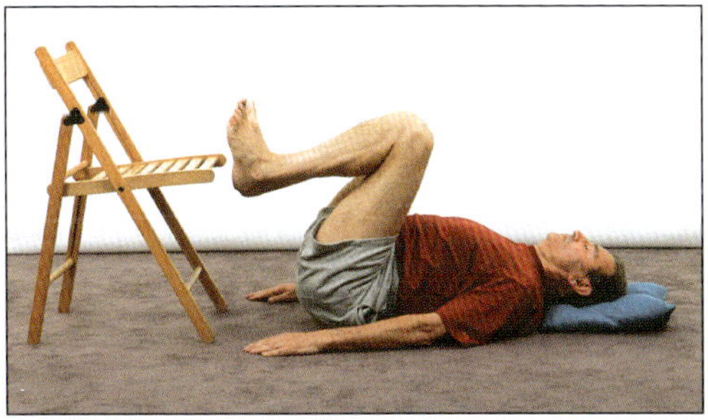

41. Auf Knien (möglichst auf einem Kissen), Hände umfassen die Sitzfläche eines Stuhls. Auf die Fersen setzen, Arme strecken (in Verlängerung der Wirbelsäule) und so den ganzen Rücken dehnen.

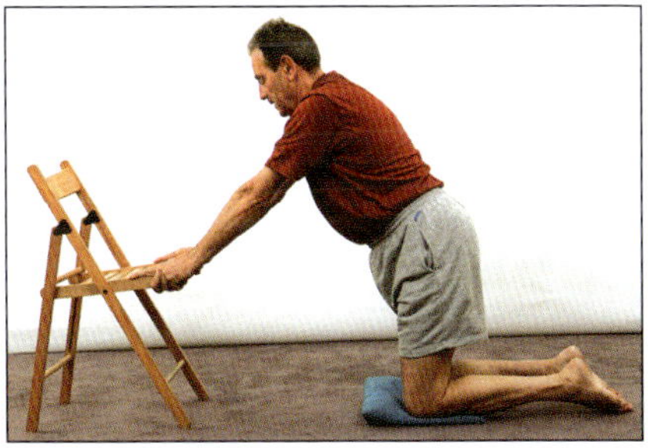

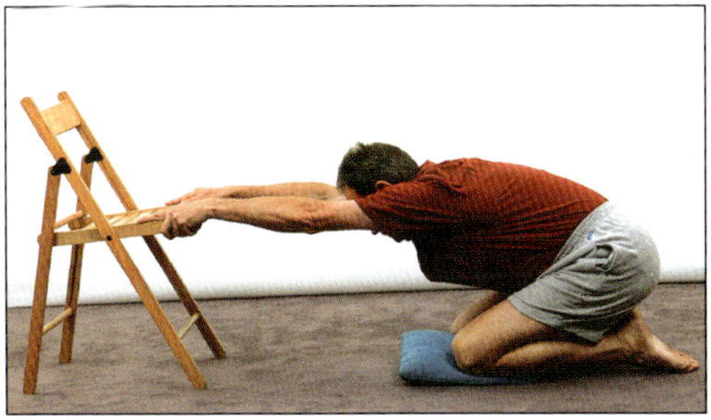

42. Im Vierfüßlerstand, Rücken zum Stuhl. Ein Bein nach hinten strecken und den Fuß auf dem Stuhl ablegen. Den entgegengesetzten Arm nach vorne strecken.

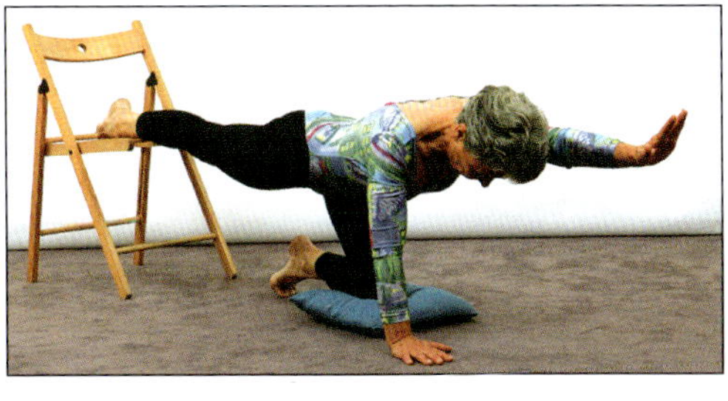

43. Auf einem Bein balancieren, vor einem Stuhl, der umgedreht auf dem Boden liegt. Mit dem Bein einen Kreis über dem liegenden Stuhl beschreiben. Diese Übung kann auch mit Partner ausgeführt werden (als Stütze).

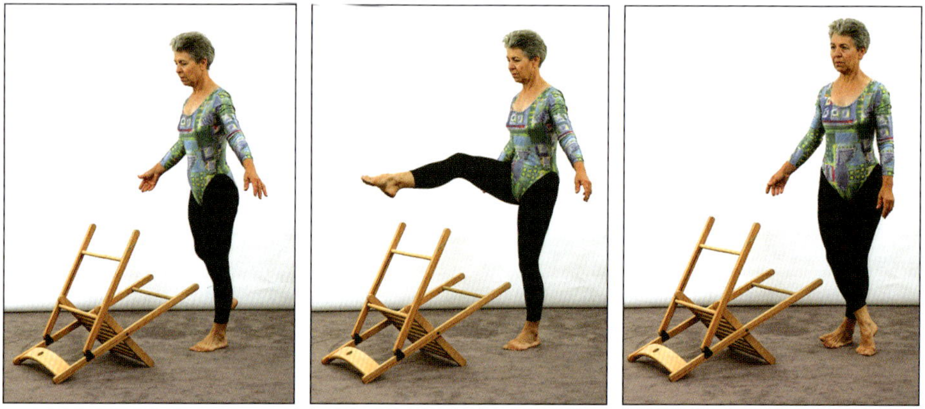

Stretching Postural®

Wenn von Gymnastik die Rede ist, so fällt auch häufig der Begriff „Stretching Postural®". Diese von J. P. Moreau entwickelte Technik kann von jedem angewendet werden, da man seinen eigenen Möglichkeiten entsprechend arbeitet und das Tempo individuell bestimmt .
Stretching Postural® soll die Körperhaltung verbessern und zielt auf Dehnung und Kontraktion der betreffenden Muskelpartien ab. Wichtiger Bestandteil der Methode ist eine spezielle, kontrollierte Atmung.

Stretching Postural® führt zu einer Umstrukturierung des Körpers, es wirkt auf die Muskelpartien, die verantwortlich für die Haltung des Beckens, der Wirbelsäule sowie des Kopfes sind. Diese Methode verbessert die Muskulatur, die der Stärkung unserer Wirbelsäule dient. Sie beachtet die natürlichen Körperkrümmungen und fördert eine aufrechtere Körperhaltung.
Bei altersbedingten Krankheiten oder Behinderungen ist das Stretching Postural® eine gute Hilfe, die das Wohlbefinden steigert. Die Übungen sollten allerdings nur unter Anleitung eines ausgebildeten Trainers ausgeführt werden.

6. Kräftigung der Muskeln

Je älter ein Mensch wird, desto wichtiger wird es, dass seine Muskelkraft erhalten bleibt. Um den Tonus der Muskeln zu halten oder gar zu verbessern, empfiehlt sich ein regelmäßiges Training.

Die Übungen lassen sich sowohl im statischen Zustand (stabile Körperhaltung) als auch im dynamischen Zustand (Bewegung) ausführen.

1. Im Sitzen auf dem Boden ein Bein ausstrecken und den Fuß anziehen. Ein Kissen oder etwas vergleichbares unter das Knie legen und versuchen, das Bein „in den Boden zu drücken".

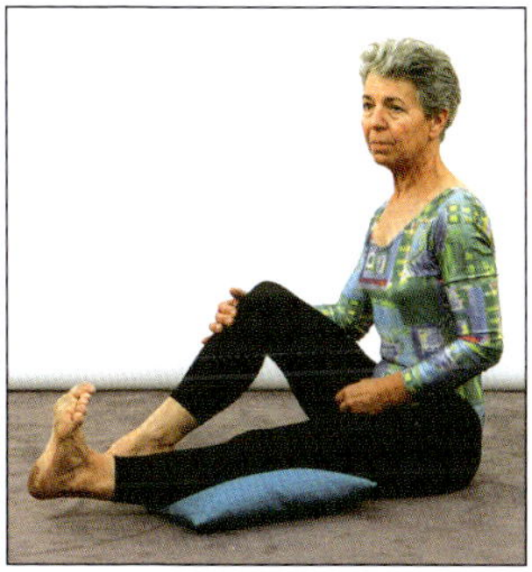

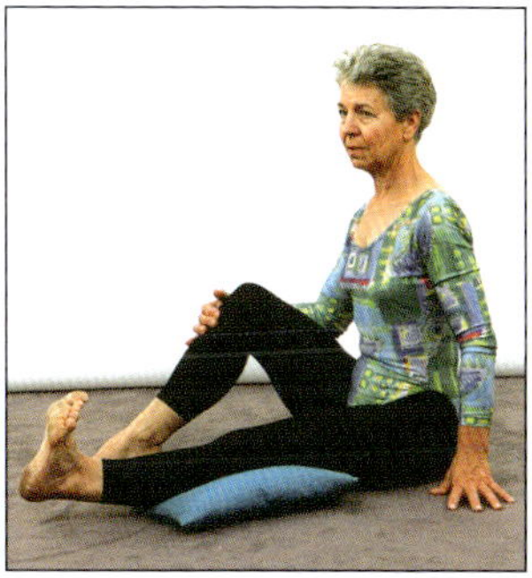

2. Im Stand an eine Wand lehnen oder auf eine Stuhllehne stützen. Ein Bein leicht beugen und anheben (also auf einem Bein stehen), das andere Bein nur beugen. So erreicht man eine Dehnung des Standbeins.

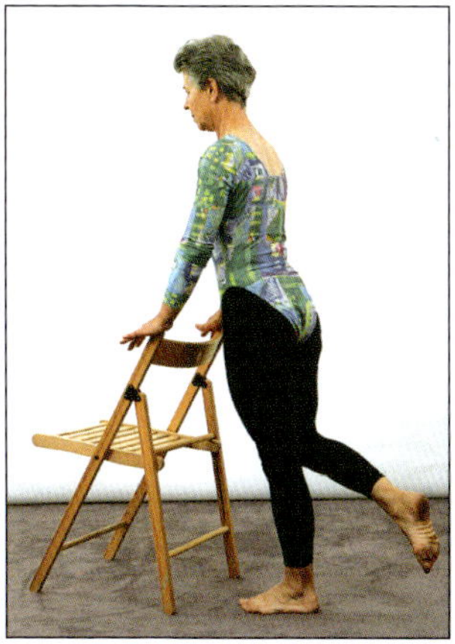

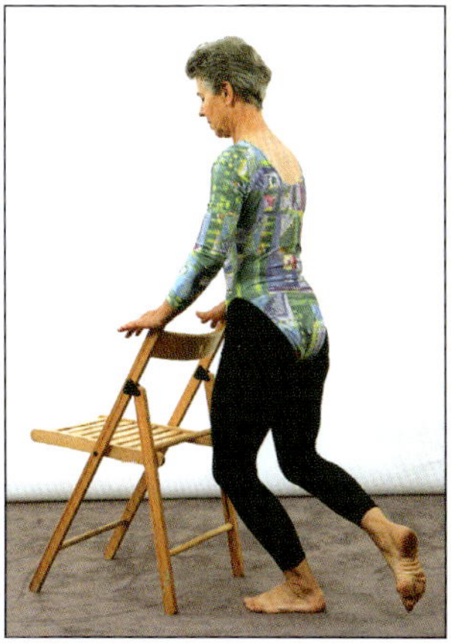

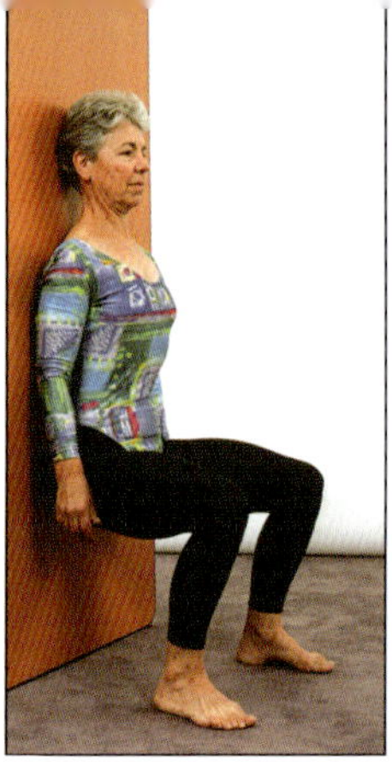

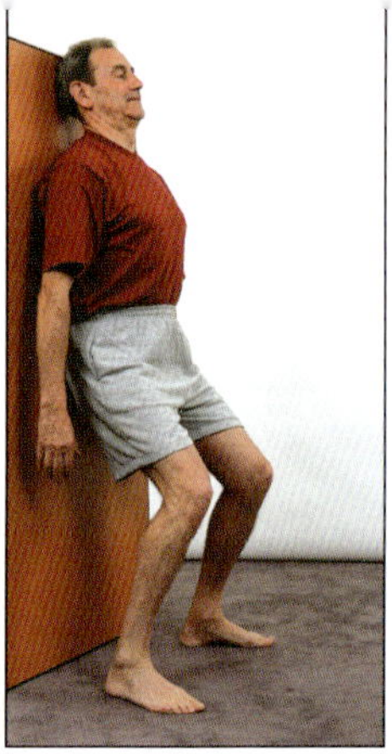

3. Mit dem Rücken so an eine Wand lehnen, als ob man auf einem Stuhl sitzt. Position halten. Bei Arthroseproblemen im Kniebereich die Beine nicht so stark beugen, sondern etwas schräger stehen.

4. In Seitenlage. Auf den Unterarm aufstützen, die Hand des anderen Arms vor der Brust auf den Boden legen. Ein Bein anheben (ohne das Becken zu kippen). Darauf achten, dass der Körper eine Linie bildet.

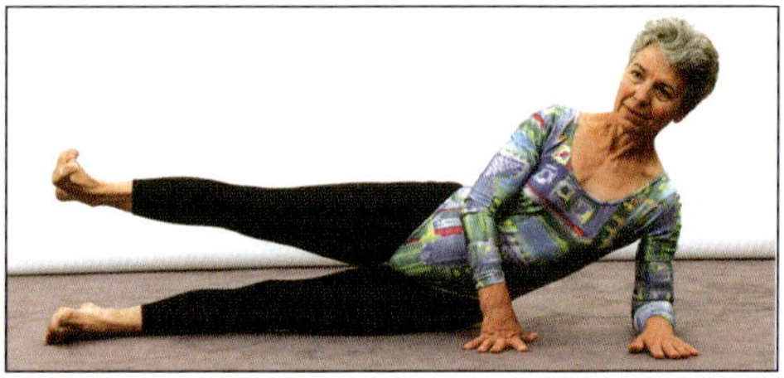

5. Ausgangsposition bleibt, beide Beine anheben.

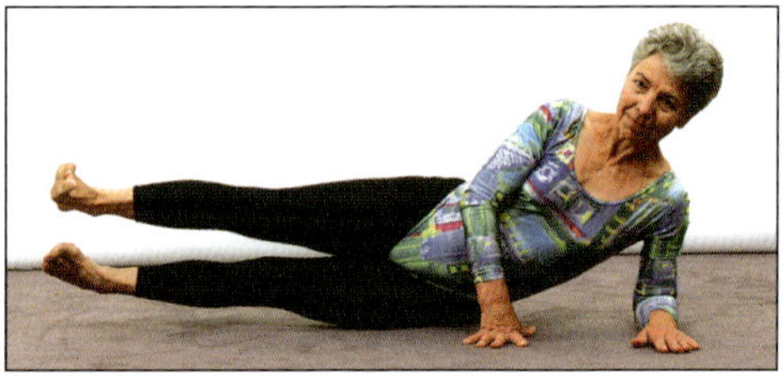

6. Ausgangsposition bleibt, das obere Bein weiter anheben. Nun auch das untere Bein anheben und versuchen, das obere zu berühren.

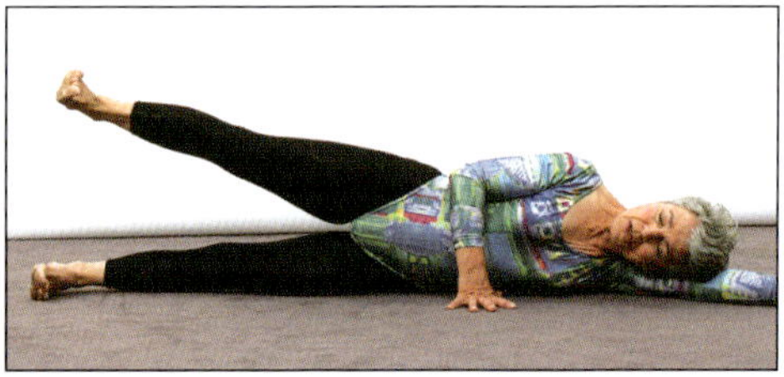

Ausgangsposition bleibt. Das obere Bein beugen und den Fuß vor dem ausgestreckten, unten liegenden Bein auf den Boden setzen. Das untere Bein anheben.

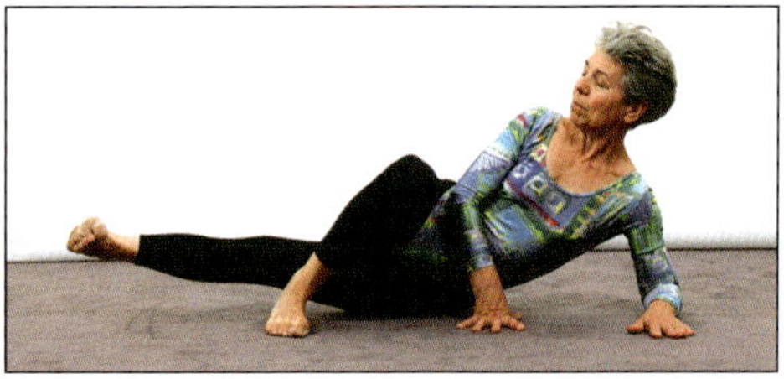

7. Auf den Boden setzen, Beine anwinkeln. Hände von außen auf die Knie legen. Beine auseinanderdrücken und mit den Händen dagegen halten. Anschließend: Hände an die Knie-Innenseiten legen und beim Zusammendrücken gegenhalten.

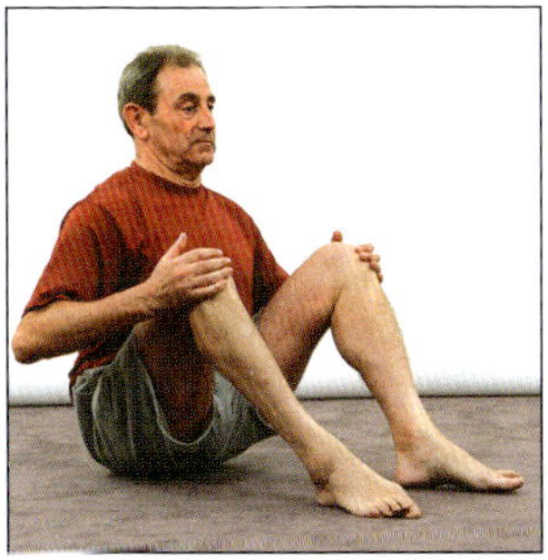

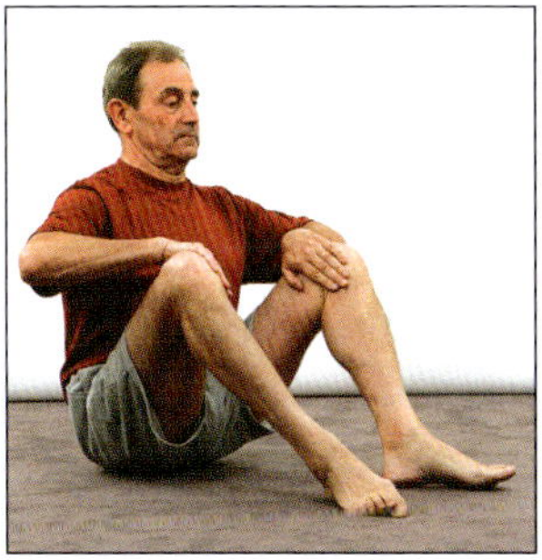

8. Im Stand, Beine weit geöffnet, Füße parallel, ein Bein beugen (mehr oder weniger stark). Dann auch das andere Bein beugen. Das Gewicht liegt in der Mitte. Der Rücken bleibt gerade.

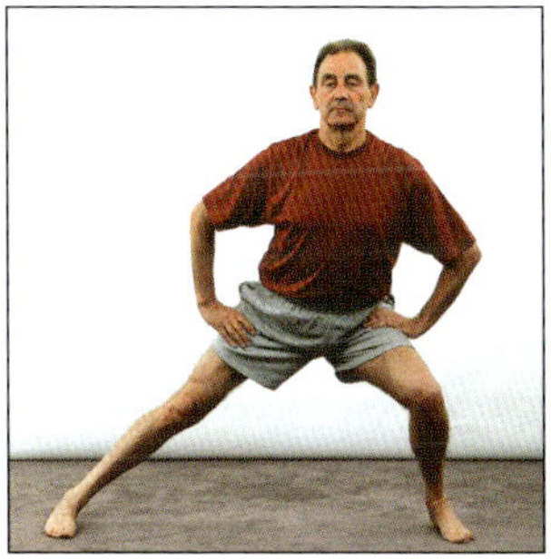

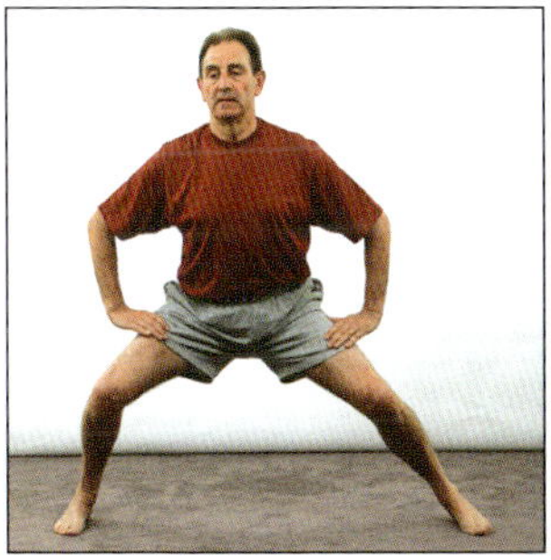

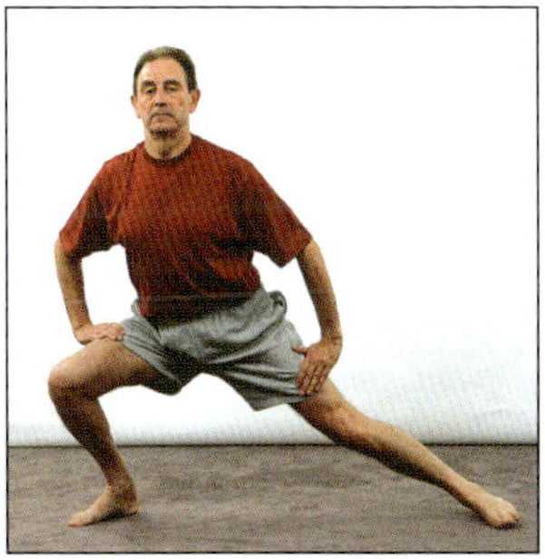

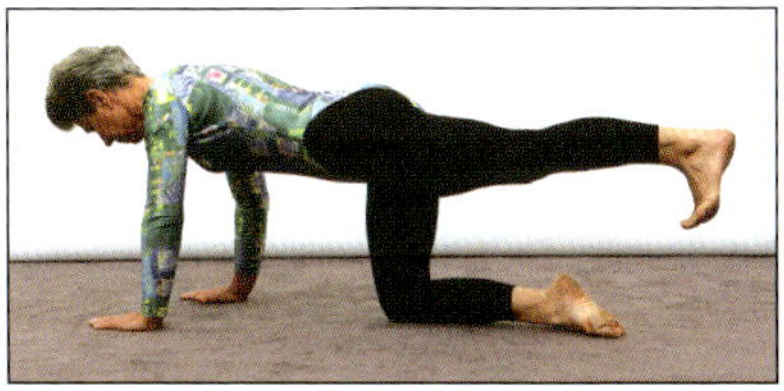

9. Vierfüßlerstand. Ein Bein in Verlängerung des Oberkörpers nach hinten strecken. Mit dem Bein kleine Kreise beschreiben oder leicht mit der Fußspitze auf den Boden klopfen (immer in der Waagerechten bleiben, nicht einknicken).

10. Ausgangsstellung bleibt, ein Bein zur Seite drehen und den Fuß auf den Boden stellen. Leicht klopfende Bewegungen ausführen.

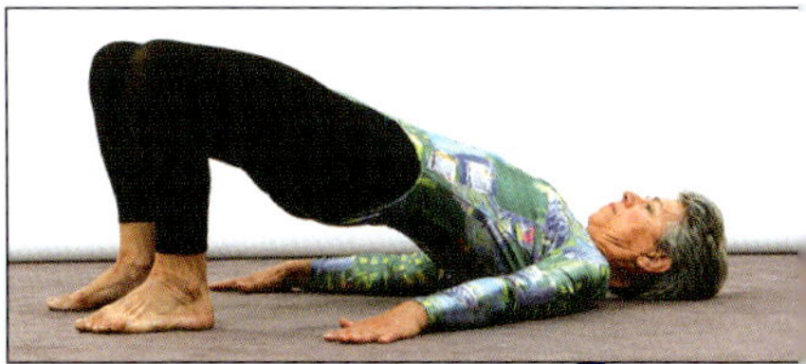

11. In Rückenlage die Beine anwinkeln. Becken heben, Position halten und dabei das Atmen nicht vergessen.

Ausgangsstellung bleibt, ein Bein ausstrecken (Oberschenkel parallel halten).

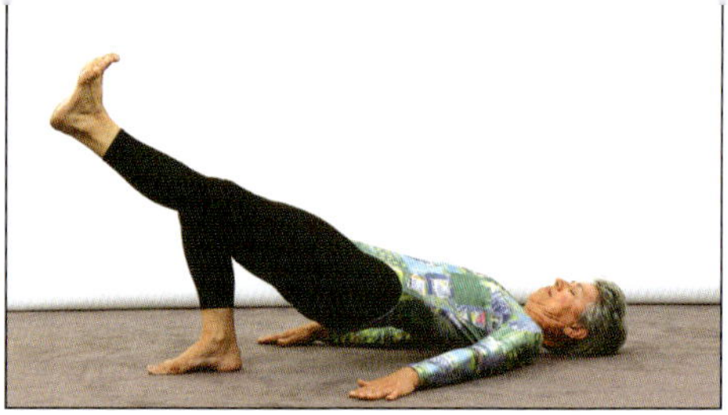

12. Auf allen Vieren. Arme beugen und strecken.

Ausgangsstellung bleibt. Die Füße zeigen zur Decke.

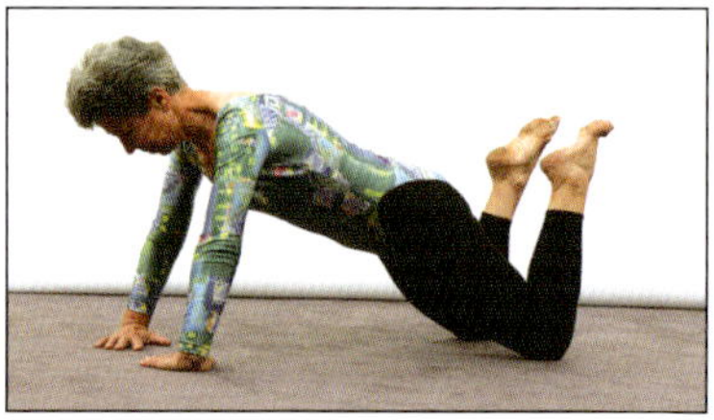

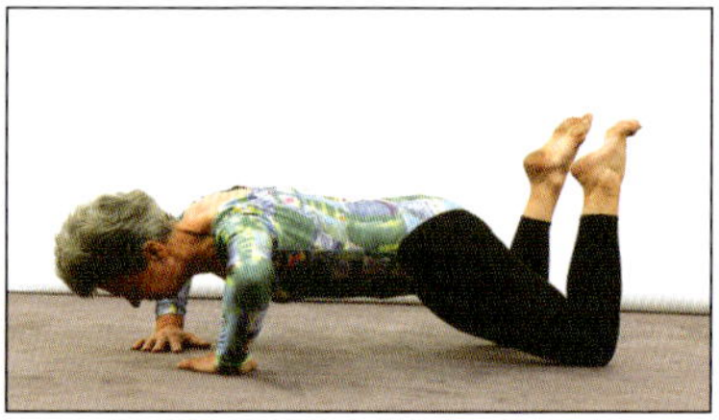

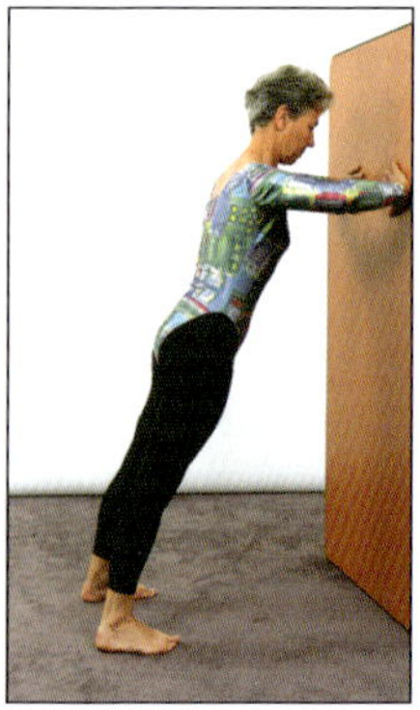

13. Vor die Wand stellen, Hände berühren die Wand. Arme im Wechsel beugen und strecken.

14. Im Stand, Gesicht zur Wand, Arme am Körper. Lassen Sie sich nach vorne fallen, Arme zum Abfedern beugen, von der Wand abstoßen und wieder in die Ausgangsposition zurückkehren.

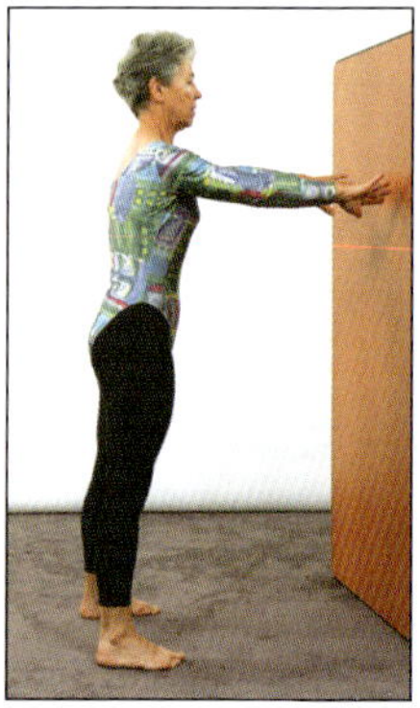

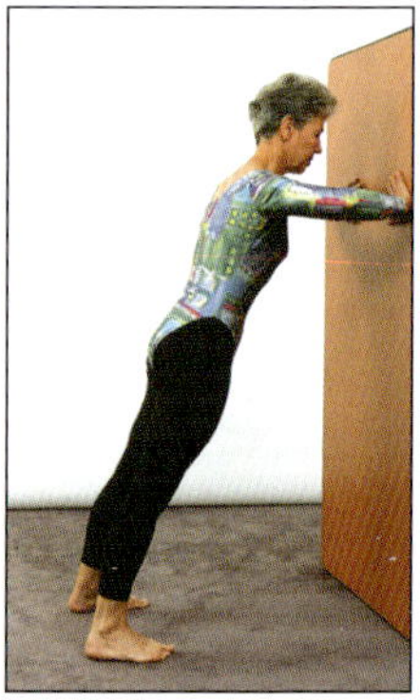

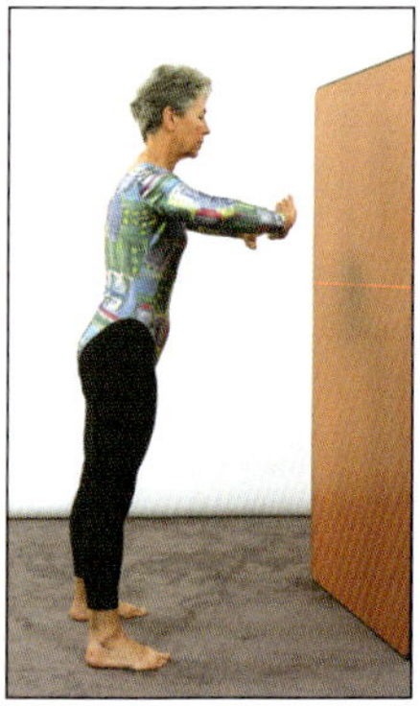

15. Im Stand oder im Sitzen, Arme vor dem Körper anwinkeln. Handflächen kräftig gegeneinander drücken.

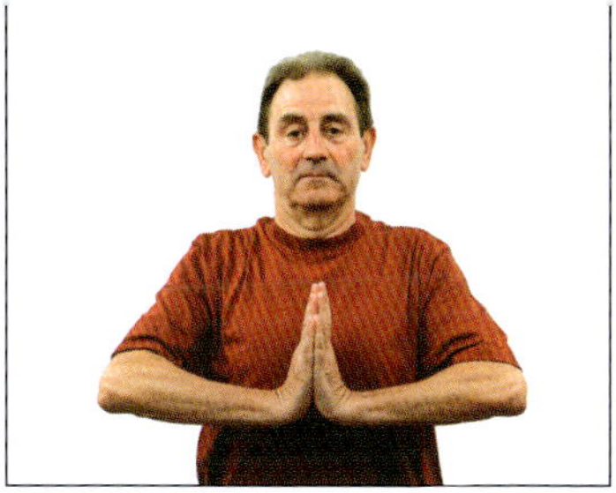

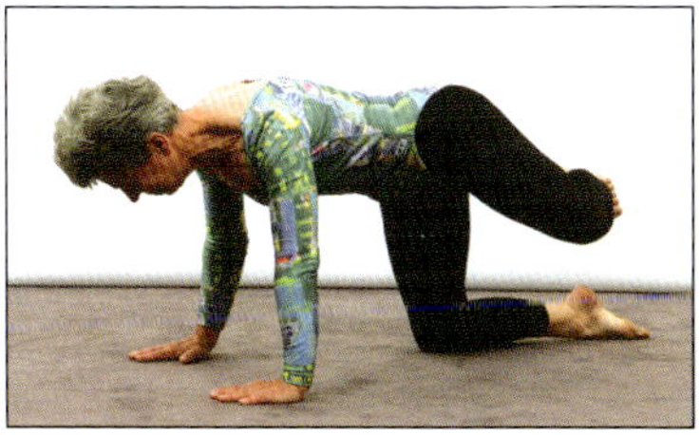

16. Im Vierfüßlerstand ein Knie seitlich hochziehen.

17. Im Sitzen Beine anwinkeln, ohne Bodenkontakt. Nun auf dem Gesäß balancieren und dabei darauf achten, dass der Rücken gerade bleibt. Position halten.

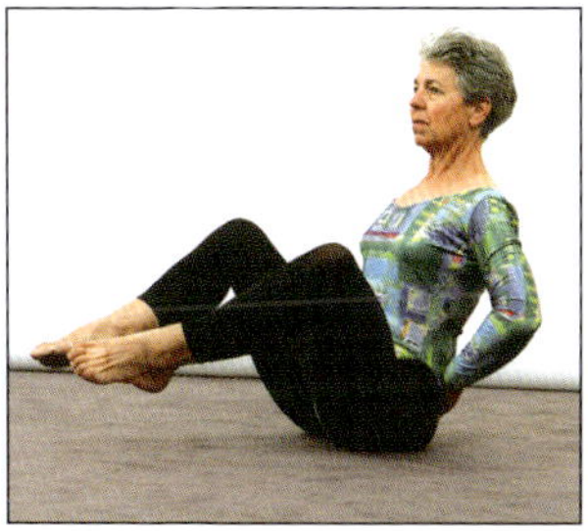

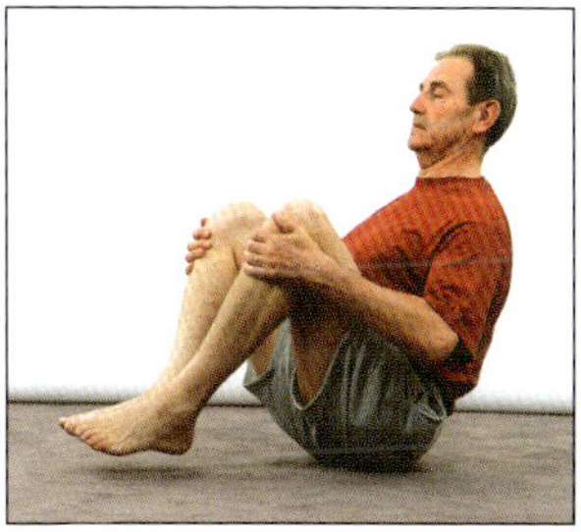

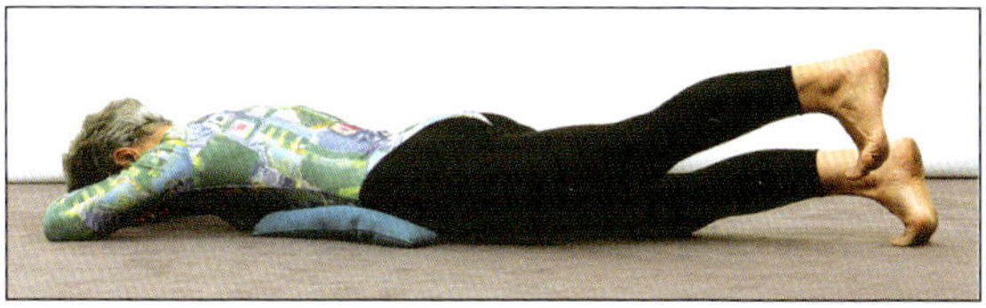

18. Bauchlage, ein Kissen unterlegen, Stirn auf den Handrücken ablegen. Erst ein Bein, dann beide Beine leicht anheben.

Achtung:
Bei diesen Beinübungen (Anheben, Anziehen, Abspreizen) haben die Gesäßmuskeln oft eine gewisse Antriebsfunktion für die Bewegungen, sie greifen in die Statik ein.

Partnerübungen

Bei diesen Übungen schränken sie die Bewegungsfreiheit Ihres Partners bewusst ein. Üben Sie aber nur so viel Druck aus, dass Ihr Partner seine Übung ausführen kann.

19. Die erste Person (A) liegt auf dem Rücken, Beine ausgestreckt und leicht geöffnet. Die zweite Person (B) kniet oder sitzt zwischen den Beinen von A, drückt mit den Händen von außen gegen die Knie und versucht, eine weitere Öffnung der Beine durch A zu verhindern.

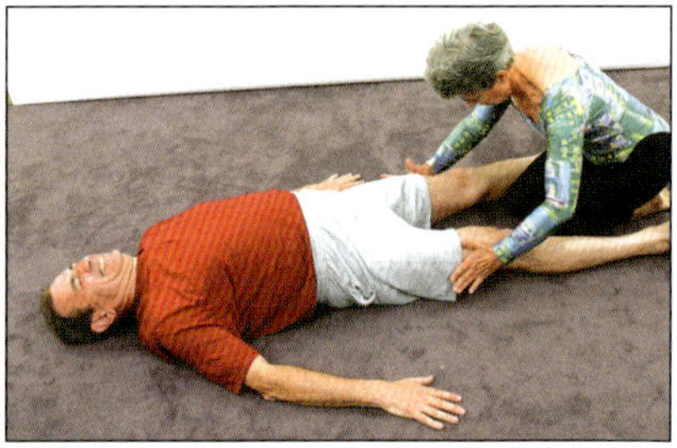

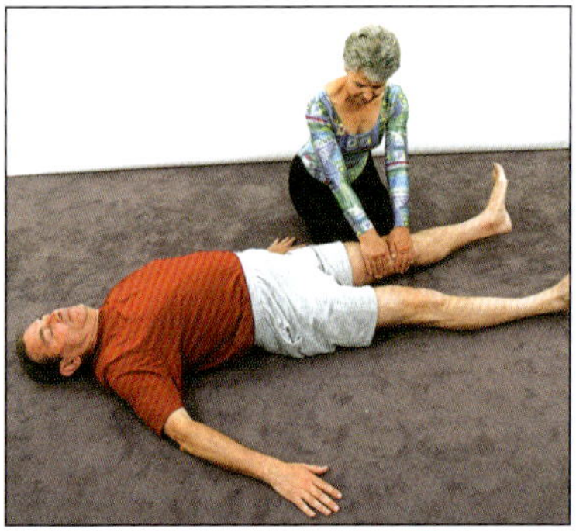

20. A öffnet die Beine leicht. B sitzt oder kniet seitlich, Hände an der Innenseite eines Knies von A. Nun muss B versuchen, gegen den Druck von A, die Beine zu schließen.

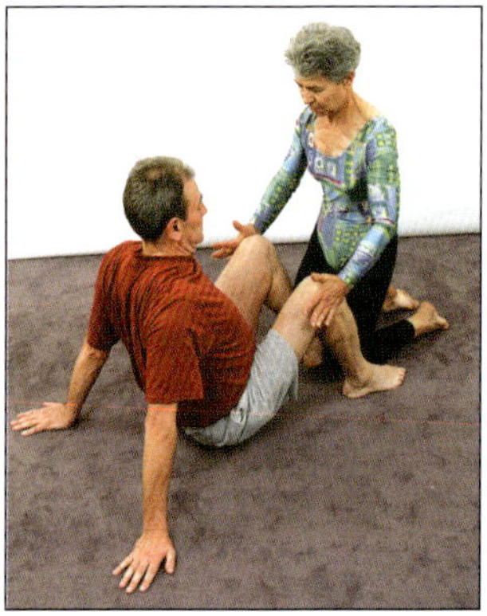

21. A sitzt auf dem Boden, Beine angewinkelt. B kniet auf Höhe der Füße von A, Hände auf die Außenseiten der Knie des Partners gelegt. Widerstand gegen die Öffnung der Knie ausüben.

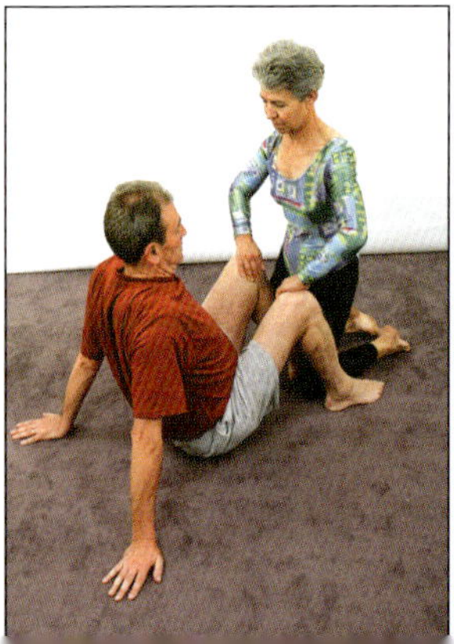

22. Ausgangsposition bleibt, aber B widersetzt sich der Schließung der Knie von A.

23. Beide stehen einander gegenüber oder sitzen auf dem Boden. A streckt die Arme waagerecht vor sich, B hält A von außen an den Ellbogen: B hält zunächst gegen die Öffnung der Arme, dann gegen die Schließung der Arme (dabei die Ellbogen von innen umfassen).

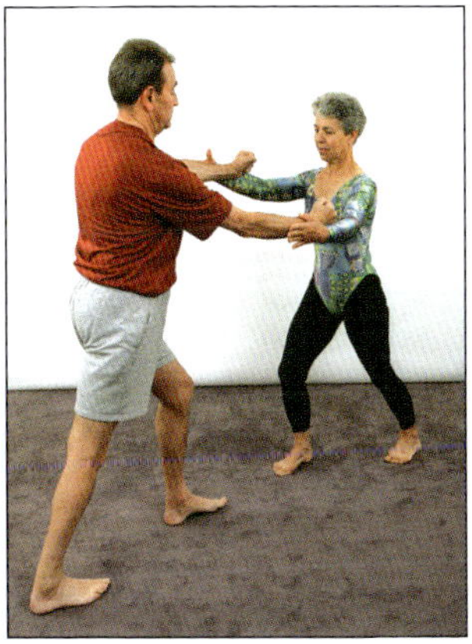

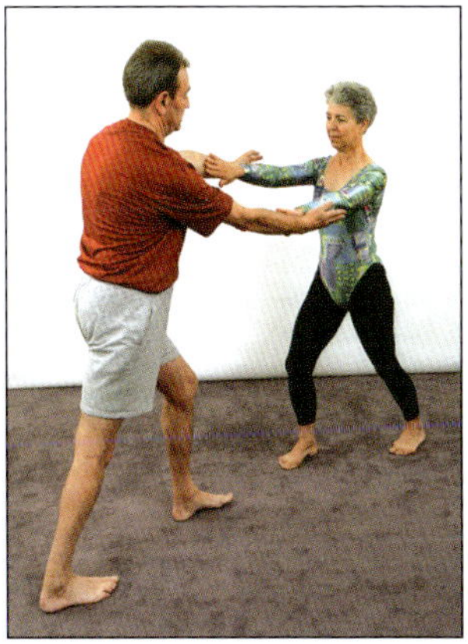

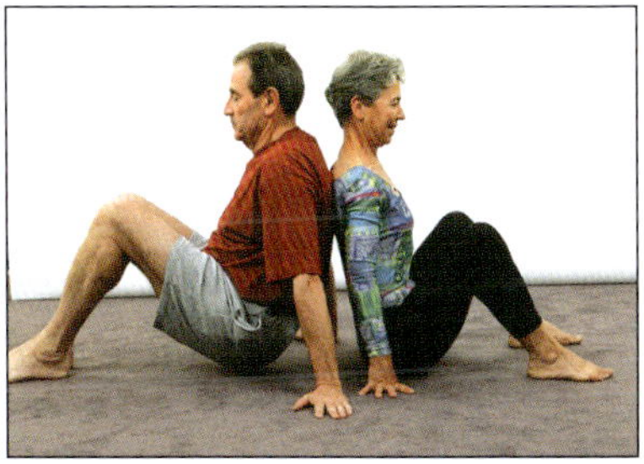

24. Auf den Boden setzen, Rücken an Rücken, Beine angewinkelt. Auf Kommando versuchen, den Partner wegzudrücken.

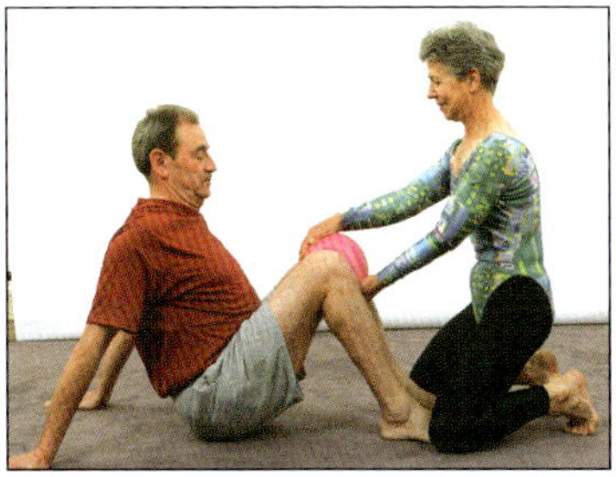

25. A sitzt auf dem Boden, einen Ball zwischen den Knien. B versucht, den Ball wegzuziehen.

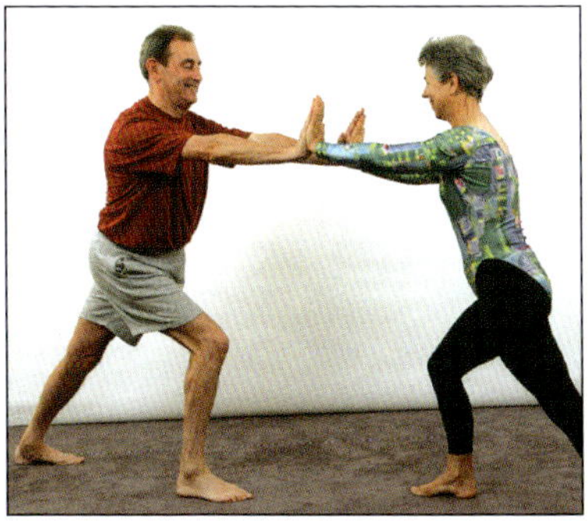

26. Einander gegenüberstehen. Hände gegenseitig auf die Schultern legen oder Handflächen gegeneinander halten. Auf Kommando drücken.

Achtung:
Den Partner niemals plötzlich loslassen, er könnte fallen!

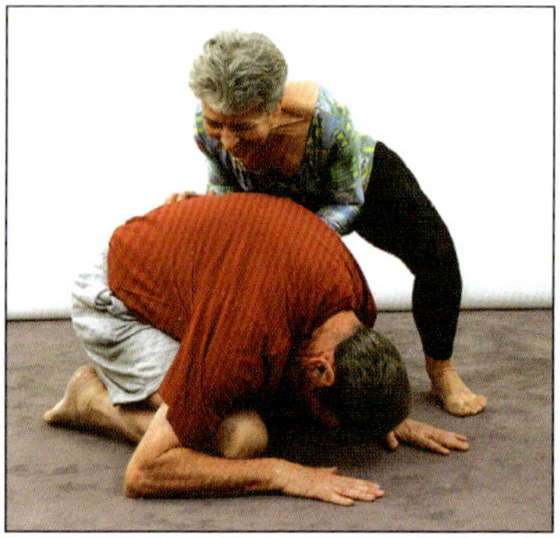

27. Entspannungsübung mit Widerstand. A kniet im Fersensitz und macht sich ganz klein. B versucht, ihn umzustoßen.

28. Beide Partner stehen einander gegenüber und halten sich an den Händen, die Beine sind beckenbreit geöffnet. Erst abwechselnd die Knie beugen, dann gleichzeitig. Fersen bleiben am Boden, Beinhaltung als würden Sie auf einem Stuhl sitzen. Übung den eigenen Möglichkeiten entsprechend ausführen.

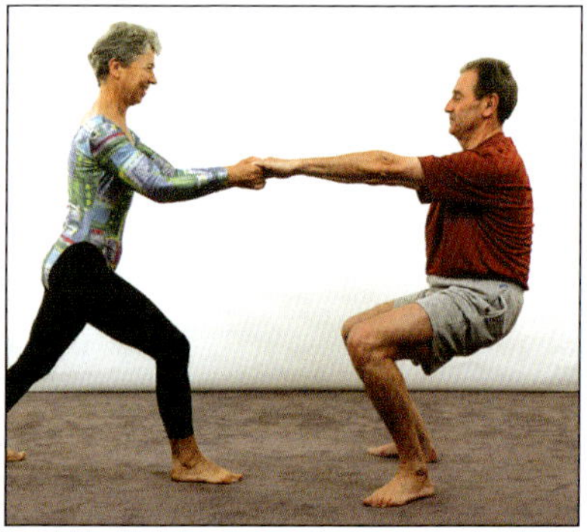

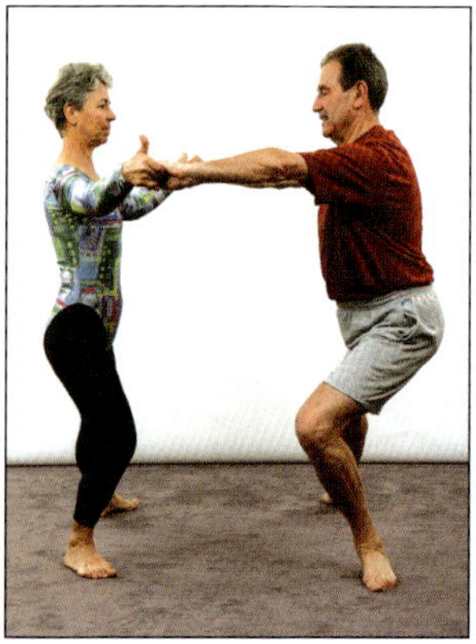

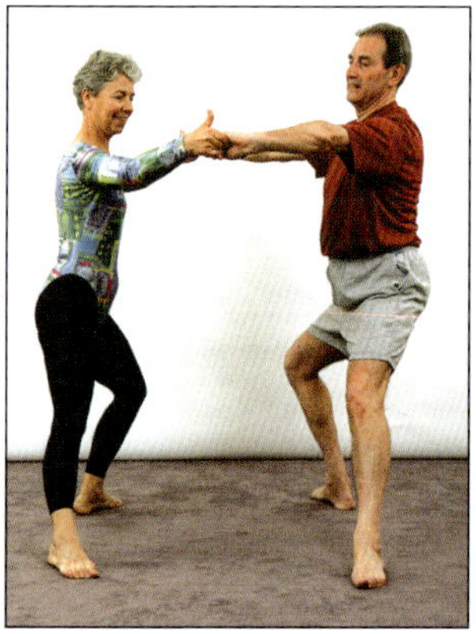

29. Ausgangsposition bleibt. Ein Knie beugen, entweder abwechselnd oder gleichzeitig.

Übungen mit einem Telefonbuch

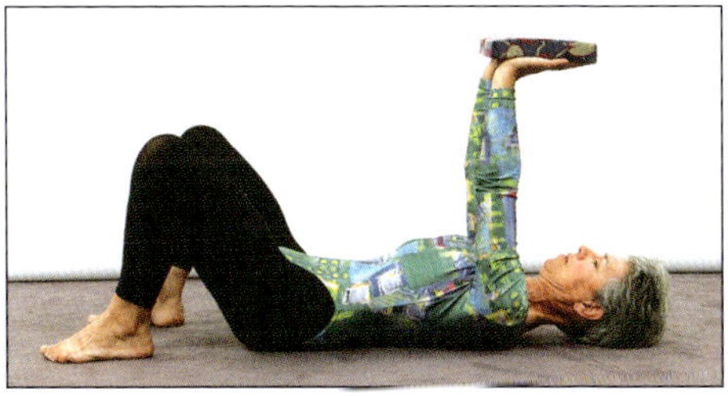

30. In Rückenlagen die Beine anwinkeln, Füße fest auf den Boden stellen. Ein Telefonbuch auf die Handflächen legen, Arme im Wechsel beugen und strecken.

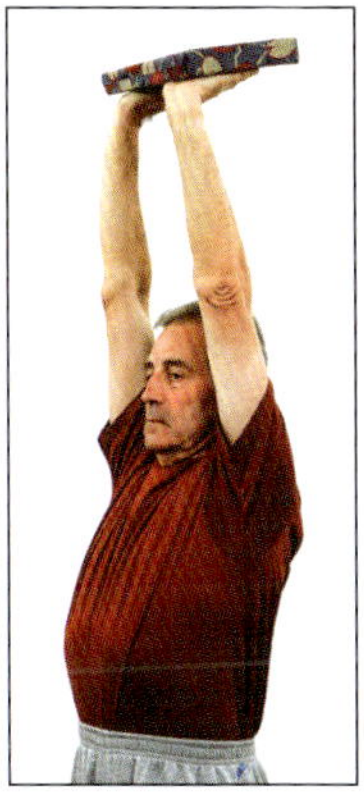

31. Gleiche Übung im Stehen, Beine öffnen. Leicht in die Knie gehen, Steißbein Richtung Boden drücken, das Telefonbuch liegt auf den Handflächen. Nun wieder im Wechsel Arme beugen und strecken.

32. Im Stehen, die geöffneten Beine leicht gebeugt, Telefonbuch in den Händen. Arme in der Waagerechten ausstrecken und anziehen.

33. Gleiche Übung, Arme leicht kreisen.

34. Setzen Sie sich auf das Telefonbuch, die Hände berühren das Buch. Beine anziehen und im Wechsel kreuzen: links über rechts und umgekehrt. Wer mag schließt eine Gleichgewichtsübung an: dabei das Buch einfach loslassen.

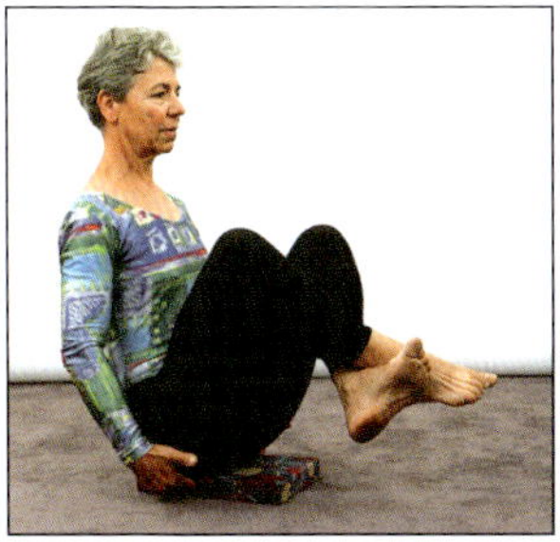

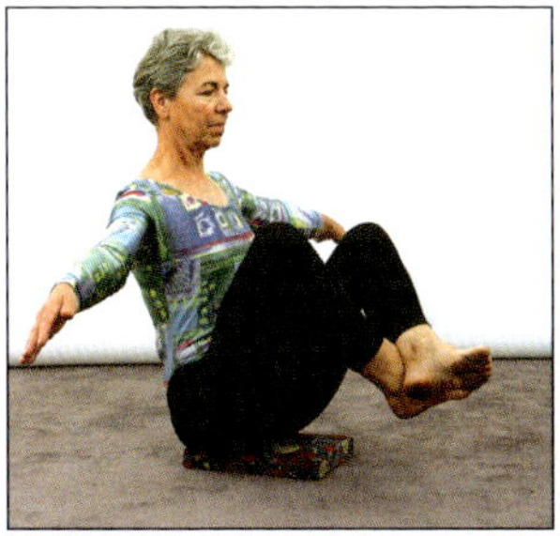

35. Ausgangsposition bleibt, die Beine im Wechsel beugen und strecken.

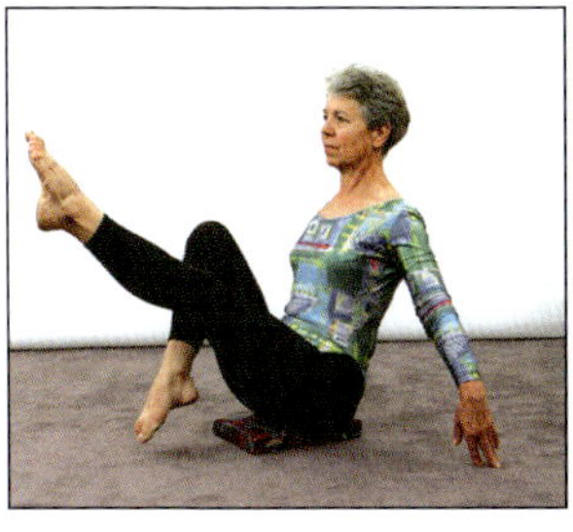

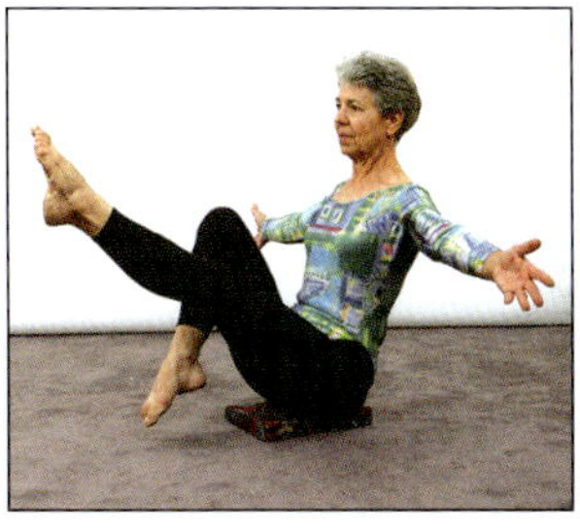

36. Im Stehen, Beine leicht gebeugt, Telefonbuch in beiden Händen. Arme schräg nach oben führen.

37. Ausgangsposition bleibt, Buch in einer Hand. Arm nach vorne strecken und seitlich öffnen.

38. Im Sitzen die Beine anwinkeln, Buch zwischen den Knien halten. Hände auf den Boden stützen und versuchen, sich von der Stelle zu bewegen.

39. Zu zweit, einander gegenüber auf dem Boden sitzen. Auf die Unterarme stützen, Telefonbuch in den Füßen halten. A beugt die Beine, während B seine Beine streckt, also Beugen und Strecken der Beine im Wechsel.

40. Ausgangsposition bleibt, mit zwei Telefonbüchern Rad fahren, gleichzeitiges Beugen und Strecken.

41. Zu zweit, einander gegenüberstehen. Handflächen gegen die des Partners drücken, einen Arm strecken, einen Arm beugen und Druck ausüben.

Gleiche Übung mit einem Telefonbuch oder mit zwei Telefonbüchern ausführen.

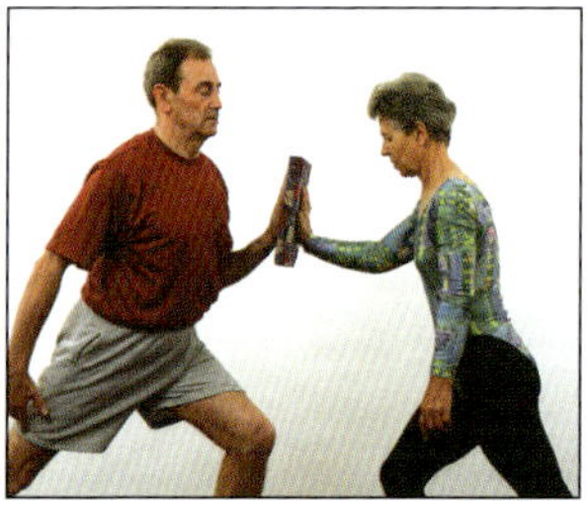
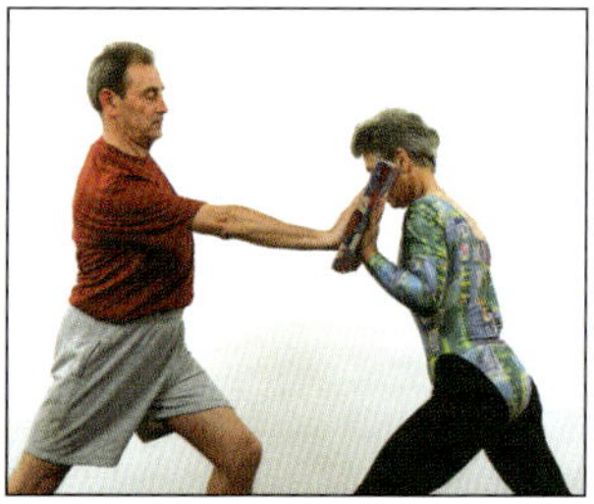
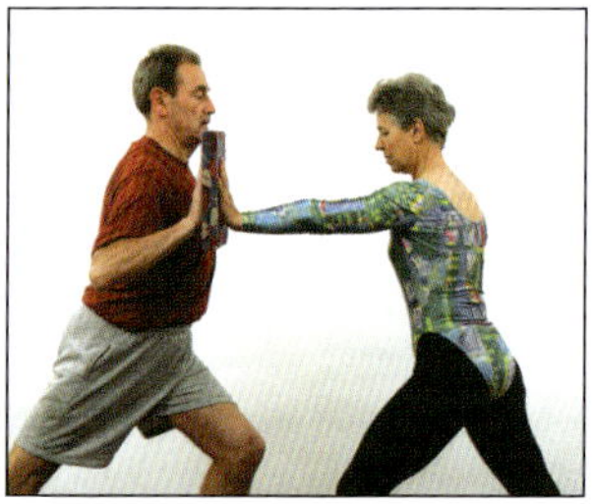
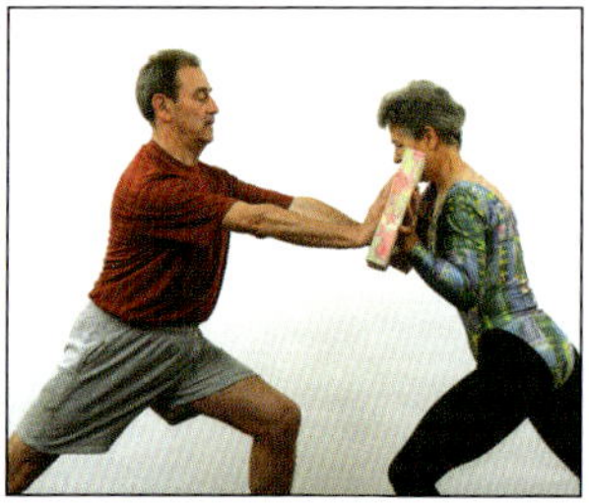
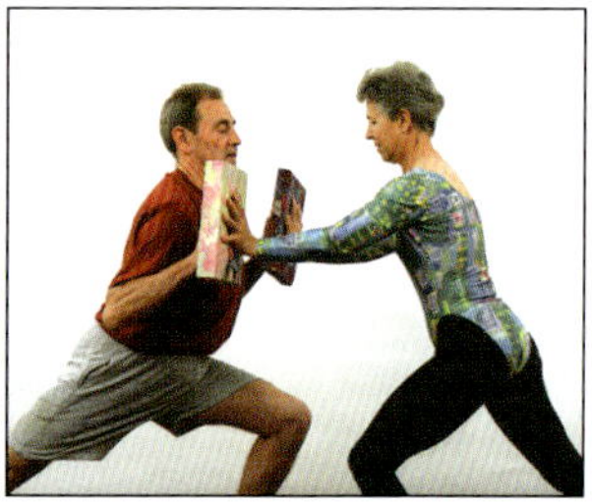

Übungen mit einem Ball oder Luftballon

42. Ball auf dem Boden, Fußrücken darauf gelegt. Den Ball vor und zurück rollen lassen, sodass das Standbein leicht gebeugt wird. Wer mag kann sich mit der Hand abstützen (an einer Stuhllehne z. B.).

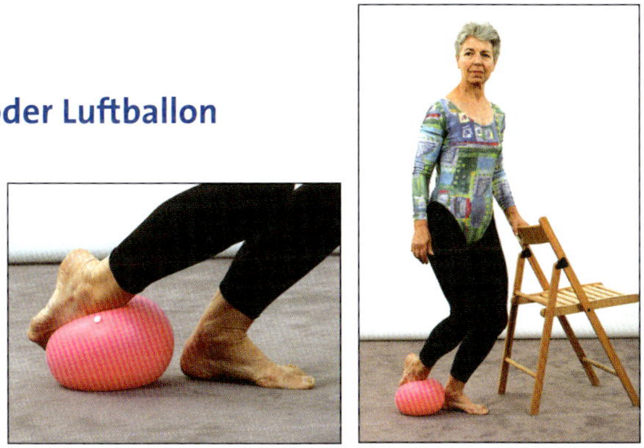

43. Auf dem Boden sitzen, Beine anwinkeln, Füße vom Boden heben. Den Ball neben dem Körper auf den Boden legen. Auf dem Gesäß balancieren, den Ball unter den Beinen hindurch von rechts nach links und von links nach rechts rollen. Achten Sie auf einen geraden Rücken!

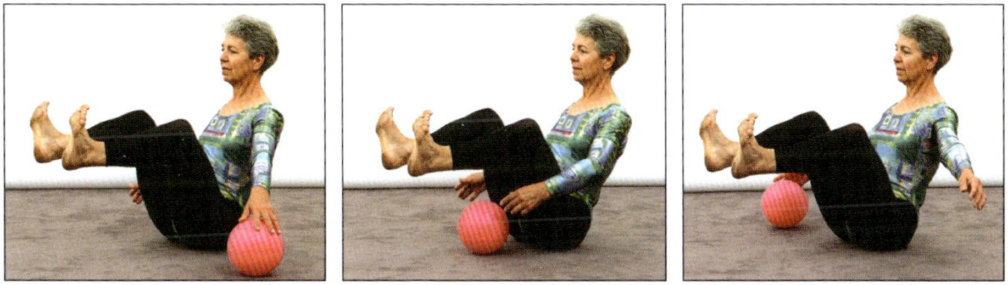

44. Auf dem Boden sitzen, Beine leicht anwinkeln, Hände hinter dem Rücken aufstützen. Ball auf die Füße legen und die Beine anheben. Den Ball Richtung Becken herunterrollen lassen. Dann das Becken hochdrücken, um den Ball wieder zu den Füßen rollen zu lassen.

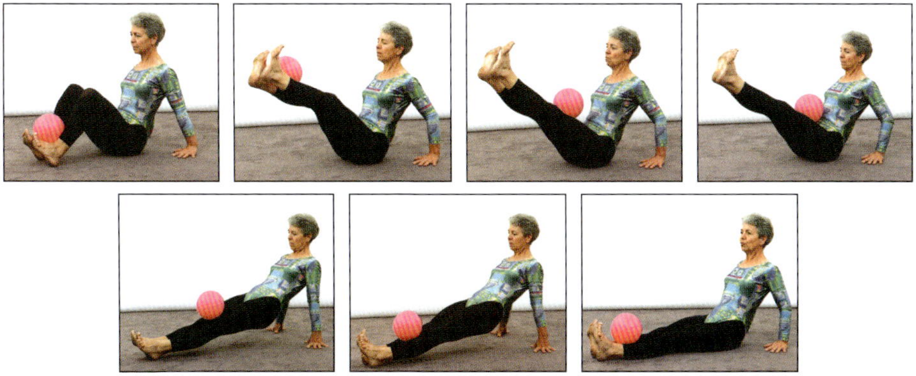

45. Mit einer Hand vor dem Körper dribbeln. Die Beine beugen und dabei weiter dribbeln.

46. Ein Bein in der weiten Grätsche beugen, das andere strecken. Den Ball von einer Seite zur anderen rollen und dabei das Gewicht von einem Fuß auf den anderen verlagern.

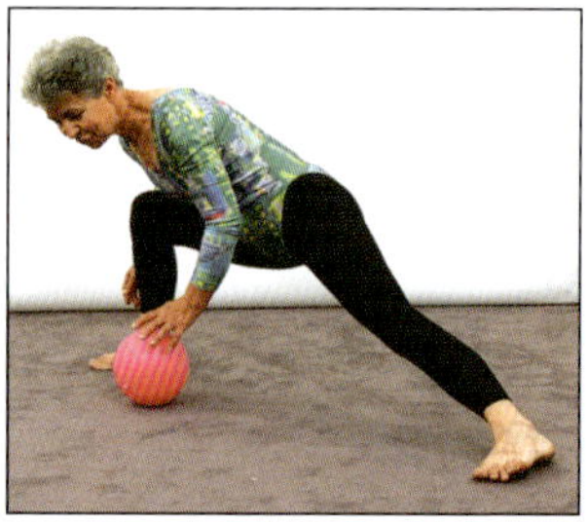

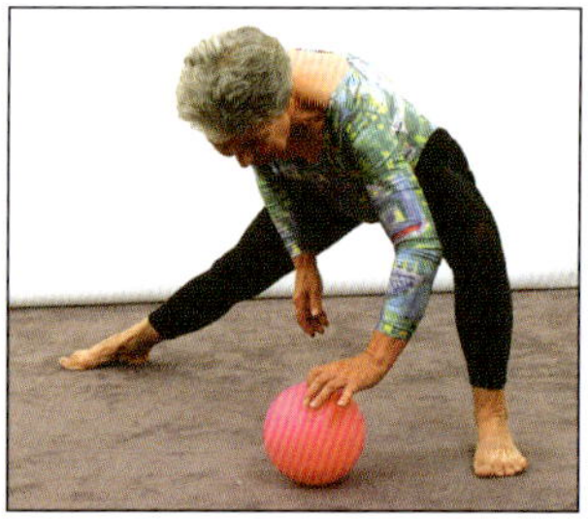

Übungen mit einem Stuhl

47. Stuhl im Wechsel hochheben und wieder abstellen, dabei mit geradem Rücken in die Knie gehen. Bei dieser Übung möglichst nah am Stuhl stehen.

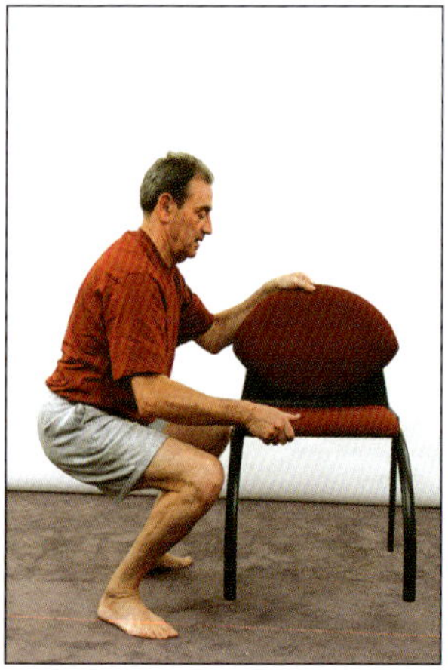

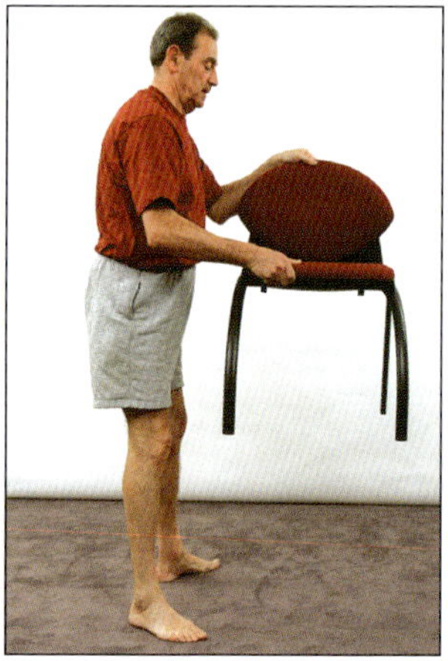

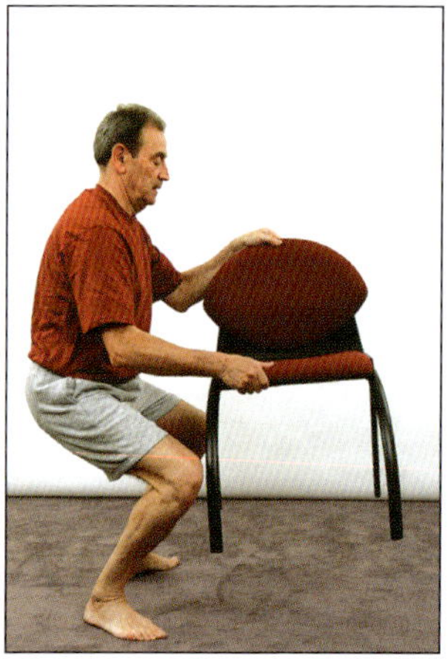

48. Stuhl entweder mit dem Rücken an eine Wand stellen oder vom Partner festhalten lassen (auf die Lehne stützen). Den Stuhl hinauf und wieder hinunter steigen.

49. Den Stuhl vor die Wand stellen oder vom Partner festhalten lassen. Auf den Stuhl steigen und wieder hinuntergehen.

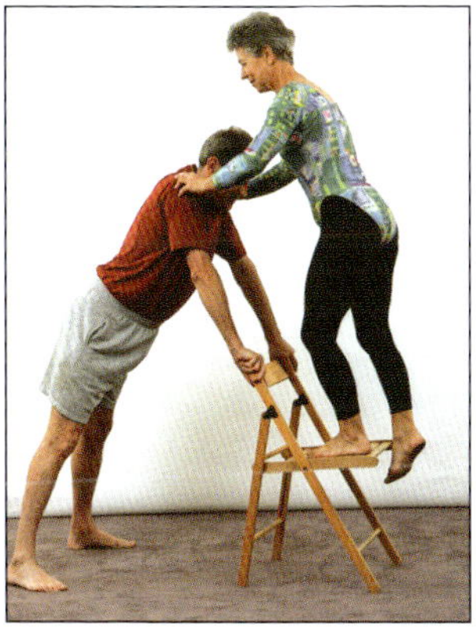

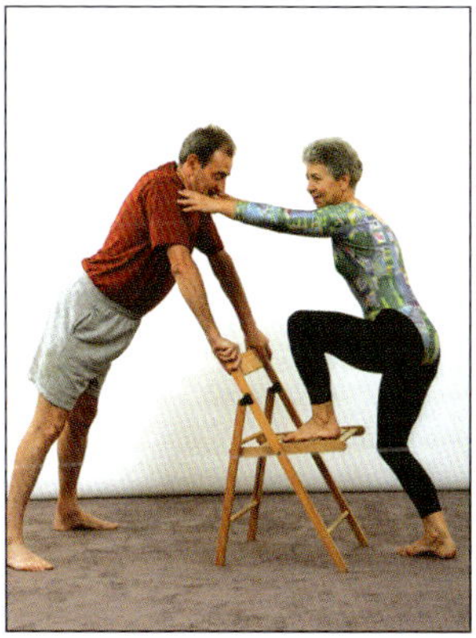

50. Hinsetzen und aufstehen, ohne die Hände zur Hilfe zu nehmen.

51. Stuhl mit der Lehne an die Wand stellen, hinknien, Hände auf den Sitz legen. Nun abwechselnd die Beine strecken. Eventuell eine Hand anheben.

52. Vierfüßlerstand mit dem Rücken zum Stuhl. Ein Bein nach hinten ausstrecken und auf den Sitz legen. Dann auch das andere Bein auf dem Stuhl ablegen und sich mit den Händen abstützen.

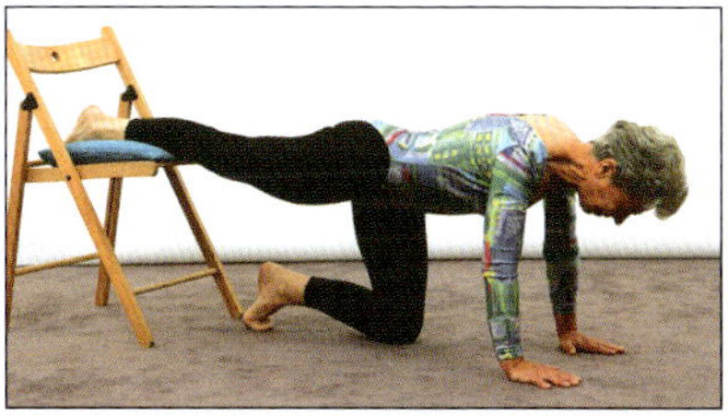

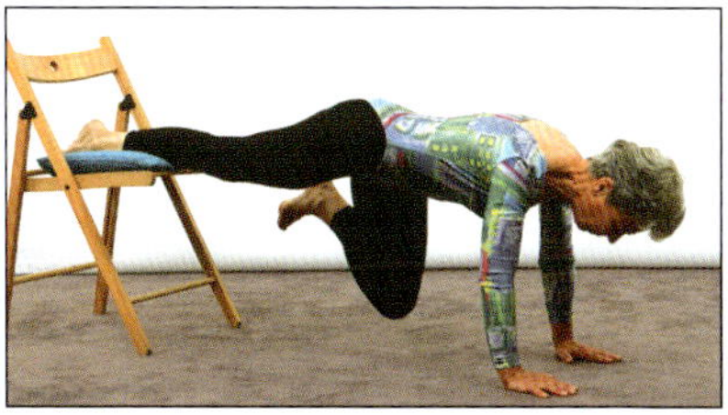

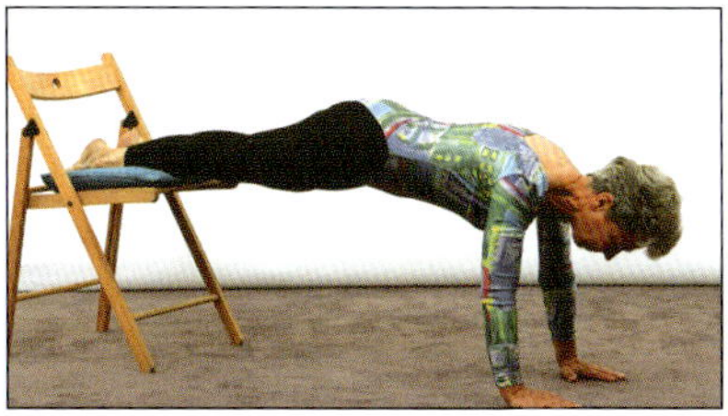

Tipp:
Übung vorher auf dem Boden ausprobieren. Achten Sie auf Ihre Lendenwirbel!

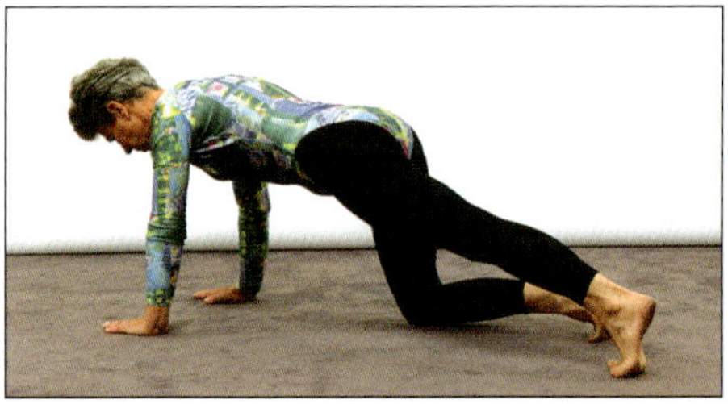

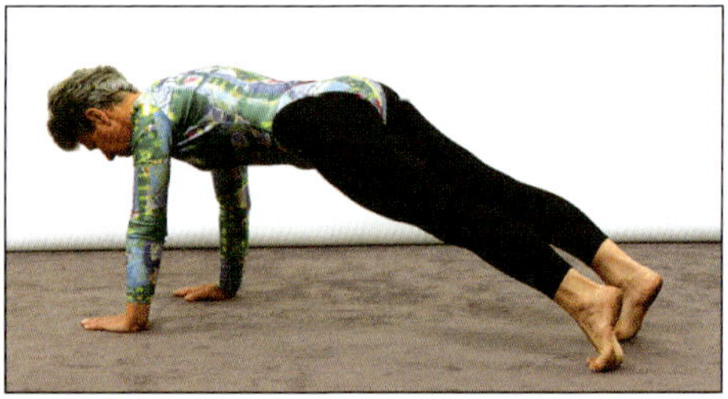

53. Auf einen Stuhl setzen, Beine leicht anwinkeln, Füße auf den Boden stellen, die Beine sind schulterbreit geöffnet. Die rechte Hand auf die Außenseite des rechten Knies legen und die linke Hand an die Innenseite des linken Knies. Beine nach rechts drücken und mit den Händen gegenhalten, dann nach links.
Um zu variieren, können Sie auch gegen das Zusammen- und Auseinanderdrücken der Beine Druck ausüben.

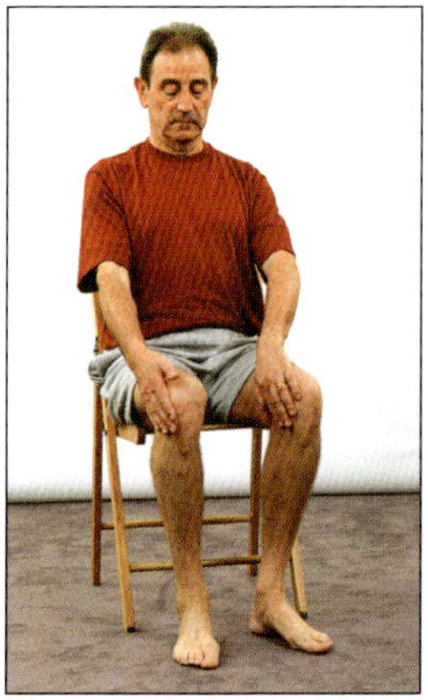

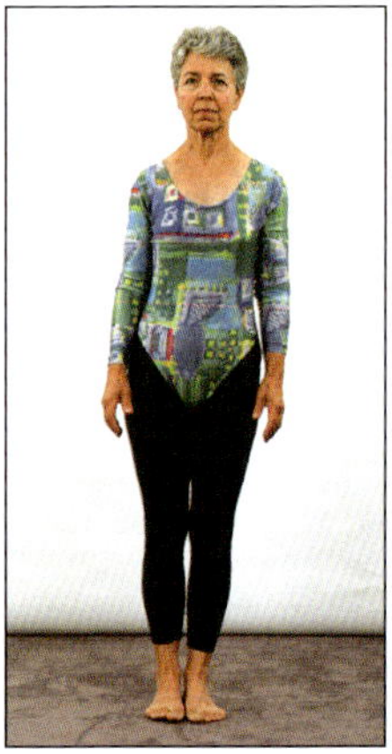

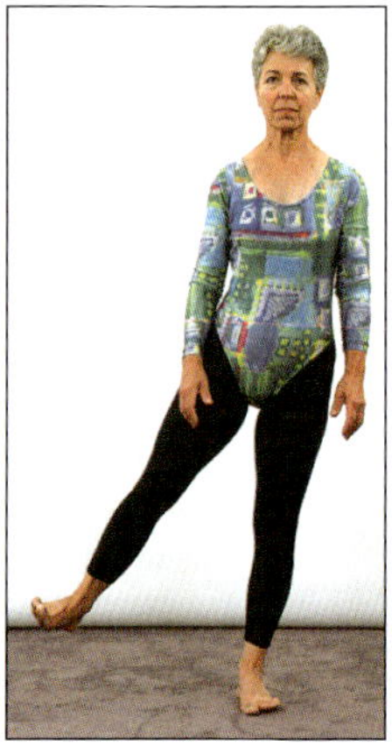

Abspreizen: Ein Bein seitlich nach oben strecken.

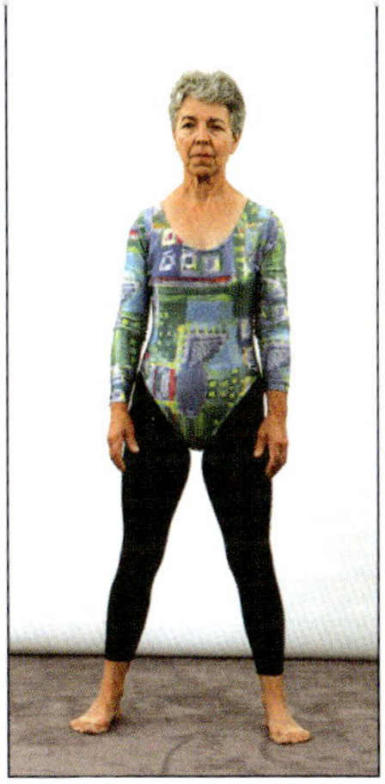

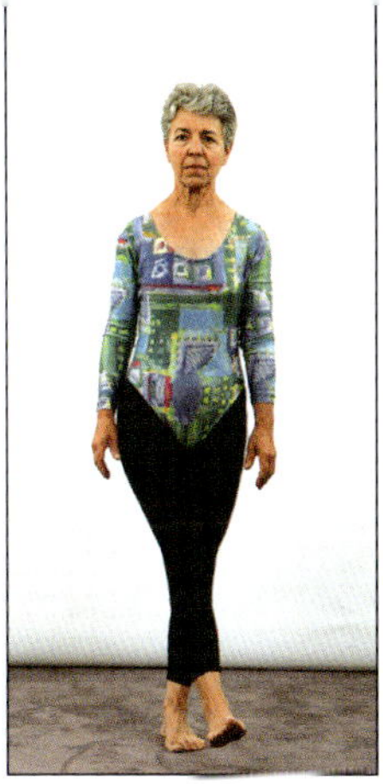

Anziehen: Ein Bein zur Körperachse führen.

Zentrierung: Die Gesäß- und Bauchmuskeln anspannen. Beispiel: Wenn Sie die Arme senkrecht über den Körper ausstrecken, müssen Sie den Po und den Bauch anspannen, um ein Hohlkreuz zu vermeiden.

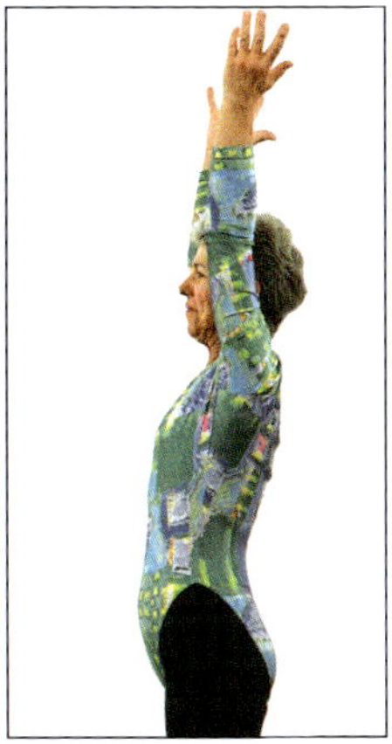

schlecht

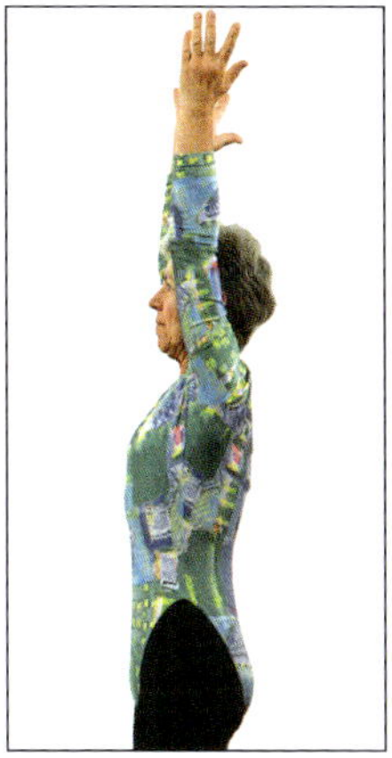

gut

7. Cardio-Training (Herz-Kreislauf-Training)

a) Vorsichtsmaßnahmen bei der Anwendung

1. Rudergerät

Achten Sie hier besonders auf Ihren Rücken. Das Rudergerät sollte vorsichtig dosiert benutzt werden. Steigern Sie sowohl die Dauer der Übung als auch ihre Intensität erst allmählich. Tragen Sie lockere Sportkleidung.

2. Heimtrainer

Das Rad sollte unbedingt individuell auf den jeweiligen Benutzer eingestellt werden.
Höhe des Sattels: In der idealen Position ist ein Bein gestreckt und der Fuß steht mit der Sohle auf der Pedale. Die Arme sollten etwa schulterbreit geöffnet sein.

Erhöhen Sie die Widerstandsstufen und den Rhythmus nur langsam. Und achten Sie auf eine regelmäßige Atmung.
Den Rücken so gerade wie möglich halten. Bei Beschwerden auf jeden Fall den Arzt befragen.
Im Falle einer Kniearthrose sollte die Widerstandsstufen nicht erhöht werden, da sonst der Druck auf die Gelenke zu stark wird.
Tragen Sie eng anliegende Sportbekleidung, eventuell auch Shorts, um nicht an den Pedalen hängen zu bleiben.

3. Stepper

Beim Stepper ist es wichtig, schön locker in den Knien zu bleiben und eine Stütze zu haben, um nicht das Gleichgewicht zu verlieren.
Betreiben Sie alle Übungen mit moderater Intensität: Es sollte möglich sein, sich während der Anstrengung normal zu unterhalten.
Beenden Sie eine Übung niemals abrupt, sondern lassen Sie sie immer langsam ausklingen, damit der Körper sich regenerieren kann.

b) Atmung

Ein langsames Aufwärmen vor den Übungen wirkt sich positiv auf die Atmung, das Herz-Kreislauf-System und die Muskulatur aus.
Um nicht so schnell außer Atem zu geraten empfiehlt es sich, während der Übungen durch den Mund auszuatmen.

Beispiel:
Auf einem Rudergerät ausatmen, wenn man die „Ruder" anzieht, also während der Belastungsphase.

Auf dem Heimtrainer oder auch auf dem Stepper ist die Zeit zum Ausatmen meist länger als die zum Einatmen: ungefähr drei zu zwei. Achten Sie darauf, dass Sie nicht außer Atem geraten und sich noch immer unterhalten können. Bleiben Sie beim Einatmen locker im Schulterbereich.

8. Der Beckenboden

Das Thema Inkontinenz bei Frauen wird noch immer tabuisiert. Und doch betrifft es immerhin 10 % der Frauen in Deutschland. Zwei entscheidende Phasen im Leben einer Frau zählen zu den Hauptursachen: die Geburt eines Kindes und die Wechseljahre. Doch es gibt auch immer mehr junge Frauen, besonders sportlich aktive, die von diesem Problem betroffen sind. Dabei handelt es sich meistens um eine Stress- bzw. Belastungsinkontinenz, die durch anstrengende Sportübungen, aber auch durch Niesen, Husten oder Lachen ausgelöst werden kann.

Wie kommt es zu diesem unangenehmen Vorgang?

Beide Nieren sondern Urin in die Blase ab. Diese speichert ihn zunächst und gibt ihn dann durch die Harnröhre wieder ab.

Rund um die Harnröhre befinden sich zwei Schließmuskeln, die die Funktion eines Wasserhahns übernehmen. Unterhalb der Blase sichert der Beckenboden das Ganze ab.

Sobald die Blase gefüllt ist, macht sich Harndrang bemerkbar. Die Blase zieht sich reflexartig zusammen und der erste Schließmuskel öffnet sich unwillkürlich. Den zweiten Schließmuskel können wir willentlich beeinflussen und öffnen. All das muss perfekt koordiniert sein, sonst kommt es zu unfreiwilligem Urinverlust.

Eine erste Kontrolle kann beim Harnlassen durchgeführt werden, indem Sie den Harnfluss unterbrechen. So zeigt sich, ob die Aktion des Harnlassens noch kontrolliert werden kann. Es wird allerdings empfohlen, nur ein- oder zweimal zu unterbrechen – und das möglichst zu Beginn des Wasserlassens. Denn die Blase sollte auf jeden Fall gänzlich geleert werden.

Viele Gesundheits-Experten unterstreichen immer wieder die Wichtigkeit eines entsprechenden Beckenboden-Trainings. Bevor man Bauchübungen macht, sollte man den Beckenboden anspannen, d. h. ihn kontrahieren.

Abgesehen von bekannten Therapien, der Kinesiologie oder der Chirurgie – fördert auch Gymnastik das Wohlbefinden? Sicher, wenn man sich der Bedeutung seines Beckenbodens genügend bewusst ist.

Dennoch: Eine unzureichende Beckenbodenmuskulatur ist nicht immer der Grund für Probleme. Eine Blasenschwäche kann auch durch andere Faktoren ausgelöst werden, die sich nicht durch Gymnastik verbessern lassen, sondern mit Medikamenten behandelt werden müssen.

Übungen

Wahrnehmung

1. In Rückenlage, Beine leicht angewinkelt, beckenbreit auseinandergestellt. Langsam ausatmen.
Dabei nimmt man zuerst die Anstrengung der Bauchmuskeln wahr, was es zu vermeiden gilt. Kehren Sie den Effekt um!
➡ Kontraktion des Beckenbodens
➡ Kontraktion der Bauchmuskeln

2. Beweglichkeit des Beckens. Auf den Boden setzen, Beine leicht anziehen, locker lassen:
➡ von einem Sitzbeinhöcker auf den anderen wechseln,

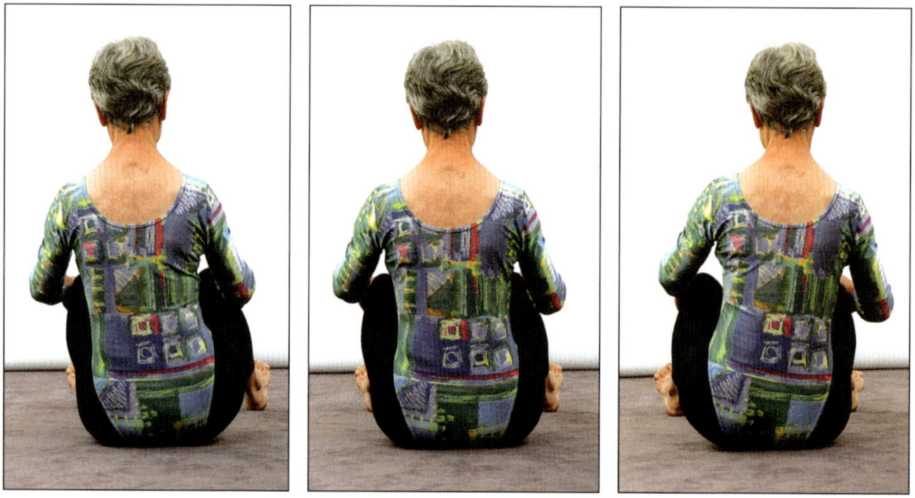

➡ sich auf beide Sitzbeinhöcker setzen,

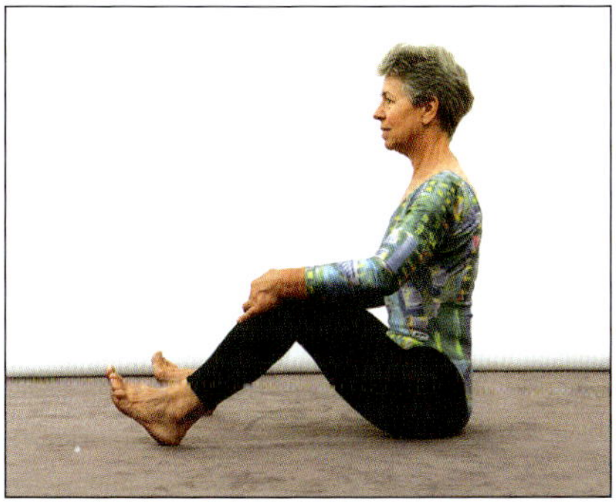

➡ auf den Gesäßbacken nach vorne rutschen.

3. In Rückenlage, Beine leicht anziehen, Füße auf den Boden stellen. Die Schließmuskeln der Blase zusammenziehen. Wenigstens fünf Sekunden die Spannung halten, dann locker lassen.
Auf keinen Fall die Bauchmuskeln oder das Gesäß anspannen (sich vorstellen, dass man einen Tischtennisball durch die Harnröhre einsaugen wolle).
Danach das Becken leicht anheben, dabei einatmen, dann locker lassen.

4. Dieselbe Übung kann man auch auf den Knien ausführen, auf die Fersen setzen, Knie und Beine beckenbreit geöffnet. Eventuell ein Kissen unter Knöchel und Gesäß schieben.

5. Wieder aufstehen, Beine beckenbreit geöffnet, Füße parallel.

Diese Übung kann jederzeit im Alltag praktiziert werden: beim Warten auf den Bus oder die Bahn, beim Fernsehen.

6. Harndrang zurückhalten.

7. Auf die Zehenspitzen stellen. Die Schließmuskeln anspannen.

8. In Rückenlage, Beine anziehen, Füße auf den Boden stellen, nacheinander folgende Muskeln anspannen:

Gesäß – Beckenboden – Bauchmuskeln

Schwierige Übung!

9. Im Sitz, Steißbein anheben, Bauch einziehen, Beckenboden anspannen, dabei langsam ausatmen, bis man husten muss, lachen, etc., um die Funktionstüchtigkeit der Schließmuskeln zu prüfen.

Im Alltagsleben muss man oft schwere Lasten heben. Spannen Sie dabei die Schließmuskeln an, beugen Sie die Knie und halten den Rücken gerade. Stellen Sie sich so nah wie möglich zum Objekt.
Auch beim Niesen sollten die Muskeln angespannt werden ...

Vermeiden Sie jeglichen Druck auf die untere Körperhälfte und kämpfen Sie immer wieder gegen die Schwerkraft an.

Übungen zur Stärkung der Bauchmuskulatur sollten vorzugsweise liegend ausgeführt werden, auf allen Vieren oder sogar in der „Halbkerze“, um den größten Feind, die Schwerkraft, zu überwinden.

„Beim Einatmen nicht den Bauch aufblähen, es sollte kein Druck auf den Bauch ausgeübt werden.“

Dr. de GASQUET

Übungen für den Anal-Schließmuskel:
Legen Sie sich auf den Rücken und ziehen Sie die Knie an die Brust, so lässt sich der Schließmuskel isoliert anspannen. Diese Übung nicht mit den vorherigen mischen. Es ist sehr wichtig, sich anschließend zu entspannen. Kombinieren Sie Anspannung und Entspannung.

Übrigens: Vermeiden Sie bei jeder Darmentleerung das Drücken mit dem Zwerchfell. Dieser Atemmuskel, der Brustkorb und Becken trennt, wird viel zu oft eingesetzt und kann durch zu viel Druck eine Verletzung des Beckenbodens hervorrufen.

Wichtige Entspannungsübung:
In Rückenlage, einen Schaumstoffball oder einen leicht aufgepumpten anderen Ball unter das Kreuzbein legen. Darauf leicht hin und her bewegen und so das Kreuzbein massieren.

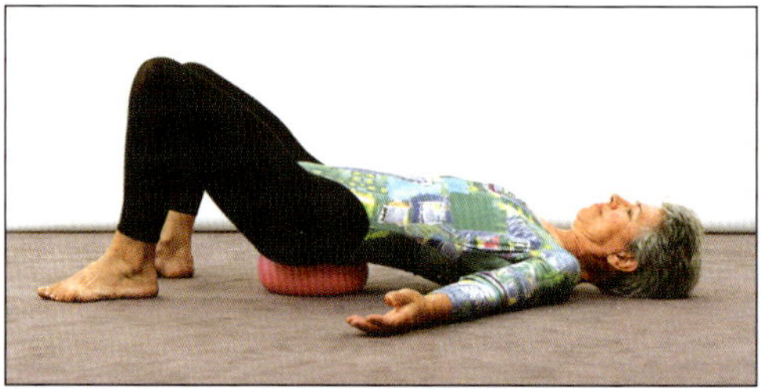

9. Bauchmuskelübungen

Wozu braucht man gute Bauchmuskeln?

Unsere Bauchmuskeln haben viele Funktionen, eine ist wichtiger ist als die andere:

- ➡ Bauchmuskeln spielen eine Rolle bei forcierter Atmung.
- ➡ Sie dienen der Anspannung der Eingeweide.
- ➡ Gut trainiert tragen sie zu einem besseren Stuhlgang bei, ein mögliches Mittel gegen Verstopfung.
- ➡ Sie sind Beugemuskeln für den Rumpf, führen Brust- und Schambein zusammen.
- ➡ Sie spielen eine Rolle bei Drehungen oder Beugungen des Rumpfs.
- ➡ Sie sorgen für eine gute Körperhaltung.
- ➡ Schließlich – ästhetisch gesehen – können sie helfen, einen etwas zu sehr vorstehenden Bauch zu korrigieren.

Dennoch, man sollte wissen, dass die Bauchmuskeln, die Seitenwandmuskeln, keinerlei Berührungspunkt mit dem Oberschenkelknochen haben. Aus diesem Grund sind alle Übungen in Rückenlage mit Beinbewegungen wie „Schere“, Beinkreisen, Anheben der gestreckten Beine etc. wenig ratsam. Durch diese Übungen wirken die Schenkelbeuger auf das Becken, der großer Lendenmuskel wirkt auf die ganze Lendenwirbelreihe und sogar auf den zwölften Wirbel. Das hat zur Folge, dass die Lendenkrümmung betont und die Lordose der Lendenwirbelsäule verstärkt wird.

Achtung:
Denken Sie daran, die Beckenbodenmuskulatur anzuspannen, bevor sie mit dem Bauchmuskeltraining beginnen!

In der Belastungsphase immer durch den Mund ausatmen.

Während der Übungen:

- ➡ nähert sich entweder das Brustbein dem Schambein an, z. B. in Übung Nr. 1
- ➡ oder es bewegt sich weg: Übung Nr. 10
- ➡ oder es findet keine Bewegung statt: Übung Nr. 4

Übungen

1. In Rückenlage, Beine anziehen, Hände auf die Oberschenkel legen. Ausatmen, die Hände Richtung Knie schieben. Dabei erst den Kopf, anschließend die Schultern anheben. Grundstellung wieder einnehmen: erst Rücken, dann Kopf ablegen.

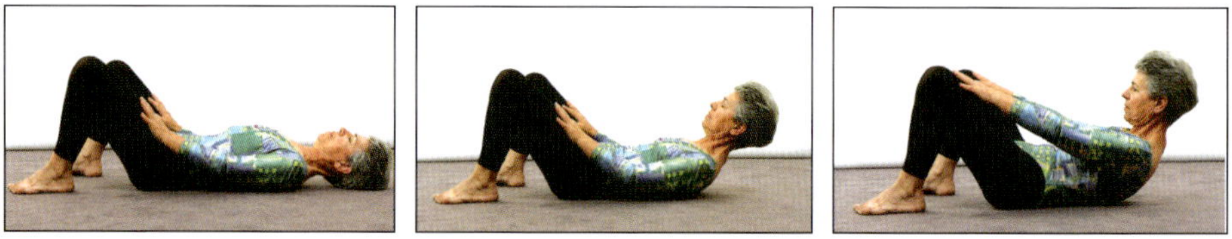

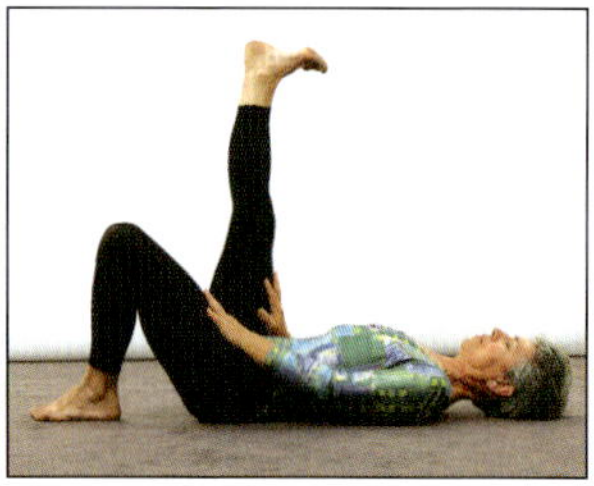

2. Ausgangsstellung bleibt, ein Bein senkrecht nach oben strecken.

3. Ausgangsstellung bleibt, beide Beine senkrecht nach oben strecken.

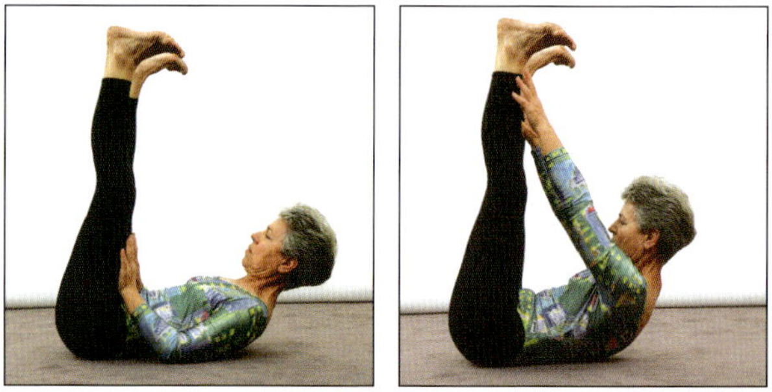

4. In Rückenlage, Beine anwinkeln, Unterschenkel zeigen parallel zum Boden. Hände auf die Knie legen und mit der Ausatmung dagegen drücken.

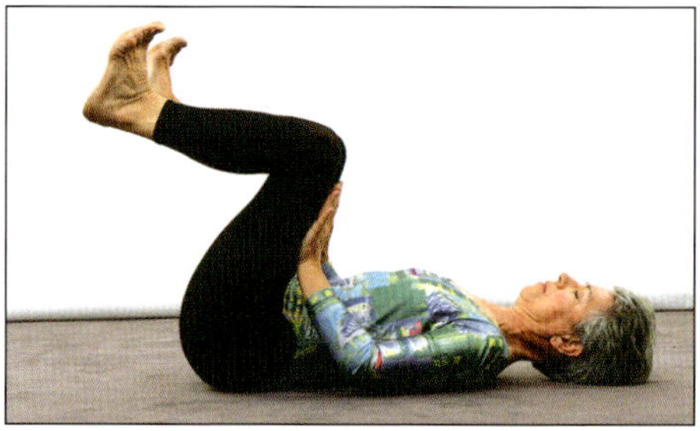

5. Ausgangsstellung bleibt, eine Hand an die Knie-Innenseite, die andere Hand nach außen legen. Gegen den seitlichen Druck der Knie halten, ohne sich zu bewegen.

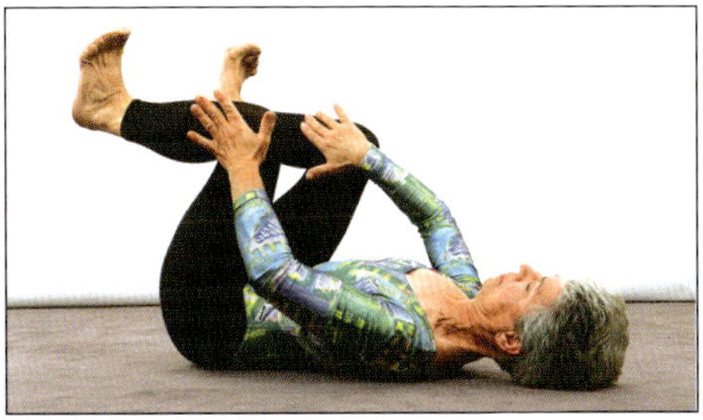

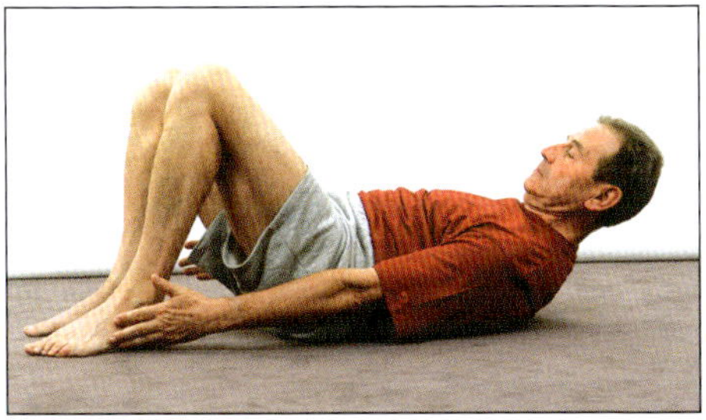

6. In Rückenlage, Beine anwinkeln, Füße auf den Boden stellen. Nun die äußere Seite der Fußknöchel berühren, der Rumpf schiebt sich über den Boden. Die Übung trainiert die seitliche Rumpfbeugung.

7. In Rückenlage, Hände in den Nacken legen, ein Bein beugen, das andere zur Brust ziehen oder auf dem Knie ablegen. Das Knie mit dem entgegengesetzten Ellbogen berühren. Nicht am Kopf ziehen, der ruht in den Händen!

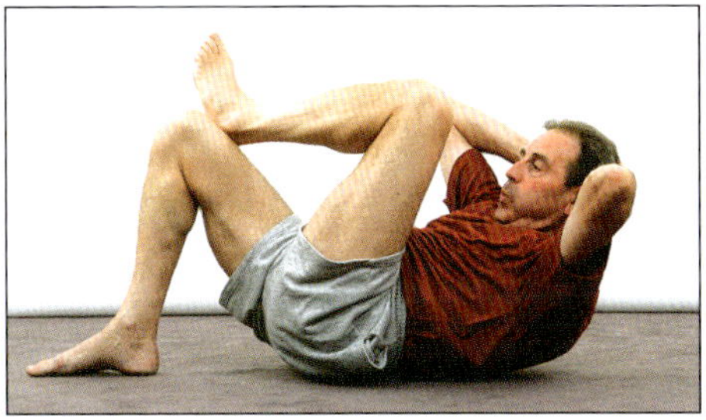

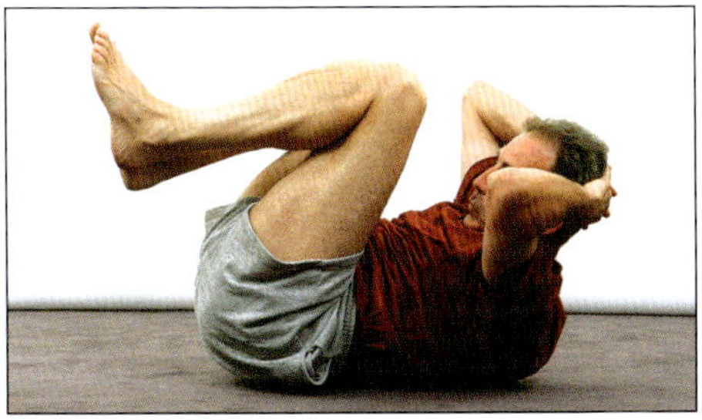

8. Ausgangsstellung bleibt, beide Beine zur Brust ziehen. Die Knie abwechselnd mit den Ellbogen berühren, Rücken bleibt am Boden.

9. In Rückenlage, Arme liegen eng am Körper, die Hände unter den Lenden, Beine strecken oder anwinkeln. Allmählich aufsetzen und dabei ausatmen. Rücken wieder auf dem Boden abrollen, dabei mit der Lendenpartie anfangen und mit dem Kopf abschließen.

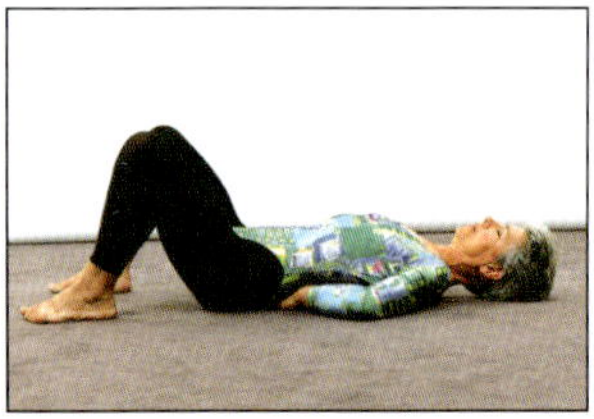

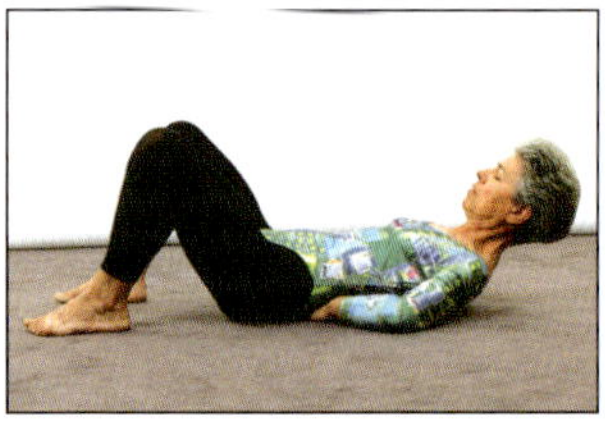

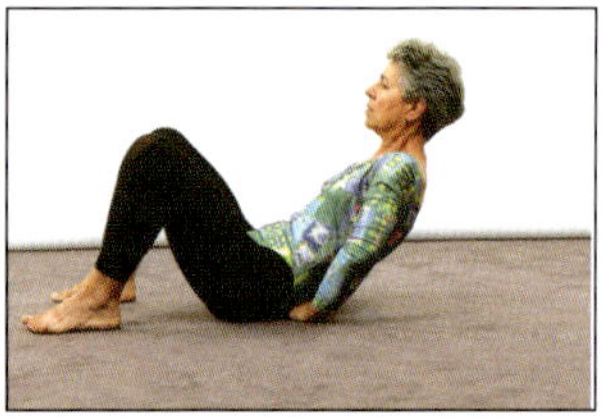

Anfangs kann man die Füße auch unter einem Möbelstück „festklemmen" oder sie von einem Partner festhalten lassen.

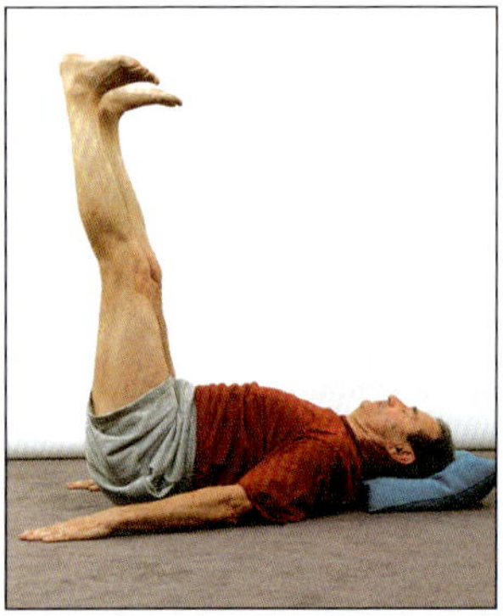

10. In Rückenlage, Beine anwinkeln. Nach oben strecken, Füße anziehen. So tun, als ginge man an der Zimmerdecke in Richtung Kopf. Versuchen Sie, das Gesäß vom Boden abzuheben.

11. In Rückenlage, Bauchmuskeln anspannen, dann Knie an die Brust ziehen oder Beine mehr oder wenig gestreckt senkrecht hochhalten. Den Lendenbereich leicht hin und her bewegen und dabei versuchen, das Becken vom Boden abzuheben.

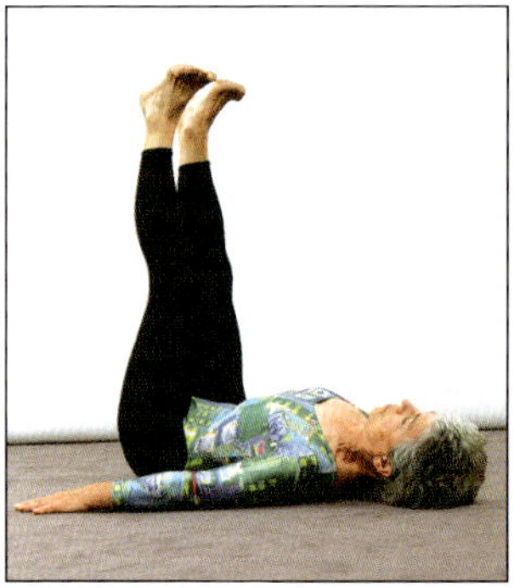

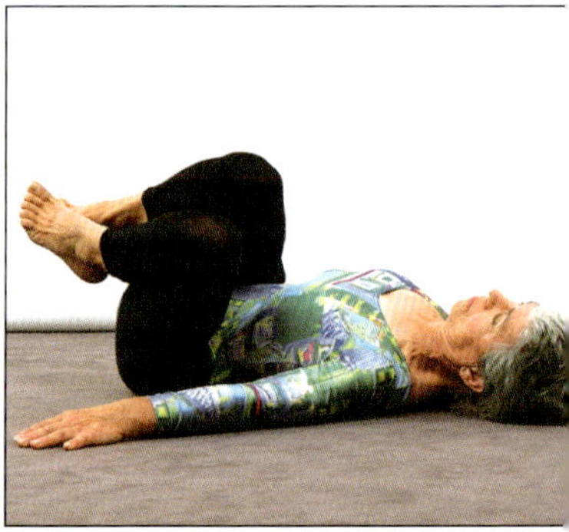

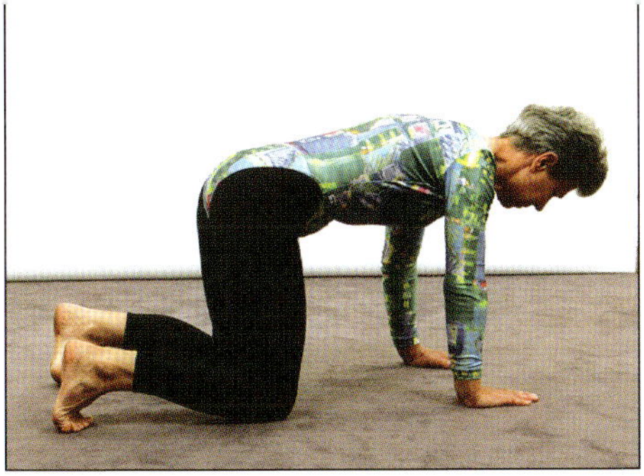

12. Vierfüßlerstand. Langsam ausatmen und währenddessen den Bauch einziehen.

13. In Rückenlage, die geöffneten Beine nach oben strecken. Hände auf die Oberschenkel legen und nach oben gleiten lassen, sodass sich Kopf und Schultern anheben.

14. Beine senkrecht nach oben strecken wie in Übung 13. Mit den Beinen Kreise beschreiben und dabei das Becken ein wenig vom Boden abheben. Lässt sich auch mit geschlossenen Beinen ausprobieren.

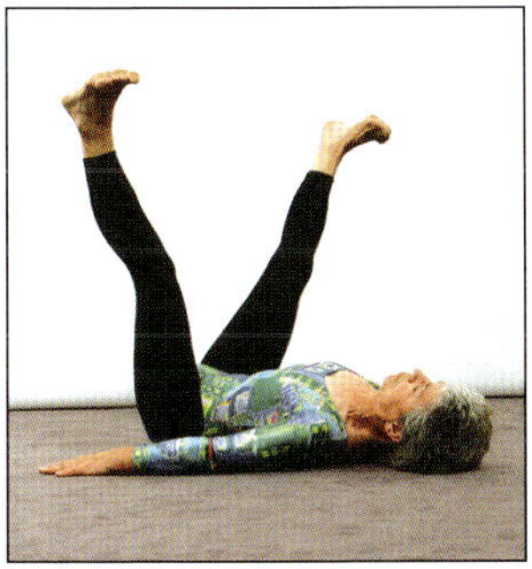

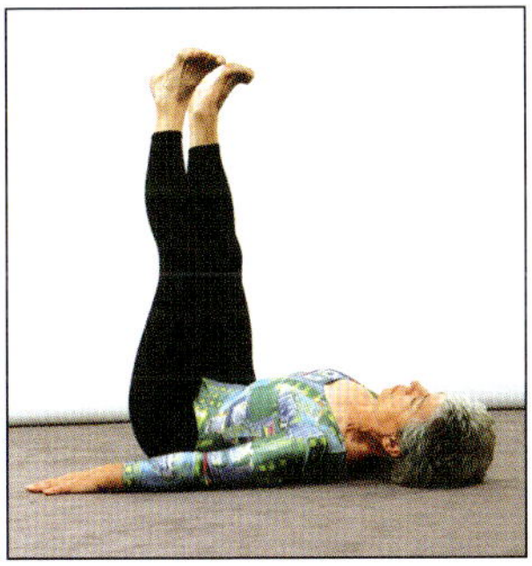

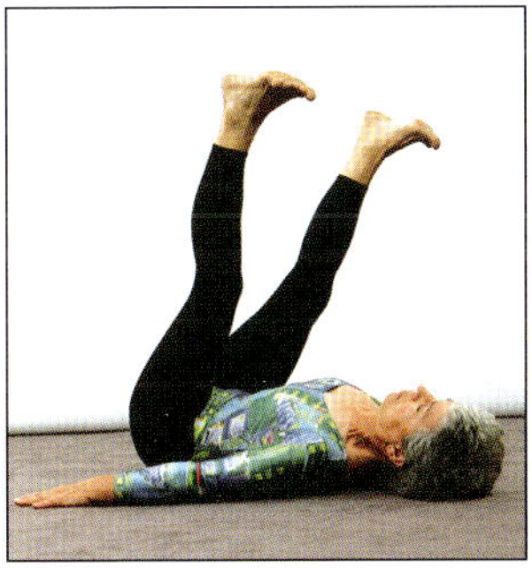

15. In Rückenlage, Arme seitlich ausstrecken. Knie zur Brust und leicht zu den Schultern ziehen.

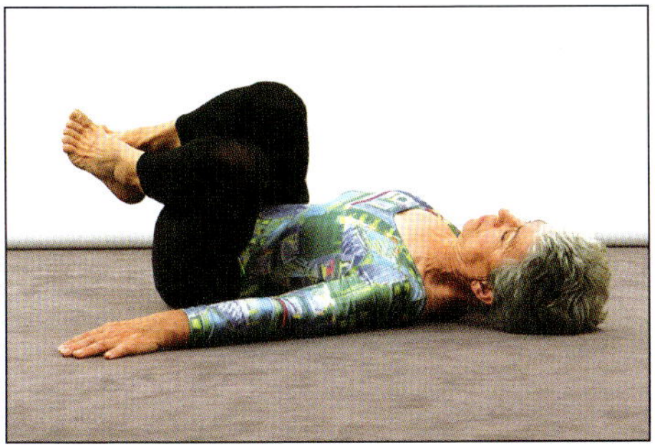

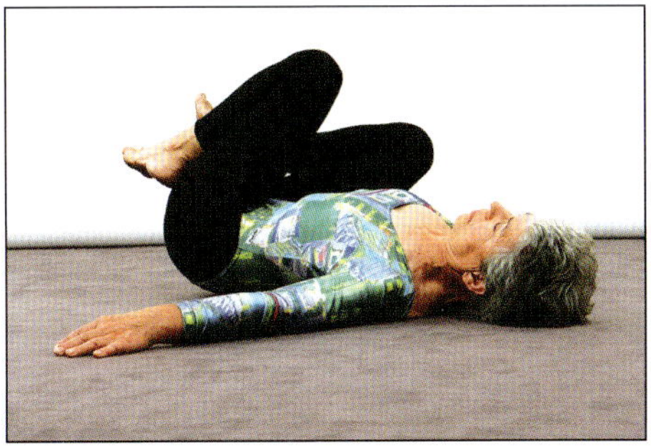

16. Vierfüßlerstand, ein Bein nach hinten ausstrecken. Dabei mit dem Fuß über den Boden gleiten. Nun auch das andere Bein ausstrecken und sich auf die Zehenspitzen stellen.

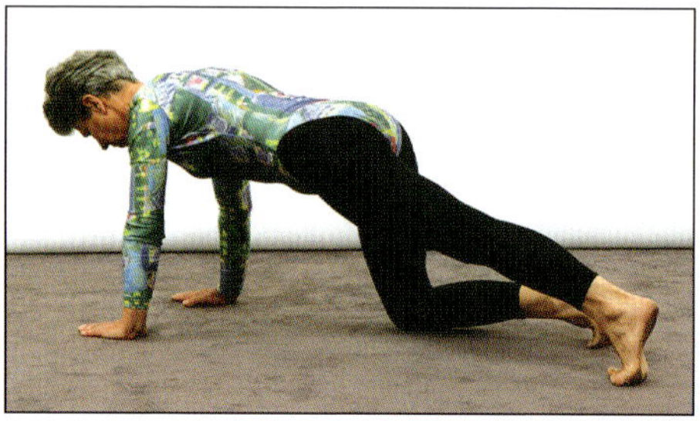

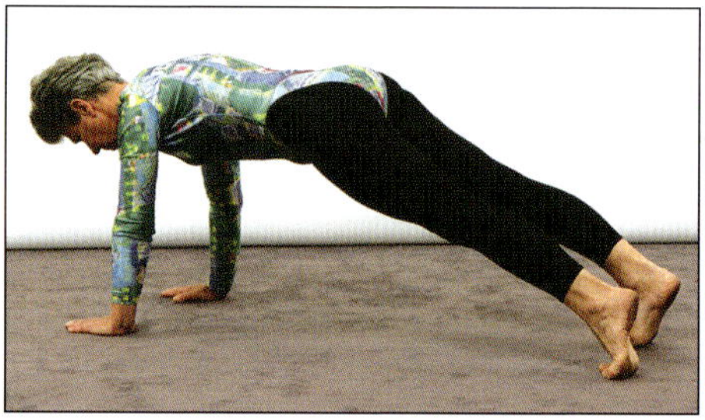

17. Ausgangsstellung bleibt, diesmal erst das eine Bein, dann das andere auf die Sitzfläche eines Stuhls legen.

18. Zu zweit oder zu mehreren (im Kreis) auf den Boden setzen, Beine anwinkeln, Fußsohlen ruhen am Boden. Alle fassen sich an den Händen und legen sich gleichzeitig hin. Anschließend wieder aufrichten. Zwischendurch in Rückenlage nur Kopf und Schultern anheben.

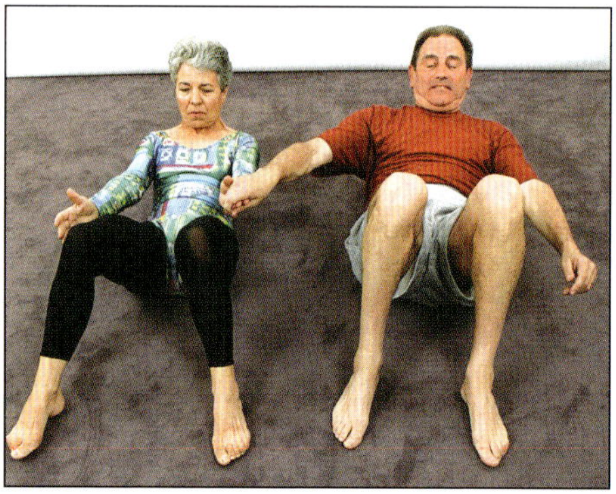

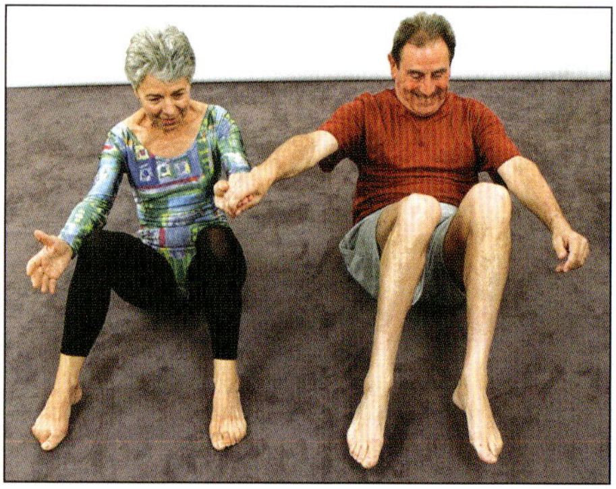

Bauchmuskelübungen mit einem Ball oder Luftballon

19. In Rückenlage, Beine anwinkeln, Fußsohlen am Boden. Becken anheben (gerader Rücken) und den Ball darunter her rollen.

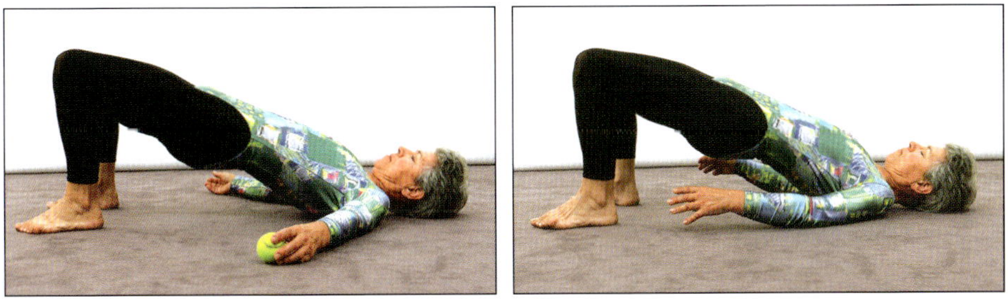

20. In Rückenlage, Ball ruht zwischen den Füßen, Beine anwinkeln. Den Ball hochwerfen, indem Gesäß und Beine vom Boden abheben oder einem stehenden Partner über den Kopf zuwerfen.

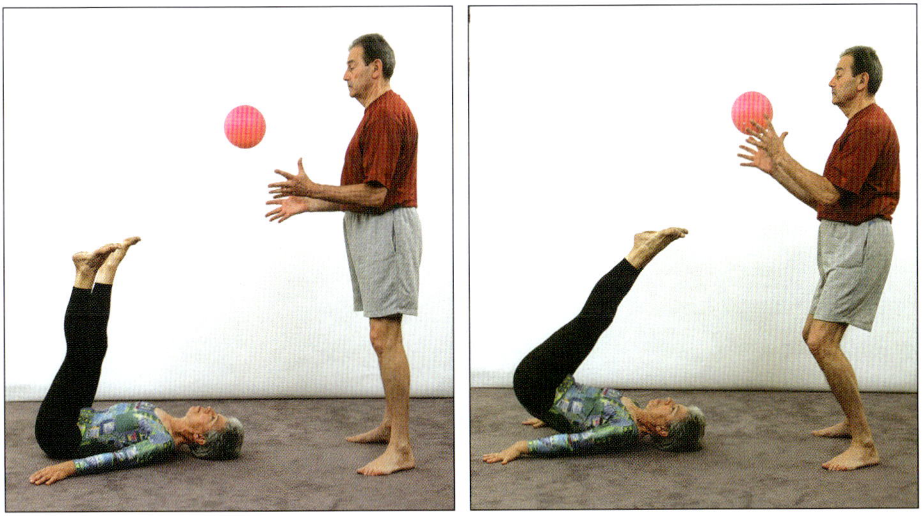

21. Zu zweit oder mehr (im Kreis): Kopf und Schultern anheben, dann den Ball weiterreichen.

22. Mit ausgestreckten Beinen auf den Boden setzen, Ball neben dem Körper. Den Ball die Beine entlang rollen, dann – wenn möglich – vor den Füßen her auf die andere Seite. Dort bis Beckenhöhe hoch rollen. Den Rücken ablegen, dabei Wirbel für Wirbel abrollen und den Ball weiter den Körper entlang und über dem Kopf auf die andere Seite bewegen. Wieder aufsetzen, eventuell mit Hilfe des anderen Arms. Diese Übung kann auch mit angezogenen Beinen ausgeführt werden.

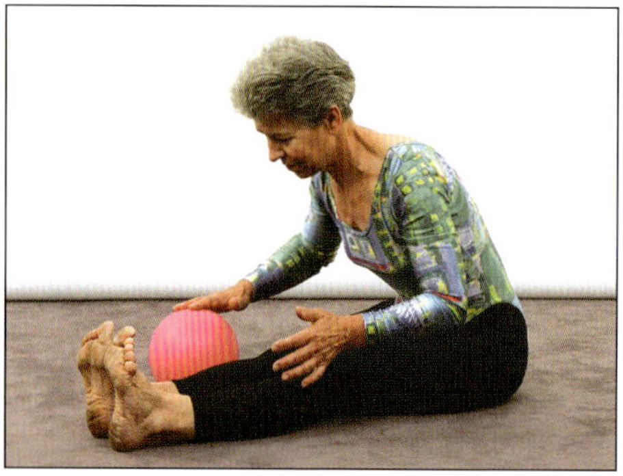

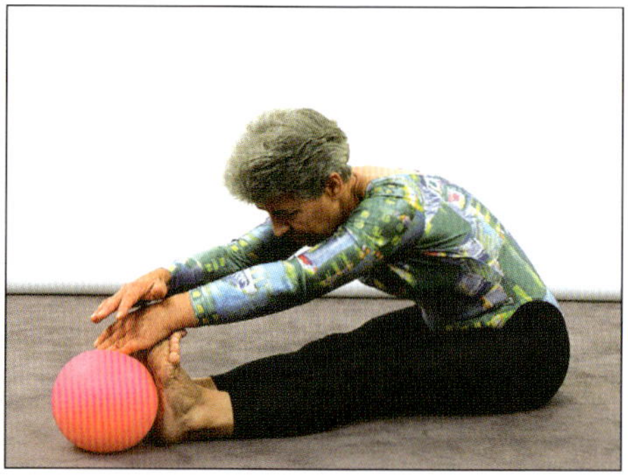

10. Gedächtnis

Definition

Fähigkeit des Verstandes zur Bewahrung und Wiedergabe von Wissen, das er sich zuvor angeeignet hat. In diesem Zusammenhang: Einbeziehung und Wiedergabe einer erlernten Bewegung.

Umsetzung

- ➡ Haltungen und Gesten neu ausdenken
- ➡ Spiele oder Übungen, die das visuelle und akustische Gedächtnis aufrufen
- ➡ Tänze
- ➡ Fünf bis sieben Übungen aneinanderreihen:
    - mit oder ohne Musik
    - mit oder ohne Hilfsmittel

BEISPIELE

Um etwas zu speichern, bedarf es eines gewissen Interesses an der Handlung. Hier einige Verfahren, die im Alltag angewendet werden können:

- Für die täglichen Einkäufe schreibt man häufig eine Liste. Nehmen Sie sie mit, aber benutzen Sie sie bis zum Ende nicht. Sie soll lediglich zur Überprüfung dienen.
- Versuchen Sie sich an den Inhalt eines Tages in der Woche zu erinnern, Erlebnisse und Gesten, Mahlzeiten etc.
- Erinnern Sie sich an verschiedene Telefonnummern.
- Rekapitulieren Sie die Pläne für die nächste Woche.
- Versuchen Sie sich an den Inhalt eines Briefes zu erinnern, den Sie einige Tage zuvor erhalten haben.
- Denken Sie morgens beim Frühstück an fünf bis sieben Objekte und sagen Sie die Namen mehrere Male laut auf. Abends versuchen Sie dann, sich daran zu erinnern.
- Lösen Sie Kreuzworträtsel, Wortspiele etc.
- Schauen Sie Fernsehsendungen, die zum Nachdenken anregen (Quizsendungen u. ä.).

ÜBUNGEN für Gruppen

1. Durcheinander gehen und auf ein Signal zu zweit zusammenfinden. Dann wieder allein umherlaufen. Das Ganze bis zu siebenmal wiederholen und jedes Mal mit einer anderen Person zusammenkommen.

2. Wie Übung 1, aber diesmal die Personen in derselben Reihenfolge finden. Wiederholen, dann die Reihenfolge variieren, Nr. 7 vor Nr. 1, Nr. 6, Nr. 2 etc.

3. Im Kreis aufstellen, sich die Hände reichen. Mit dem Kreis bewegen. Dann den Kreis auflösen, sich alleine bewegen und erneut denselben Kreis bilden. Ohne mündliche Absprachen!

Achtung:
Häufig ist es die Raumsituation, die den Orientierungspunkt bildet, z. B. vor einem Fenster ... Bitten Sie die Teilnehmer, sich in einem zweiten Durchgang (nach der Auflösung des Kreises) auf die andere Seite zu stellen.

4. Die Teilnehmer weichen diversen Hindernissen auf dem Boden aus oder überschreiten diese. Sie sollten sich die Reihenfolge merken (mindestens sieben Objekte) und den Weg wiederholen. Gleiche Übung in umgekehrter Reihenfolge.

5. Zweimal in die Hände klatschen, zweimal mit den Füßen aufstampfen (rechts – links), zweimal Fingerschnippen (beide Hände gleichzeitig), zweimal auf die Schenkel klatschen, zweimal Fingerschnippen (beide Hände abwechselnd), zwei Schritte einbauen (Viertaktmusik). Übung in umgekehrter Reihenfolge wiederholen.

6. Mit Stühlen. Die Positionen wechseln. Dabei immer eine andere Stelle des Stuhls anfassen. Mindestens sieben Kontakte. In derselben Reihenfolge wiederholen, dann in umgekehrter Reihenfolge.
Auch mit unterschiedlichen Handlungen ausführen. Zum Beispiel über einen auf dem Boden liegenden Stuhl steigen, sich auf einen zweiten Stuhl setzen, sich nur zum Schein auf einen dritten setzen, einen vierten hochheben ... Danach Übung in derselben Reihenfolge wiederholen, später in umgekehrter Reihenfolge.

7. Alle gehen kreuz und quer durch den Raum. Dann zu zweit zusammenfinden und dem anderen eine Bewegung vorführen: Fingerschnippen, Fußstampfen ... Sich trennen und wiederfinden, der anderen zeigt eine Bewegung. Sich trennen und wiederfinden, beide Bewegungen vorführen (die eigene und die des Partners). Sich trennen und einen anderen Partner finden, die zwei Bewegungen vorführen und sich die beiden des Partners merken. Sich trennen, den ersten Partner wiederfinden, abwechselnd alle vier Gesten vorführen. Trennen, wiederfinden und alles wiederholen.

8. Ein Kreis aus sieben bis neun Personen, zwei verschiedenfarbige Luftballons. Den ersten Ballon einem Partner reichen, der nicht der Nachbar ist. Jeder bekommt den Ballon nur einmal. Die Reihenfolge merken (mehrere Wiederholungen).
Den zweiten Ballon nehmen und mit einer anderen Person starten. Gleiches System, aber den Ballon nicht derselben Person geben wie beim ersten Mal.
Beide Luftballons einsetzen und beide Reihenfolgen durchführen, ganz langsam.

Tipp:
Wenn es darum geht, das Gedächtnis zu trainieren, sollte man nicht zu viele Übungen ausführen. Denn tatsächlich macht sich relativ schnell eine gewisse Ermüdung bemerkbar. Der Rhythmus der Speicherung im Gedächtnis sollte langsam sein. Es ist wichtig, die Übungen stetig zu wiederholen.

Auch wenn es nicht gleich klappt: Lassen Sie sich nicht entmutigen! Im Laufe des Lebens neigt der Verstand zu „Energiesparmaßnahmen“. Wenn kein Interesse daran besteht, die Aktion im Gedächtnis zu behalten, wird sie von unserer „Festplatte“ sehr leicht „gelöscht“. Wichtig ist der Wille zu lernen, Dinge im Gedächtnis zu behalten, und sich für die Speicherung im Gedächtnis gewisse Orientierungspunkte zu setzen.

11. Koordination

Definitionen

- Die Kombination von Muskelkontraktionen zur Ausführung einer geordneten und zusammenhängenden Aktion.
- Der Begriff steht für Geschicklichkeit und Technik.
- Organisation motorischer Aktionen, ausgehend von erhaltenen Informationen.
- Getrennte Elemente werden verbunden und angeordnet, um ein zusammenhängendes Ganzes zu bilden.
- Die Fähigkeit, Bewegungen, die ein zielgerichtetes Handeln erfordern, gleichzeitig und harmonisch durchzuführen.

Umsetzung

- Jeder für sich: Trennung einzelner Handlungen, z. B. dreimal mit einem Arm im Takt schlagen und viermal mit dem anderen. Siehe Übung 6.
- Zu zweit oder zu mehreren: vorbeigehen und folgen
- Musik, Material (Gewichte, Formen, unterschiedliche Stoffe), auf verschiedenen Ebenen
- Tänze

An die Seitigkeit angepasste Übungen. Widerstand und Aneinanderreihung der unteren und oberen Gliedmaßen. Trennung einzelner Handlungen.

Tipp:
Schwierige Situation, deshalb zuerst vereinfachen, Rhythmus anordnen, präzisieren.

BEISPIELE

1. Drei Schritte machen, beim vierten mit geschlossenen Beinen hochspringen, Arme nach oben strecken. Wieder drei Schritte, Arme nach unten, beim vierten Schritt mit geöffneten Beinen hochspringen, Arme seitwärts. Wiederholen, aber umgekehrt. Also: Beine schließen, Arme zur Seite; Beine öffnen, Arme nach oben.

2. In Rückenlage, Hände in den Nacken legen, Beine anwinkeln, Knie zur Brust ziehen. Die Ellbogen zusammendrücken, dabei die Knie auseinandernehmen. Dann Ellbogen und Beine im Wechsel öffnen und wieder zusammendrücken.

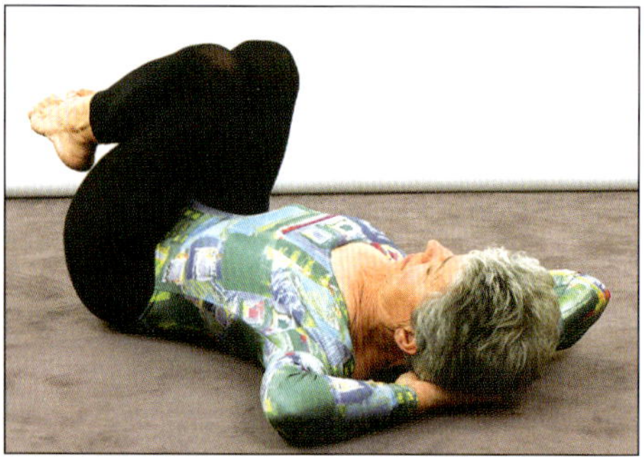

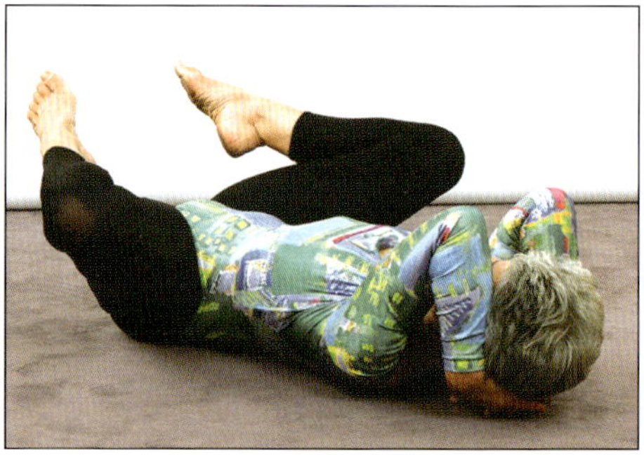

3. In Rückenlage, Knie zur Brust ziehen, die Oberschenkel liegen dicht beieinander, Unterschenkel öffnen. Unterarme gegeneinander legen und mit den Handflächen Druck ausüben. Unterschenkel zusammendrücken und gleichzeitig die Ellbogen auseinanderbewegen, Handflächen bleiben aneinandergedrückt. Dann wieder die Ellbogen zusammenführen, die Unterschenkel trennen, die Füße bleiben geschlossen.

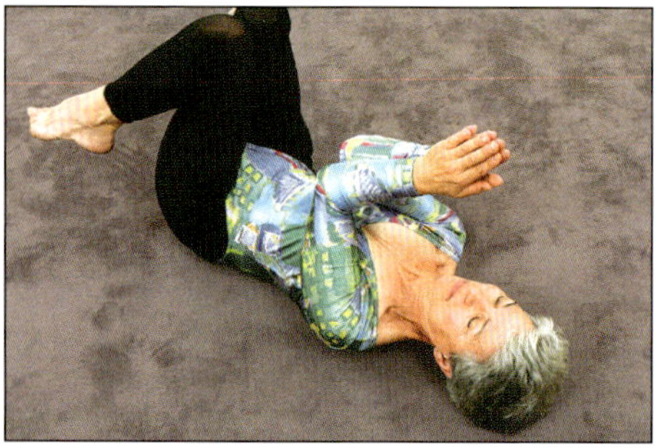

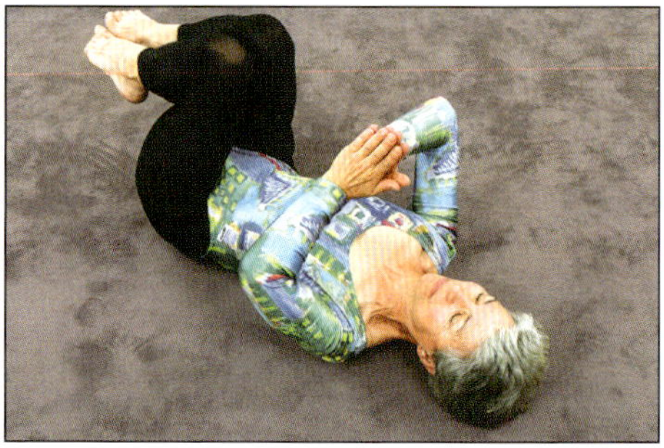

4. Auf den Boden setzen, Beine ausstrecken. Gleichzeitig mit beiden Händen auf die Oberschenkel klopfen, dann die linke Hand auf den rechten Schenkel legen, die rechte Hand zur Faust schließen, Arm anwinkeln, Daumen hoch.
Wieder mit beiden Händen auf die Schenkel klopfen, dann die rechte Hand auf den linken Schenkel legen, gleichzeitig linken Daumen hoch. Mit beiden Händen gleichzeitig auf die Oberschenkel klopfen, dann mit der linken Hand auf den rechten Schenkel klopfen, diesmal zeigt der Daumen der rechten Hand nach unten.

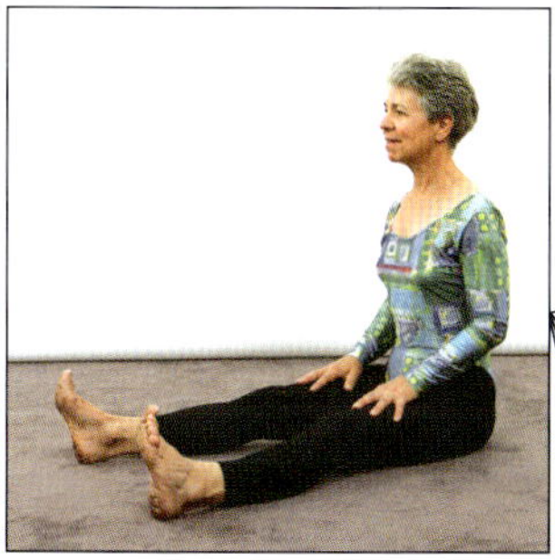

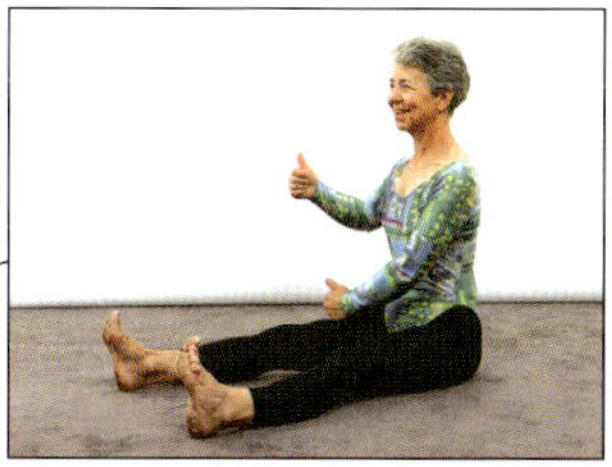

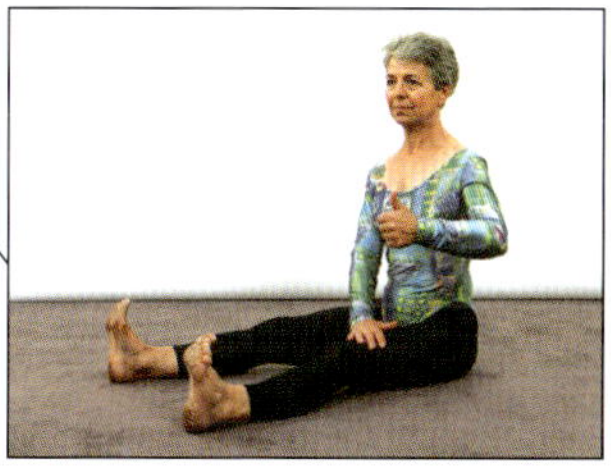

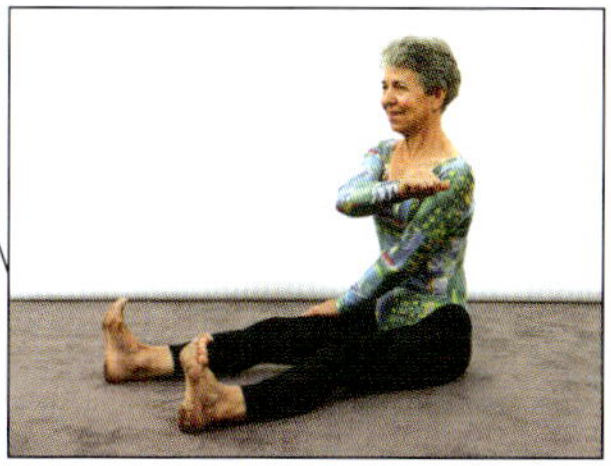

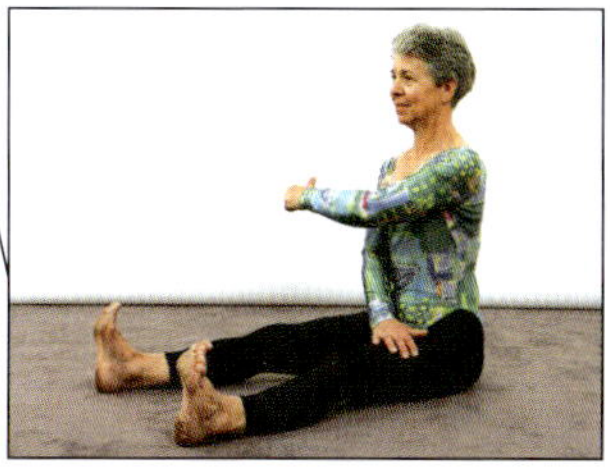

- *Gleichzeitiges Klopfen auf die Oberschenkel, dann die rechte Hand auf den linken Oberschenkel legen, der linke Daumen zeigt nach unten.*
- *Gleichzeitiges Klopfen auf die Schenkel, dann die linke Hand auf den rechten Oberschenkel legen, der rechte Daumen zeigt nach links.*
- *Gleichzeitiges Klopfen auf die Oberschenkel, dann die rechte Hand auf den linken Oberschenkel legen, linker Daumen zeigt nach rechts.*

Nun auch den Kopf mit einbeziehen:

- *Wenn der Daumen oben ist, Kopf nach unten beugen (Beugung).*
- *Wenn der Daumen unten ist, Kopf anheben (Streckung).*
- *Zeigt der Daumen nach links, Kopf nach rechts drehen.*
- *Zeigt der Daumen nach rechts, Kopf nach links drehen.*

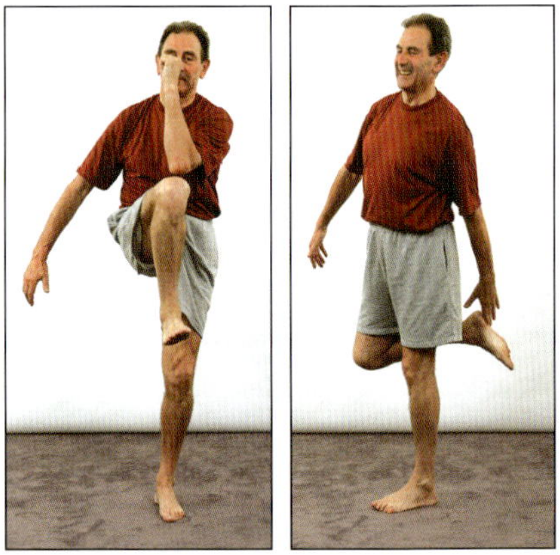

5. Einen Schritt machen, Arme locker lassen, ein Knie anheben und mit dem entgegengesetzten Ellbogen berühren, ein Arm angewinkelt; einen Schritt machen, anderes Knie anheben und mit entgegengesetztem Ellbogen berühren; einen Schritt machen, ein Bein nach hinten hoch beugen, den Fuß mit der entgegengesetzten Hand berühren. Wieder einen Schritt machen, ein Knie nach vorne hochziehen, den Fuß mit der entgegengesetzten Hand berühren; einen Schritt machen, ein Bein nach hinten hochziehen, den Fuß mit der Hand derselben Seite berühren (rechte Hand an rechten Fuß); einen Schritt machen, anderes Bein hochziehen und wieder mit der Hand derselben Seite berühren. Die ganze Übung besteht aus 16 Schritten.

Diese Übung kann auf der Stelle oder im Gehen ausgeübt werden, wobei sich auch die Körperkontakte variieren lassen.

6. Vierteilige Bewegungsabfolge mit einem Arm, dreiteilige mit dem anderen.

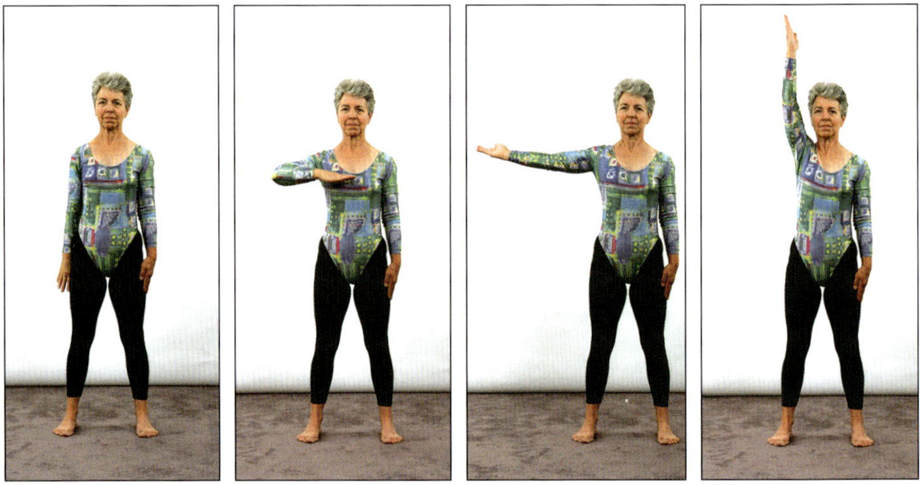

Ein Arm nach unten strecken und mit der dargestellten Abfolge beginnen. Die Arme enden in der Ausgangsposition.

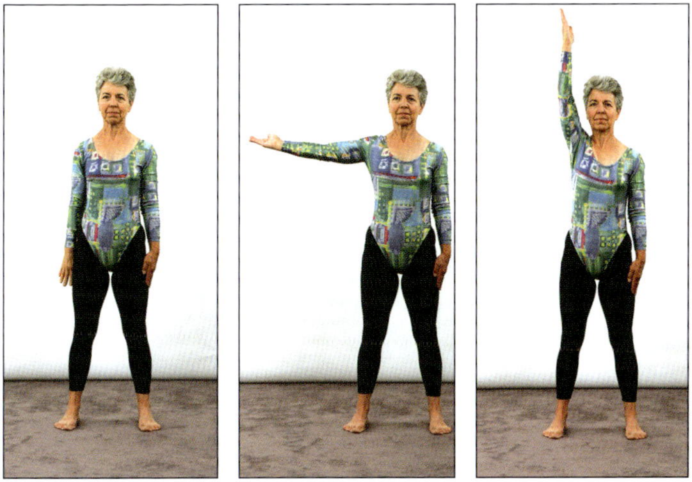

7. Zu zweit. Mit einem Ball jonglieren. Ohne den Rhythmus zu unterbrechen mit den Füßen einen anderen Ball zum Partner rollen.

8. Mit einem Gymnastikband kleine Schlängelbewegungen auf dem Boden vollführen, dabei in der anderen Hand einen Ball halten. Diesen zweimal nach oben werfen, dann zweimal auf den Boden titschen. Das Ganze erst auf der Stelle ausführen, dann während des Gehens.

9. Auf den Boden setzen. Mit dem Oberkörper nach vorne und hinten wippen, gleichzeitig mit den Füßen auf dem Boden trippeln. Mit einer Hand eine Bewegung wie beim Bügeln ausführen, mit der anderen kleine Kreise ziehen (als ob man einen Kaffee umrührt). Schließlich den Kopf hinzunehmen und kleine Drehungen vollziehen.

12. Übungen mit dem Elastiband

Das Elastiband bietet zahlreiche Einsatzmöglichkeiten. Es ist in verschiedenen Stärken erhältlich, sodass man es gemäß seiner persönlichen Muskelkraft einsetzen kann. Jeder nach seinen Möglichkeiten!

Man kann das Band:

- in beide Hände nehmen,
- mit den Füßen halten,
- mit einem Fuß und einer Hand halten, einseitig oder kreuzweise.

Gut ist es, zwei Elastibänder zu besitzen.

Bei der Arbeit mit dem Elastiband kann der Rhythmus langsam oder schnell sein. Und man kann auch nur eine Position beibehalten.
Vorsicht bei zu schnellem Herzschlag oder bei schmerzenden Schultern (nicht weiter trainieren).
Manchmal ist es besser, nur einige wenige Übungen auszuführen. Entscheidend ist die „Dosierung".
Alle Übungen lassen sich im Stehen, im Sitzend oder im Liegen ausführen, auf allen Vieren, sogar auf einem Stuhl. Achten Sie dabei immer auf die richtige Beckenstellung!

Armübungen

1. Elastiband in beide Hände nehmen, den Daumen frei lassen, Arme schräg nach unten halten und gleichzeitig oder nacheinander öffnen.

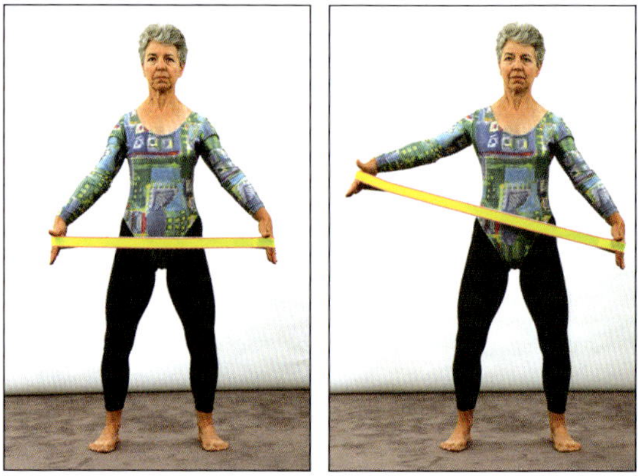

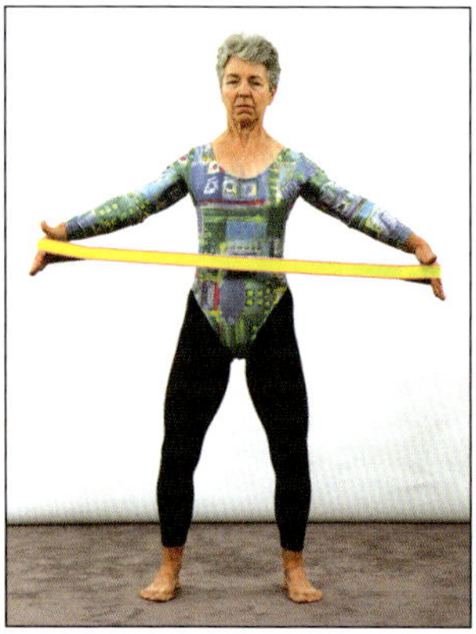

2. Elastiband in beide Hände nehmen (Daumen frei lassen), Arme waagerecht nach vorne strecken, gleichzeitig öffnen, Handflächen nach außen drehen.

3. Ellbogen am Körper, Unterarme waagerecht nach vorne halten und seitlich öffnen.

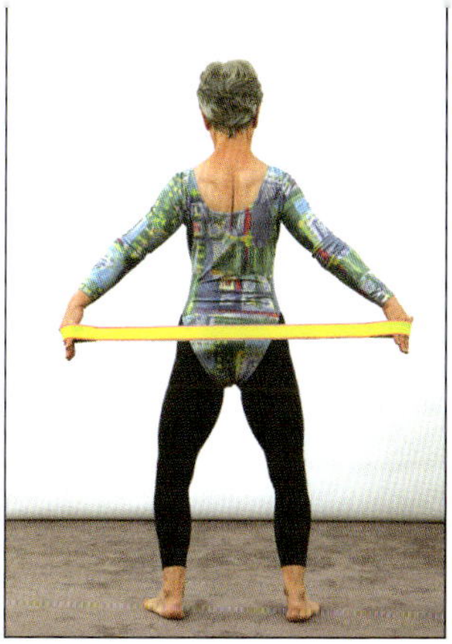

4. Elastiband mit beiden Händen hinter dem Rücken halten, Arme seitlich öffnen.

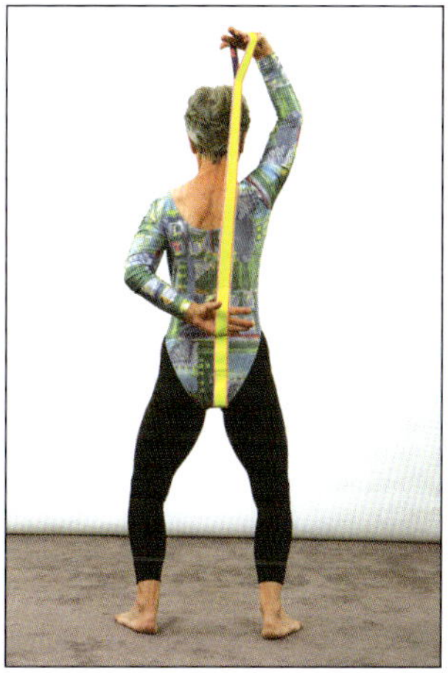

5. Elastiband hinter dem Rücken, eine Hand auf Gesäßhöhe, die andere über dem Kopf:
- abwechselndes Dehnen der Arme
- gleichzeitiges Dehnen (eine Hand zieht nach oben, die andere nach unten)

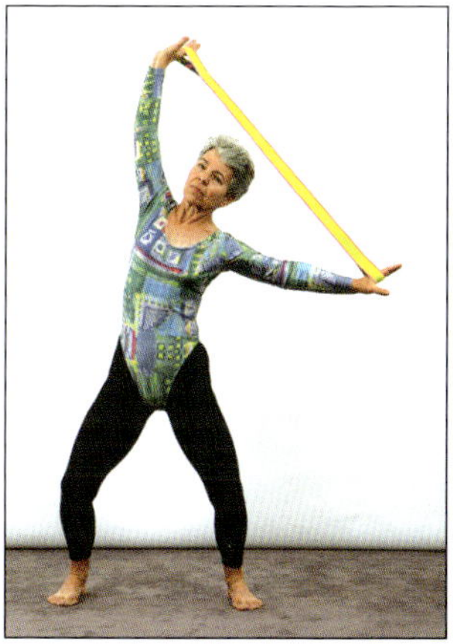

Arm- und Rumpfübungen

6. Ein Arm zieht nach oben, ein Arm seitlich vom Körper weg: seitliche Beugung des Rumpfes.

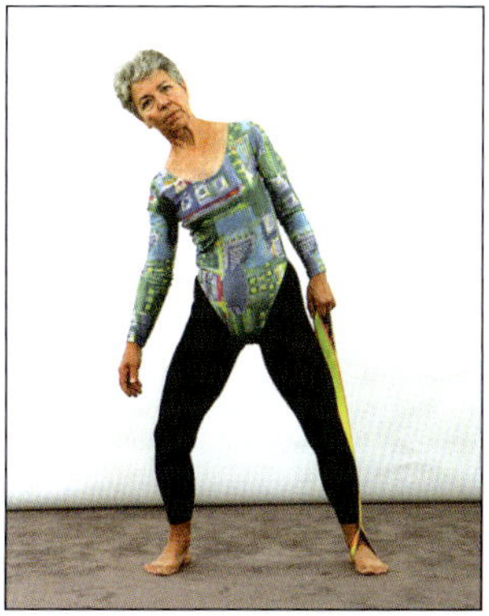

7. Das Band wird von Hand und Fuß derselben Seite gehalten. Nun eine Rumpfbeuge machen, indem man die Arme am Körper lässt und den Rumpf zur anderen Seite beugt.

8. Eine Hand berührt den gegenüberliegenden Oberschenkel, der andere Arm zieht schräg nach oben. Anschließend wechseln.

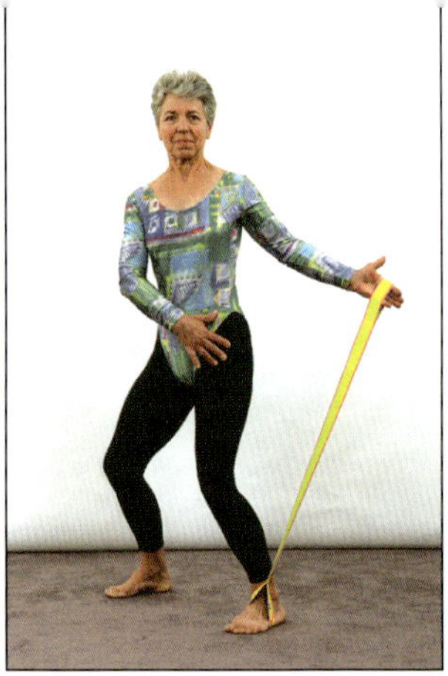

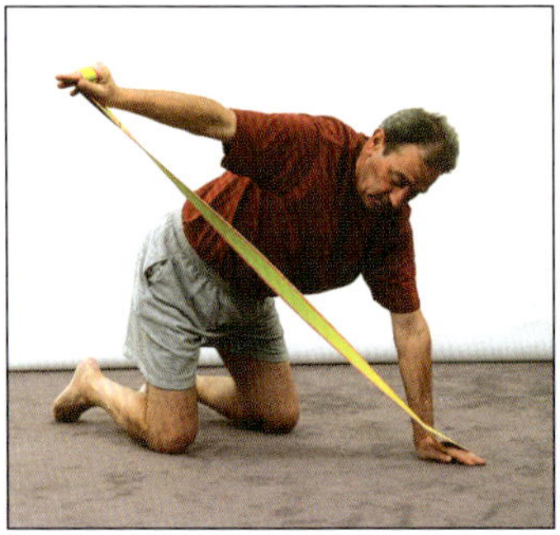

9. Vierfüßlerstand, Band in beiden Händen halten. Einen Arm seitlich hochziehen.

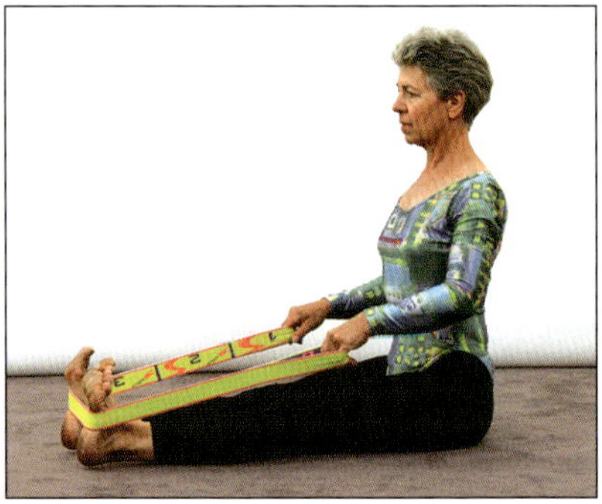

10. Im Sitzen Beine ausstrecken, Füße anziehen, das Elastiband mit Händen und Füßen halten. Ziehen, indem man die Schultern zurückschiebt. Dabei den Rücken gerade halten!
Man kann die Übung auch mit zwei Bändern durchführen, jedes wird von Hand und Fuß derselben Seite gehalten.

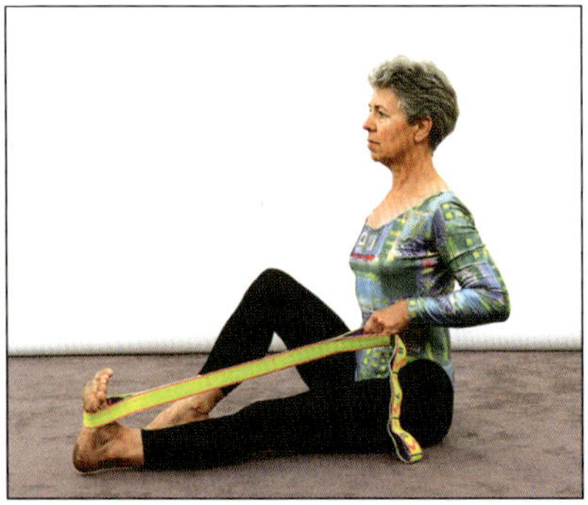

11. Elastiband von Hand und Fuß derselben Seite halten. Den Arm im Wechsel beugen und strecken.

12. Ausgangsstellung bleibt: Arm seitlich nach vorne anheben. Kann man auch mit zwei Bändern durchführen.

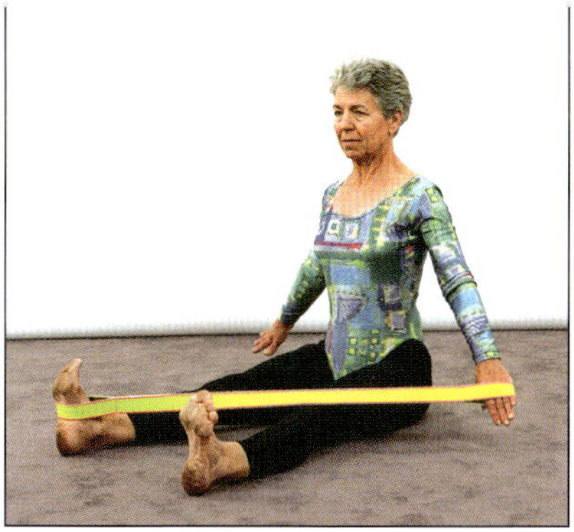

13. Elastiband wird von Hand und Fuß der gegenüberliegenden Seite gehalten, Arm schräg nach unten öffnen.

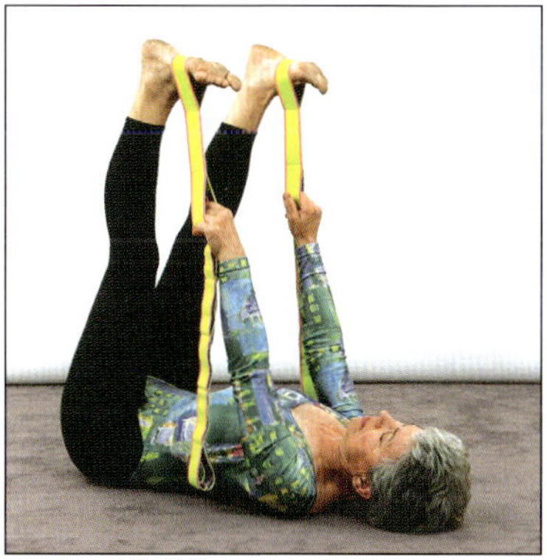

Mit zwei Bändern

14. Auf den Boden legen, jeweils ein Band mit Fuß und Hand derselben Seite halten. Nun die Arme im Wechsel beugen und strecken. Diese Übung kann auch mit leicht angewinkelten Beinen ausgeführt werden.

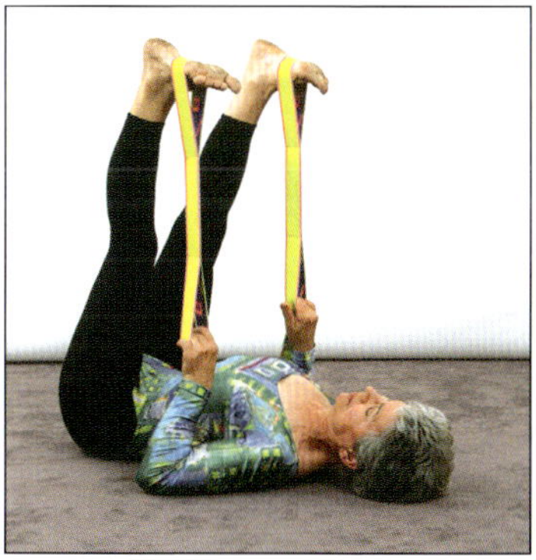

15. Ausgangsstellung bleibt, im Sitzen oder Liegen, Arme leicht öffnen (Abduktion).

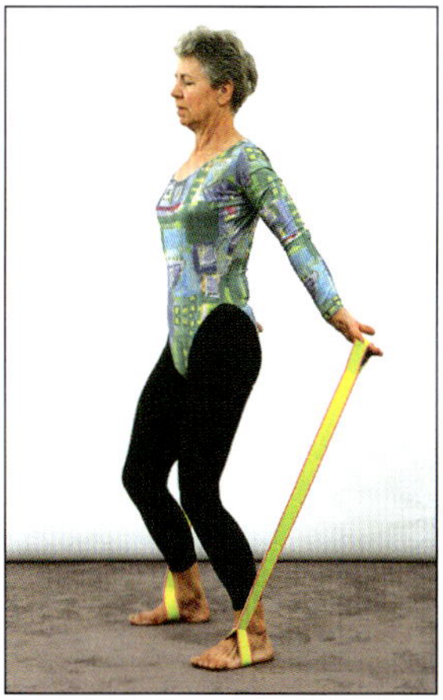

16. Im Stand, Bänder immer noch mit Händen und Füßen halten. Arme nach hinten dehnen.

17. Im Stand oder Sitz, Arme mehr oder weniger schräg nach unten strecken, ein Elastiband in jeder Hand, Daumen zeigen nach oben, das andere Ende wird von den Füßen gehalten, mit den Armen kleine Kreise beschreiben.

18. Ausgangsstellung bleibt, Arme vor und zurück bewegen.

19. Das Elastiband mit Händen und Füßen halten. Seitlichen Ausfallschritt machen und gleichzeitig die Arme anheben.

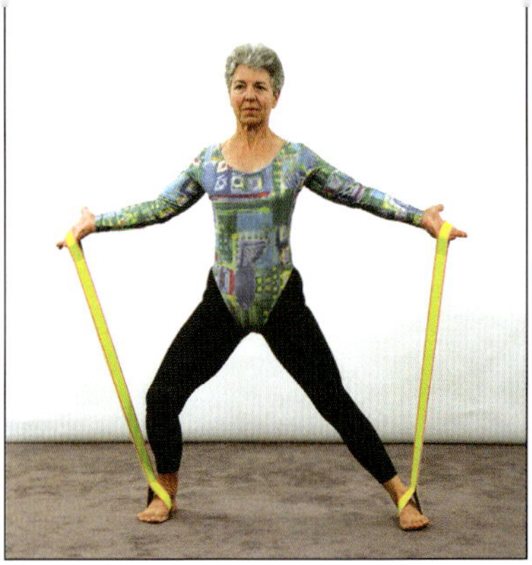

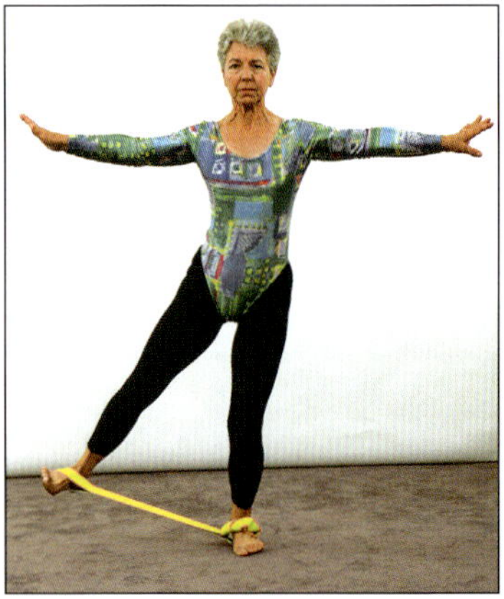

Beinübungen

20. Im Stand, Beine schließen. Elastiband zwischen die Füße spannen, ein Bein abspreizen, Fuß wieder aufsetzen und in die Ausgangsstellung zurückkehren.

21. Ausgangsstellung bleibt, die Beine abwechselnd abspreizen und wieder heranziehen. Dabei im Wechsel am jeweils anderen Ende des Bands ziehen.

22. Im Stand, ein Knie hochziehen. Elastiband unter den Fuß legen und mit den Händen halten.

23. Im Sitzen Beine anwinkeln. Ein Elastiband wird von Fußknöchel und Hand derselben Seite gehalten. Bein dehnen.

24. Ausgangsstellung bleibt, mit zwei Bändern, Beine dehnen, dabei die Füße über den Boden schieben.

25. Sitzen, Beine ausstrecken, Hände auf dem Boden abstützen, ein Elastiband zwischen den Füßen halten. Beine seitlich abspreizen, gleichzeitig oder abwechselnd.

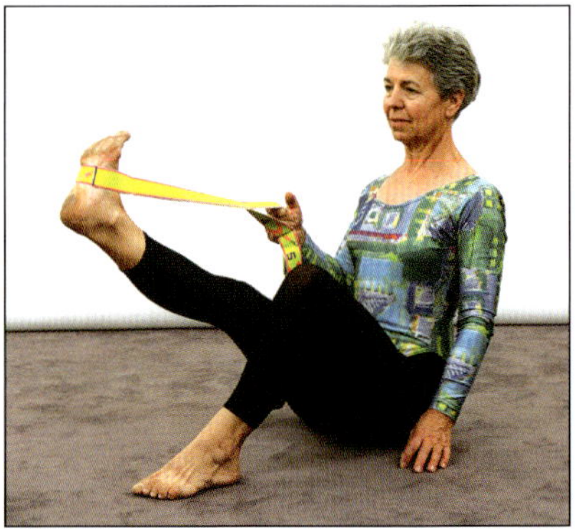

26. In Rückenlage Beine senkrecht nach oben strecken, Elastiband zwischen den Füßen:

➡ abspreizen
➡ Schere

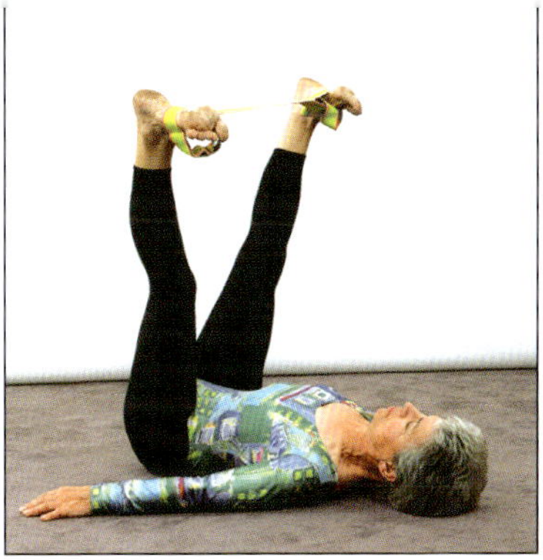

27. Ausgangsposition bleibt. Ein Bein im Wechsel stark abspreizen (über das andere Bein hinaus) und wieder anziehen.

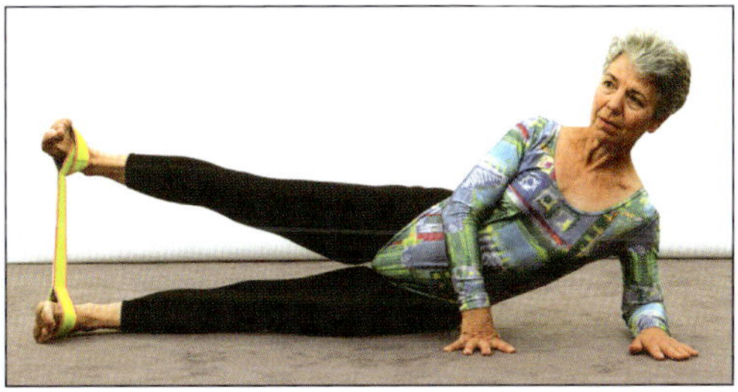

28. Gleiche Übung, seitlich liegend: a) Kopf ruht auf dem in Verlängerung des Körpers ausgestreckten Arm oder b) mit abgestütztem Unterarm, die andere Hand stützt sich vor der Brust auf dem Boden ab. Nun:

➡ entweder Beine ausstrecken
➡ oder Beine anwinkeln.

Die Knie berühren sich. Das obere Bein anheben.

29. Elastiband immer noch an den Füßen. Flach auf den Bauch legen und unbedingt auf die Bandscheiben achten (diese Übung bei Rückenbeschwerden auslassen):

➡ leichtes Anheben der Beine
➡ leichtes Spreizen der Beine

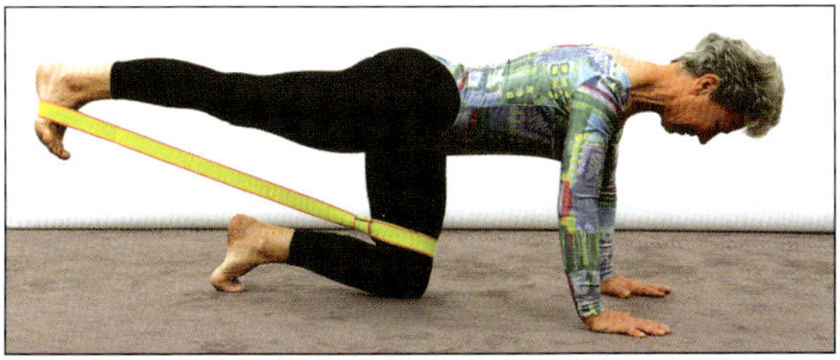

30. Vierenfüßlerstand, Elastiband an den Füßen. Ein Bein nach hinten dehnen (Körperlinie). Stellung halten.

31. Gleiche Übung, Unterarme auf dem Boden aufsetzen, Stirn liegt auf dem Boden.

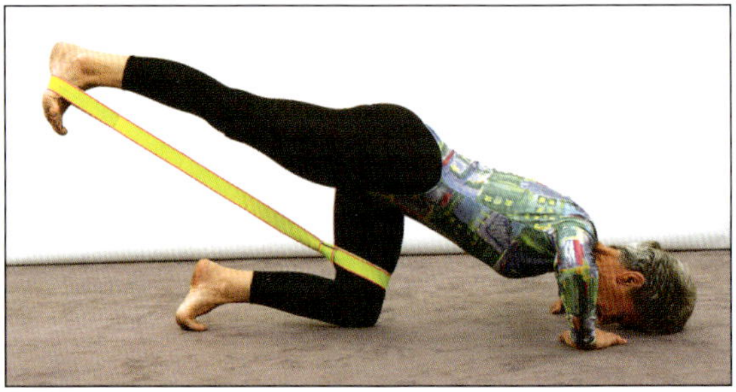

32. Ausgangsstellung bleibt, gebeugtes Bein seitlich anheben.
In einer Gruppe können gewisse Übungen nebeneinander ausgeführt werden (oder im Kreis), das Elastiband bildet dann die Verbindung zwischen zwei Personen. Auch hier seitliche Bewegungen.

33. Einer geht einen Schritt vor, der andere auf der gleichen Seite einen zurück.

34. Auf einem Bein balancieren. Das andere Bein schräg nach unten halten und kleine Kreise beschreiben (alle auf derselben Seite). Kann allein oder mit einer Stütze ausgeführt werden.

35. Ausgangsstellung bleibt, ein Bein anheben (z. B. das rechte für alle). Nun die Knie abspreizen.

36. Beinübung: Auf eine Stuhllehne gestützt, Elastiband an den Füßen, balancierend

- ➡ ein Knie anheben,
- ➡ ein Bein anheben,
- ➡ kreisen,
- ➡ Achten beschreiben,
- ➡ nach vorne und hinten schwenken,
- ➡ seitlich abspreizen.

Tipp:
Bei einigen Übungen ist eventuell ein selbst gemachtes Tau zu bevorzugen. Es ist auch ein wenig elastisch und hat eine weichere Oberfläche.
Anfertigung siehe Seite 60.

Ebenso lässt sich ein elastisches Sprungseil benutzen, dessen Länge ungefähr 1,10 m beträgt, nachdem man zwei Schlaufen von je 30 cm gebildet hat.

13. Massage

Eine Massage ist eine wunderbare Wohltat und zudem gut für die Gesundheit. Giftstoffe werden besser abgebaut, Muskeln werden entlastet und entspannt. Eine Massage regt den Kreislauf an und fördert den Abtransport der Lymphflüssigkeit.

Hier einige einfache Beispiele:

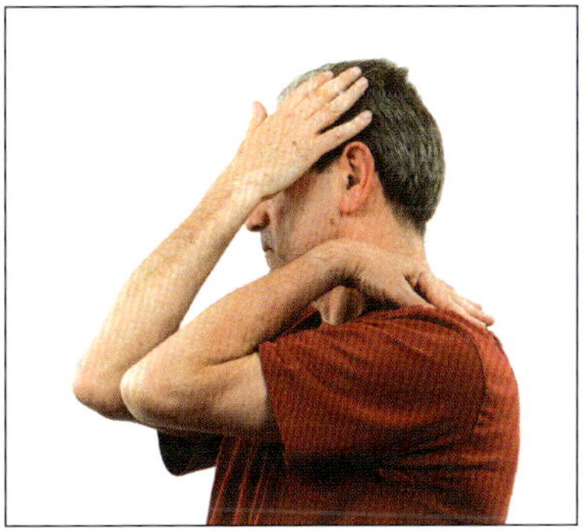

1. Nacken:
Gleitender Druck, eine Hand nach der anderen, die ganze Handfläche liegt auf. Hände von der Schädelbasis zu den Schultern heruntergleiten lassen. Anfangs nicht zu sehr drücken.

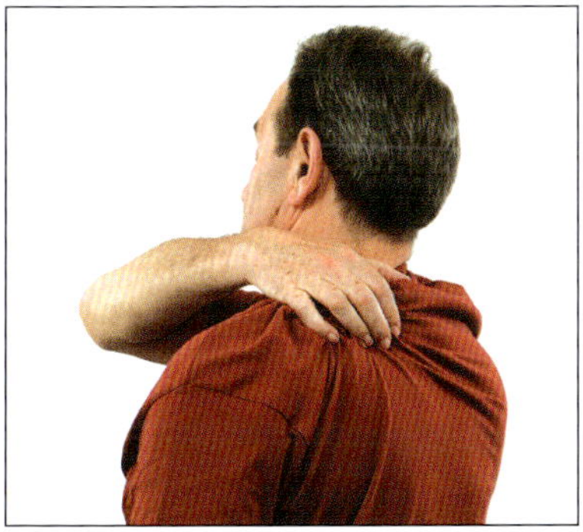

2. Schultern:
Mit der entgegengesetzten Hand die Schulter berühren und die gesamte Muskelmasse durchkneten. Mit den Fingern kreisende Bewegungen ausführen.

3. Arme:
Mit leichtem Druck massieren, am äußeren Arm von unten nach oben, vom Handgelenk zur Schulter, und am inneren Arm wieder hinunter. Beim Hinauf- und Hinuntergleiten leicht durchkneten.

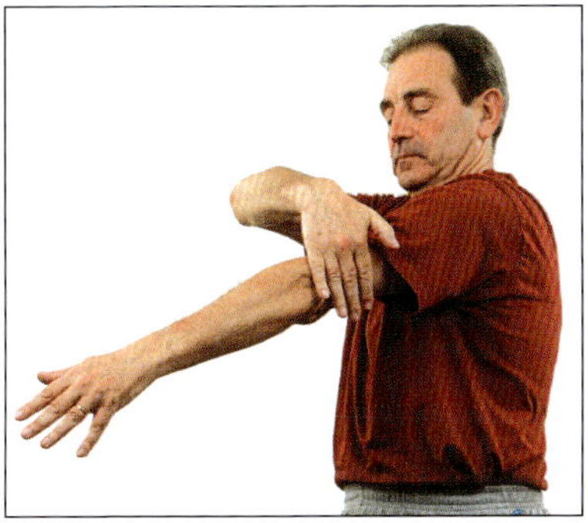

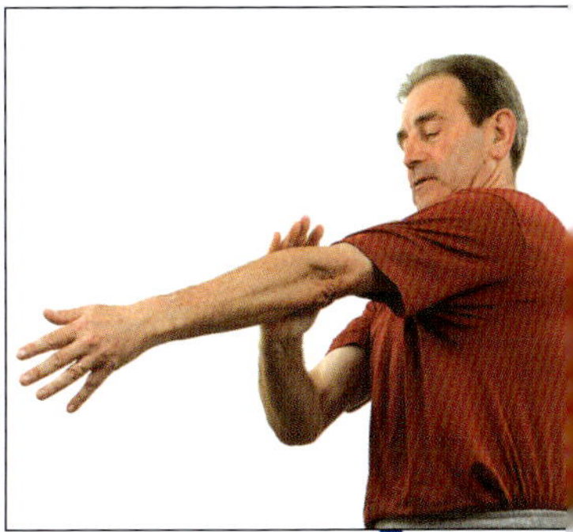

4. Hände:
Sich die Hände reiben.
Jeden einzelnen Finger kneten.

5. Füße:
Im Sitz auf dem Boden:

➡ Zehen abspreizen und wieder entspannen.
➡ Jeden Zeh einzeln mit den Fingern bewegen und nach außen ziehen.
➡ Massieren der Fußknöchel mit einer Hand.

6. Waden:
Auf dem Boden sitzen, Beine anwinkeln, Finger mit Druck nach oben gleiten lassen, von der Ferse bis zur Kniehöhle. Bewegungen langsam ausführen.

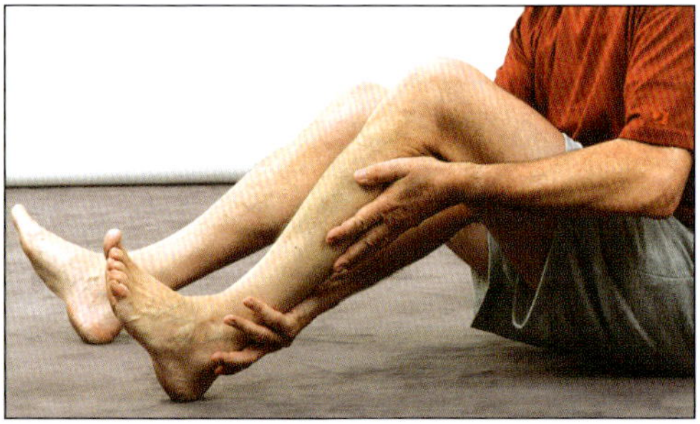

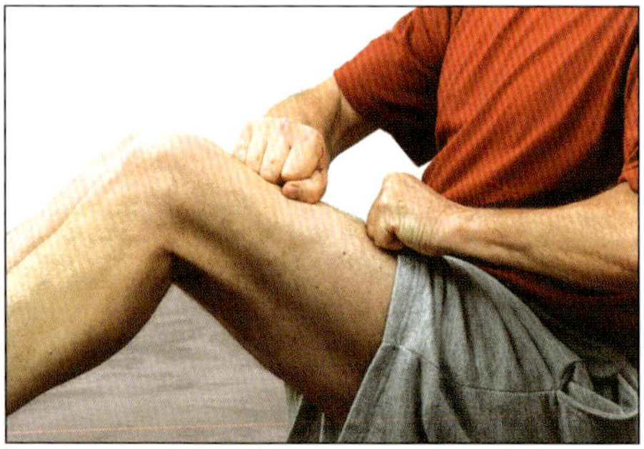

7. Oberschenkel:

➡ Auf die Stuhlkante setzen: Druckmassage vom hinteren Knie bis zum Gesäß (wohltuend für diese sehr beanspruchte Muskelmasse, den Ischias).
➡ Man kann auch mit der geschlossenen Faust auf die Oberschenkel klopfen oder sie „durchkneten“.

Mit einem Soft- oder Tennisball

8. Füße:
Im Sitzen oder im Stand (zweites ist zu empfehlen, weil das Körpergewicht einen größeren Druck erlaubt). Mit der ganzen Fußfläche auf dem Ball kreisen, mit den Zehen, mit der Ferse (besonders auf den empfindsamen Stellen).

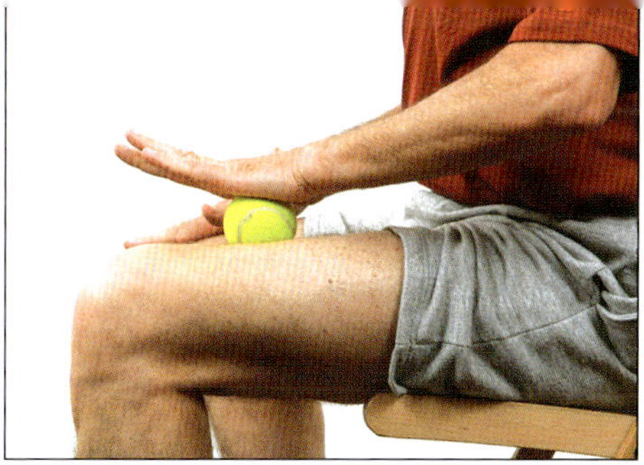

9. Oberschenkel:
Auf einer Stuhlkante sitzen oder auf dem Boden, einen Ball auf der ganzen Oberschenkelfläche kreisen lassen, die Hand liegt flach auf dem Ball.

10. Gesäß:
In Rückenlage, den Ball (anfangs aus Schaumstoff) unter eine Gesäßbacke legen. Dort befindet sich ziemlich weit außen ein sehr sensibler Punkt, der „Pyramidenmuskel".
Nicht mehr bewegen, die Spannungen nehmen allmählich ab.

11. Rücken:
Im Stand, Rücken an der Wand, Ball auf Schulterhöhe. Auf dem Ball hin und her bewegen.

Tipp:
Diese Übungen können auch zu zweit durchgeführt werden. Der Partner hält die Hand flach auf dem Ball und lässt ihn auf dem Rücken des Partners kreisen, die Wirbelsäule entlang und im Lendenbereich.

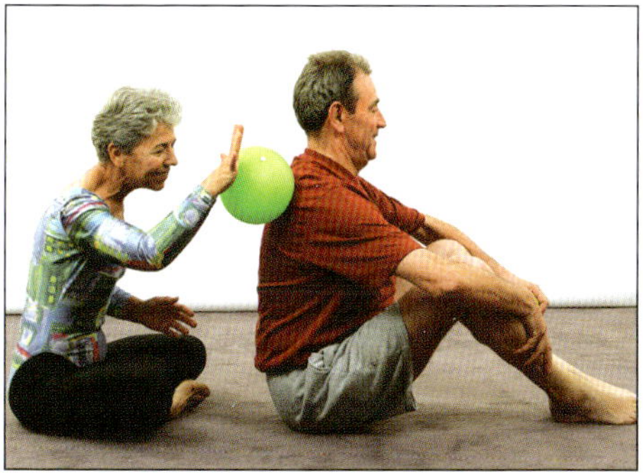

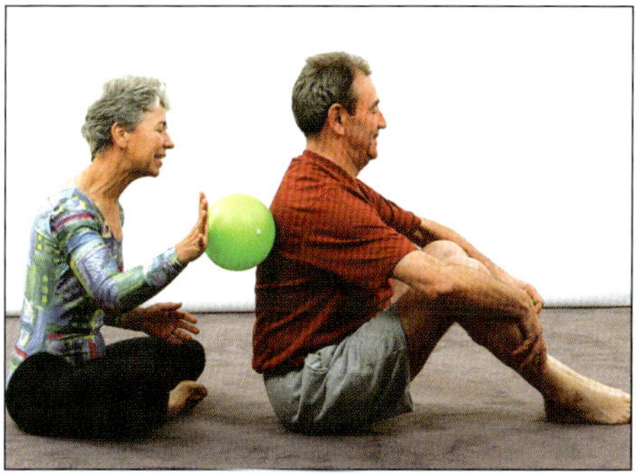

ENTSPANNUNGSÜBUNGEN FÜR ZU HAUSE

Auf den Rücken legen, Arme liegen locker neben dem Körper, Handflächen zeigen nach oben. Augen schließen, keine Bewegungen, auch nicht im Gesicht. Dabei ruhige Musik hören.

14. Hilfsmittel

Warum ist es sinnvoll, gelegentlich Hilfsmittel zu benutzen, und wie sehen diese aus?
Das zu benutzende Material bietet mehrere Aspekte; es kann sein:

- ein Mittel zur Zerstreuung. Dieselbe Übung mit Objekten kann neues Interesse wecken,
- ein nützliches Mittel, um die Koordination und Geschicklichkeit zu trainieren,
- ein ergänzendes Gewicht bei der Ausführung einer Übung, denn es bietet einen gewissen Widerstand; was sich positiv auswirkt, wenn das Ziel die Muskelstärkung oder -dehnung ist.

Der Einsatz von Hilfsmitteln erzeugt eine Aktivierung des Herz-Kreislauf-Systems sowie eine Muskelstärkung und ist auch nützlich bei der Durchführung von Dehnübungen und Massagen (z. B. Ball).

Welche Objekte können Sie einsetzen?

- Telefonbücher,
- alle Arten von Bällen (Tennisball, Softball ...),
- Luftballons,
- Bank, Stuhl,
- Kissen,
- Springseil, Tau, Elastiband,
- Holzbalken, Bank oder andere Objekte, die man hoch- und heruntersteigen kann,
- Keule oder Wasserflasche aus Plastik,
- Gymnastikband
- etc.

Zu Hause:
- Rudergerät
- Heimtrainer
- Hanteln etc.

Die Benutzung von Hilfsmitteln macht das Training interessanter. In diesem Buch finden Sie viele Übungen, die man zu Hause ausführen kann – sowohl mit als auch ohne Hilfsmittel.

3

Anhang

1. Einge Ratschläge und Anweisungen zum Thema Freizeitsport

Bitte beachten Sie:

- ➡ Sie sollten regelmäßig Sport treiben, wenn möglich verschiedene Arten. Schwimmen und Gehen nicht vergessen, die wichtigsten Sportarten, ebenso wie Gymnastik und Stretching, dies aber mit kompetenter Anleitung.
- ➡ Es ist wichtig, sich einmal im Jahr medizinische durchchecken zu lassen, der Arzt kann ein guter Berater sein.
- ➡ Nicht die Wasserflasche vergessen: ein unersetzlicher Begleiter.
- ➡ Eine goldene Regel: KEIN SCHMERZ!
- ➡ Sie sollte vermeiden, zwei Übungen nacheinander zu machen, die beide auf den Knien ausgeführt werden.
- ➡ Dasselbe gilt für Übungen, bei denen man auf dem Bauch liegt, vor allem wenn man mit Kreuzbeschwerden zu kämpfen hat. Besser ist es, ein Kissen unter den Bauch zu legen. Ein Kissen ist oft sehr nützlich: unter dem Kopf, unter den Knien und manchmal auf der Höhe der Fußknöchel (im Vierfüßlerstand).
- ➡ Nicht vergessen: Wenn man auf dem Rücken liegt, nicht die Beine sofort nach oben strecken. Erst die Knie anwinkeln und an die Brust ziehen, bevor man die Beine nach oben streckt. Das gleiche gilt für den „Rückweg".
- ➡ Vorsicht bei den Partner-Übungen! Bei bestimmten Übungen können die Dehnungen, die der Partner macht, zu Schmerzen führen. Jeder kennt seine eigenen Grenzen, was seine Gelenke und Muskeln angeht, aber der Partner nicht.

Der Kopf

Der Kopf ruht auf der Halswirbelsäule, die leider bei immer mehr Menschen von Arthrose betroffen ist. Es ist also unerlässlich, immer auf eine gute Kopfhaltung zu achten, indem man sich vorher dehnt und streckt. Das Kinn Richtung Brust drücken, ohne den Kopf zu beugen. Gleichzeitig den Kopf nach oben ziehen.

Niemals die Atmung stoppen. So sollten Sie bei einer langsamen Drehung einatmen und ausatmen, wenn Sie in die Ausgangsposition zurückkehren.
Maximale Entspannung suchen. Langsamer Rhythmus.

Die Schultern

Die Schultern sind sehr fragile Gelenke. Positionen, bei denen das Körpergewicht auf den Schultern lastet – die Füße haben keine Bodenhaftung mehr –, sind zu vermeiden.
Stoppen Sie die Schulterübungen, wenn diese schmerzt.

Die Handgelenke

Es gibt immer mehrere Möglichkeiten, sich aufzustützen:
- ➡ Handflächen auf dem Boden,
- ➡ Fäuste geschlossen, auf den Fingern abgestützt, die Faust bleibt somit in der Verlängerung des Arms.

Prothesen

Hüfte
Mit einer Hüftprothese kann man kann fast alles machen. Die Aktivität hängt von dem Zustand der Muskeln ab. Wenn die Person zuvor sportlich aktiv war und gute Rehabilitationsmaßnahmen genossen hat, wird sie ohne Probleme Sport treiben können. Aber Vorsicht bei allen seitlichen Bewegungen mit gekreuzten Beinen. Nicht mit zu viel Schwung arbeiten!
Zu tiefe Sitzpositionen können manchmal zu Problemen führen.

Vorsicht vor Sportarten mit hoher Stoßbelastung oder abrupten Bewegungen (Ski, Tennis, etc.).

Viel gehen ist unerlässlich. Dabei aber auf eine gute Haltung achten, um Beschwerden in der Lendengegend zu vermeiden (besonders im ersten Jahr nach der Operation).

Knie
Man kann mit einer Knieprothese alles machen. Aber manchmal ist es besser, die Beugungen ein wenig zu begrenzen. Was die Kniestellung angeht, kennt jeder selbst seine Grenzen.

Seniorengymnastik

Venenleiden

Im Falle von Krampfadern sollte man bei körperlicher Anstrengung die entsprechenden Strümpfe benutzen.

Bei Venenentzündungen ist absolute Ruhe geboten. Gymnastikübungen erst wieder aufnehmen, wenn die Entzündung abgeklungen ist.

Bluthochdruck

Vorsicht bei Stellungen mit dem Kopf nach unten. Nicht mehrere Drehungen um sich selbst machen. Bei gewissen Übungen auf eine guten Vorbereitung achten (z. B. Kapitel II, 5. Dehnungen, Übungen 1 und 2).
Tipp: Aus der Rückenlage erst in den Sitz kommen, bevor man aufsteht.

Gegenanzeigen

Spazierengehen, Wandern, etc.:

Personen mit Herzbeschwerden sollten besonders vorsichtig sein, vor allem in höheren Lagen. Langsam gehen, auf die Atmung achten, mehrfach Pausen einlegen und viel trinken.
Im Falle einer Kniearthrose ist es nicht ratsam, bergab zu gehen, die Belastung der Gelenke ist zu stark.

Schwimmen:

Sehr empfehlenswerte Sportart: die beste!
Bei Kreuzbeschwerden besser auf dem Rücken schwimmen und bei Wassergymnastik auf die Beckenhaltung achten.
Bei Problemen mit dem Trommelfell sollte man nicht tauchen. Eine Bademütze ist zu empfehlen (in vielen Schwimmbädern Pflicht).
Für stark Kurzsichtige, bei denen die Netzhaut angegriffen ist, sind Kopfsprünge nicht zu empfehlen.

Skifahren:

Skifahren ist eine Sportart, die in jeglicher Form für Menschen mit Osteoporose nicht zu empfehlen ist, da das Bruchrisiko zu hoch ist.

Fahrradfahren:

Bei Kniearthrose (Gonarthrose) unebenes Gelände vermeiden. Die Stöße gehen zu sehr auf die Gelenke.
Bei Hüftarthrose (Coxarthrose) gibt es keine Einschränkungen, die Stellung auf dem Fahrrad verlagert das Körpergewicht.

Gesang:

Vergessen Sie nicht zu singen! Beim Singen müssen Sie Ihre Atmung kontrollieren, sich gerade halten und haben großen Spaß.
Es wird behauptet, dass Singen in Form hält und ausgeglichener macht.

2. Beispiel für eine individuelle Planung zu Hause

Nach dem morgendlichen Aufwachen erst im Bett dehnen, auf eine Seite rollen und sich auf die Bettkante setzen. Vorsichtig den Kopf bewegen und die Gliedmaßen strecken. Auch die Füße bewegen.
Meine Damen, auf dem Weg ins Bad an den Beckenboden denken ...

Frühstücken.

Abhängig von der verfügbaren Zeit:

- ➡ Einige Übungen: Rücken- und Lendenübungen (siehe Kapitel II, 1).
- ➡ Bauchmuskelübungen (siehe Kapitel II, 9).
- ➡ Wenn Sie ein Sportgerät besitzen (Rudergerät, Heimfahrrad): einige Minuten damit arbeiten.

Danach eine gewisse Ruhezeit einplanen.

Seniorengymnastik

Wenn Sie kein Sportgerät haben (was bei den meisten der Fall sein wird), hier einige Übungen, die nach dem Aufstehen durchgeführt werden können:

- Auf dem Boden auf eine Seite legen, Beine ausgestreckt aufeinander legen, der Arm auf dem Boden stützt sich auf den Unterarm, der andere Arm dient als Stütze, Hand auf dem Boden. Beide Beine anheben. Wenn das nicht möglich ist, nur das obere Bein anheben. Schön in einer Linie bleiben. Sehr gute Übung für das Gesäß und die Taille.

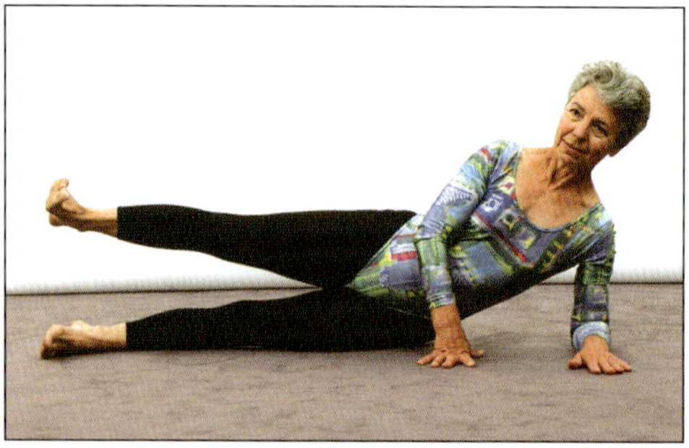

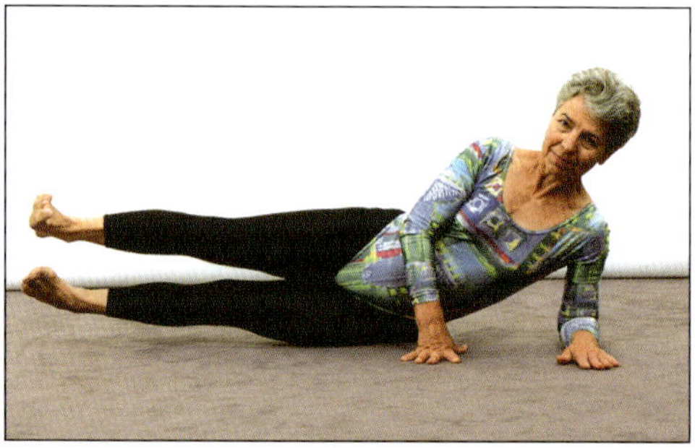

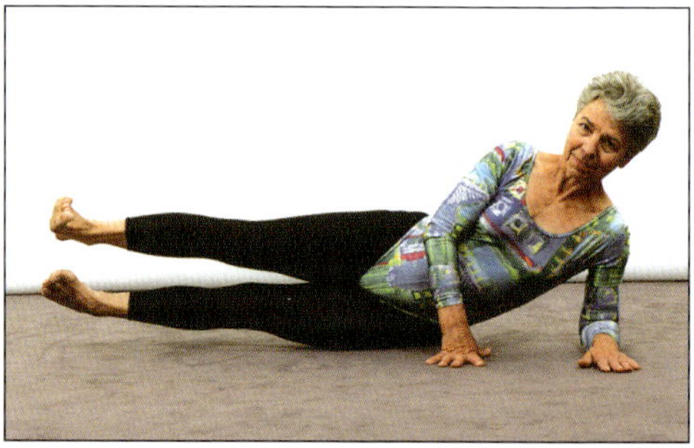

Dann auf den Rücken legen, Bauchmuskeln trainieren:

➡ Beine aufstellen, Hände auf den Oberschenkeln und nach oben gleiten lassen. Erst den Kopf, dann die Schultern anheben, dabei ausatmen.

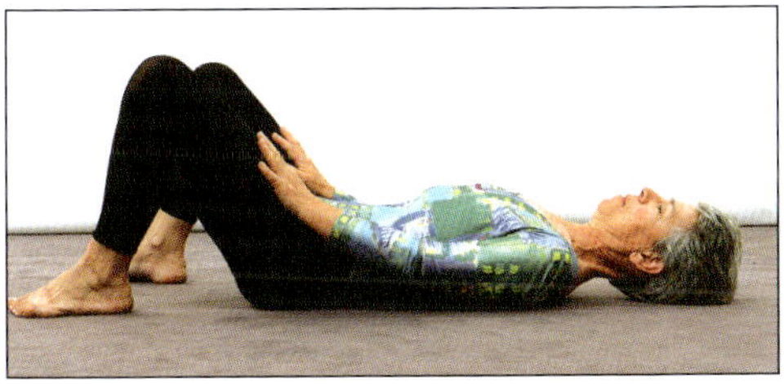

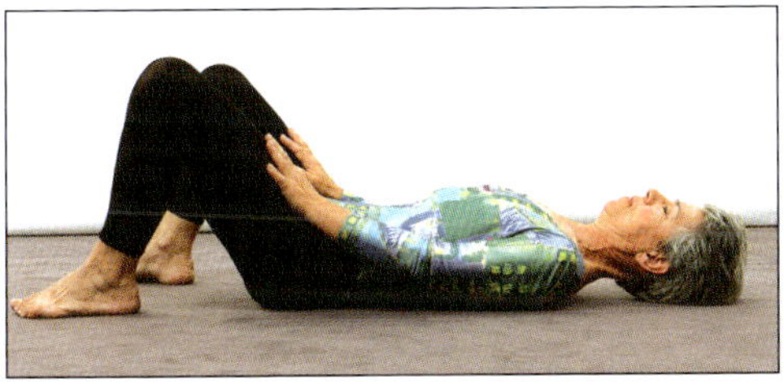

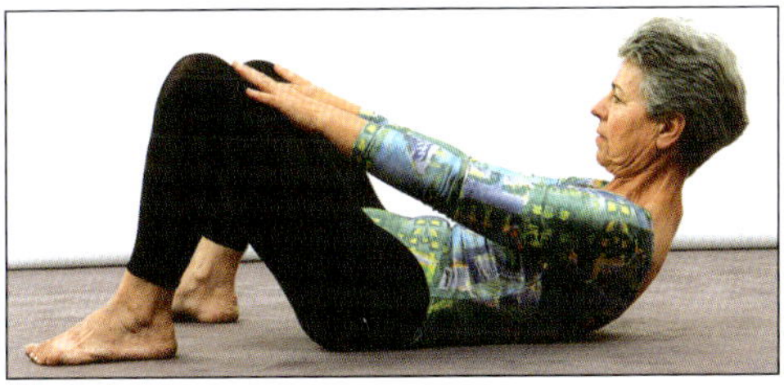

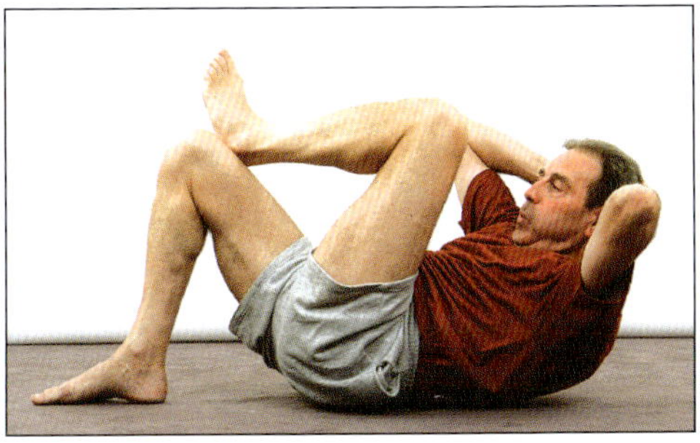

➡ Knie gebeugt, Hände im Nacken. Das eine Knie hochziehen und mit dem Ellbogen des entgegengesetzten Arms berühren, dabei Kopf und Schultern anheben und ausatmen. Entweder nach einem Mal oder nach zwei „Berührungen" eine kleine Pause machen.

- Vierfüßlerstand, Bauch einziehen, dabei ausatmen, mehrere Male.

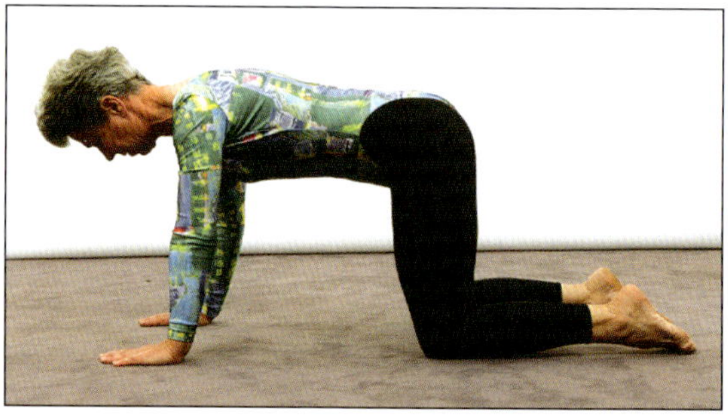

Stehen, sich wieder strecken ... Ich wünsche Ihnen einen schönen Tag!

3. Der Animateur

In der Etymologie bedeutet „animieren" eine Seele geben, lebendig machen. Das genau ist das Ziel des Animateurs, die Gruppe lebendig zu machen.

Seine Kompetenz wird bestimmt durch sein „Wissen zu handeln" und drückt sich in drei Haupthandlungen aus: beobachten, kommunizieren, unterstützen.

Beobachten

Beobachten heißt nicht nur betrachten und sehen, sondern beinhaltet auch eine gewisse Anzahl an mentalen Fähigkeiten wie beschreiben, unterscheiden, vergleichen, analysieren, einordnen.

Ein guter Beobachter ist also ganz klar ein Animateur, der fähig ist:

- die besonderen Eigenschaften seiner Gruppe zu integrieren,
- die Grenzen jedes einzelnen auszuloten,
- die Antworten auf die gestellten Aufgaben zu interpretieren (Müdigkeit, Überforderung ...),
- die Stunden gemäß den Anforderungen und dem Niveau der Gruppe zu organisieren,
- sich ständig den Problemen, die sich stellen, anzupassen und sie zu beheben.

Schließlich soll die Entwicklung seiner Beobachtungsfähigkeit ihm erlauben, in Kontakt mit seinen Teilnehmern zu kommen und diese zusammenzuführen.
Er sollte fähig sein, der Gruppe zuzuhören, sie zu verstehen und ihr somit effektiv zu helfen.

Aber diese Fähigkeiten sind stark abhängig von seiner Kommunikationsfähigkeit.

Kommunikation

Kommunizieren betrifft mindestens zwei Personen: einen Sender und einen Empfänger.

- ➡ Zuerst muss also eine Botschaft erarbeitet werden, die in Beziehung zu dem oder den Zuhörern steht. Anders ausgedrückt soll der Animateur seine Botschaft auf die Teilnehmer ausrichten, seine Worte sorgsam wählen, seine Sätze so bilden, dass er leicht gehört und verstanden werden kann.
- ➡ Dann gilt es die Botschaft zu übermitteln, die Stimme einzusetzen, die Betonungen zu variieren, die Wortwahl genau zu überdenken und die Ausdrucksformen auszuwählen (Worte, Sätze, Gesten, Mimik ...). Die Übermittlung der Botschaft erfordert viel Geduld und Wiederholungen.
- ➡ Das objektive Ziel ist, dass die Botschaft ankommt und eine Antwort auslöst, eine Wirkung (feed-back).

Kommunizieren ist also eine Technik, es ist auch und vielleicht hauptsächlich eine auf Vertrauen basierende Form des Zuhörens, vorbehaltlos positiv. Tatsächlich bedeutet animieren zuallererst helfen und unterstützen.

Unterstützen

Der Animateur muss also die Fähigkeit besitzen zu beobachten und zu kommunizieren. Dazu kommt die Fähigkeit abzuschätzen, zu informieren, die erhaltenen Informationen anzuwenden, Stunden zu gestalten.

Seine Aufgabe wird einfacher und wertvoller dadurch, dass er sich auch die Fähigkeit aneignet, sich anzupassen, sich neue Dinge auszudenken und die Qualitäten des Zuhörens, der Aufmerksamkeit und des Verständnisses zu entwickeln.

Die Anforderungen seines Publikums können sehr unterschiedlich sein, aber im Allgemeinen erwarten die Teilnehmer vom Animateur, dass er folgendes beweist:

- Rücksichtnahme nimmt auf Alter, Ängste, Zögern, Ungeschicklichkeit,
- Freundlichkeit, Liebenswürdigkeit und Einfühlungsvermögen (Verständnis für die Gefühle des Einzelnen),
- gute Laune, Humor und Geduld,
- Echtheit, d. h. dass er zeigt, wie er wirklich ist,
- Entschlossenheit, Enthusiasmus und Dynamik,
- Klarheit in seinen Erläuterungen, sichere Wahl der Übungen.

Um effektiv sein zu können, sollte der Animateur sich über die Motivation seiner Teilnehmer im Klaren sein:

- Ein Erwachsener, der regelmäßig Sport betreibt, ist ein motivierter Teilnehmer.
- Für die meisten von ihnen bedeutet die Ausübung von Sport oder Gymnastik die Möglichkeit, andere Leute zu treffen, sich auszutauschen, zu kommunizieren und somit der Einsamkeit zu entfliehen.
- Die Kurse oder Treffen bilden einen Fixpunkt in der Woche, sie bieten Ablenkung, sie sind ein Mittel, den Sorgen des Alltags zu entkommen.
- Eine Sportart auszuüben, bedeutet auch seinen Körper neu zu entdecken, sich mit ihm zu beschäftigen, ihn zu formen und zu konservieren, alles im Rahmen seiner Grenzen.
- Diese Suche nach dem Gleichgewicht, der Gelenkigkeit, der Kraft, der Ausdauer bedeutet vor allem auch eine Wiedererstarkung des Selbstvertrauens – „Man ist immer so alt, wie man sich fühlt."

4. Gestaltung der Sitzung

Eine einstündige Sitzung kann folgendermaßen gestaltet werden:

Einleitung

Nach traditioneller Lehre sollten die Teilnehmer zuerst ihren Bewegungsapparat aufwärmen und den Körper auf die Anstrengung vorbereiten. Für diese Vorbereitung sind ca. 10 Minuten nötig.

Diese Einführungsphase kann aus verschiedenen Gehübungen, leichten Laufübungen, unterbrochen mit Aufwärmübungen für die Gelenke und Muskeln bestehen. Dazwischen immer wieder Ruhephasen einlegen.

Sitzung

Sie besteht aus mehreren Übungsabfolgen, die es dem Teilnehmer ermöglichen, einen Bereich zu vertiefen (Gleichgewicht, Koordination, Gelenkigkeit, Muskelkräftigung, Ausdauer ...) oder sich auf eine oder mehrere Muskelgruppen zu konzentrieren.

Jede Sitzung hat also bestimmte Ziele und jede Übung sollte zu Ende geführt werden.

Der Animateur sollte wissen, was er macht und warum. Ohne zu sehr in technische Details zu gehen, sollte er den Teilnehmern die Ziele erläutern.

Die Sitzung kann aus sieben bis 12 Einheiten bestehen, die je nach Niveau der Gruppe einfacher gestaltet oder komplizierter werden, je nachdem wie sich der Erfolg einstellt. Dieser progressive Aufbau der Sitzungen ist unerlässlich, einmal um das Interesse der Teilnehmern aufrecht zu erhalten und andererseits um die anvisierten körperlichen Fortschritte voranzutreiben.

Jede Übungsserie beinhaltet drei bis vier Wiederholungen. Der Animateur sollte darauf achten, dass der Teilnehmer während der Anstrengung richtig atmet, d. h. die Phase des Ausatmens sollte während der Anstrengung erfolgen.

Die Intensitätskurve der Stunde folgt traditionell der Gauß'schen Kurve mit einem Intensitätsgipfel im zweiten Drittel.

Ausklang

Die letzten fünf Minuten sind der Entspannung gewidmet. Die Teilnehmer sollen auf das Ende der Aktivität und die Rückkehr in den Alltag vorbereitet werden. Im Allgemeinen werden verschiedene Gehübungen, langsame Bewegungen und langsame Schwingübungen vorgeschlagen, aber es kann auch eine Zeit der totalen Entspannung des ganzen Körpers sein, eine Zeit der „Neuorientierung", alleine oder in der Gruppe.

Circuit-Training

Bei einem Zyklus von vier bis fünf Sitzungen kann ein sog. Circuit-Training eingerichtet werden.

Nach einer Aufwärmphase werden die Teilnehmer in einen Kreis mit ca. 12 Stationen gestellt, die abwechselnd Beweglichkeitsübungen und Übungen zur Muskelkräftigung sind. Der Teilnehmer verbringt ca. eine Minute an jeder Station, die Anzahl der Wiederholungen bleibt frei. Er sollte die Übungen nur möglichst so ausführen, dass er nicht außer Atem gerät. Man kann diese Übungen auch dazu nutzen, den Puls zu fühlen und so den Teilnehmer zu einer besseren Kontrolle seiner Anstrengungen zu führen.

Der Vorteil eines solchen Circuit-Trainings ist, dass Ausdauerübungen sich mit Übungen zur Muskelkräftigung abwechseln.

Das Ziel ist es:

- die Teilnehmer sich der wahren Intensität der Anstrengungen gewahr werden zu lassen,
- sie darauf zu trimmen, die Signale von Überanstrengung zu bemerken (maximale Herzfrequenz, siehe Kapitel I, 4),
- sie so darauf vorzubereiten, sich bei anderen Aktivitäten besser zu kontrollieren.

Allgemeine Schlussfolgerung

Seniorengymnastik

Körperliche Betätigung bedeutet für viele die Entdeckung oder für manche auch die Wiederentdeckung ihres Körpers. Normalerweise wird Sport individuell und ohne Anleitung betrieben. Dieses Buch bietet eine Möglichkeit, seinen Körper mit Anleitung in Form zu halten.

Die Gefahr besteht, dass man Vorwände und Motive findet, mit sich selbst oder mit anderen zu konkurrieren – mit all den Risiken, die eine falsche Anleitung bedeutet.

Dieses Buch dient zum „Wachrütteln". Was es vorschlägt, ist nicht eingrenzend. Es gibt keine Rezepte, aber Beispiele und Ratschläge, die jedem einzelnen die Möglichkeit geben, eigene Übungen anzuwenden, die ganz auf den eigenen Körper und das Temperament abgestimmt sind, wobei jegliche Übertreibung vermieden werden sollte.

Die verschiedenen Betätigungsarten sind hervorragend geeignet, das Vergnügen, das Wohlbefinden, die Gesundheit, die Dynamik und die Motivation zu steigern.

Nicht vergessen: „Bewegungsprogramme sind unerlässlich für ein gutes Älterwerden".

Professor Hugonot.

„Die Jugend ist keine Lebensphase, sie ist eine Einstellungssache ...
Sie bleiben jung, solange Sie aufnahmefähig bleiben. Aufnahmefähig für all das Schöne, Gute und Große. Aufnahmefähig für die Botschaften der Natur, der Menschheit und der Unendlichkeit."

General McArthur – 1945

Danksagungen

Ich danke allen, die mir ihre wertvollen Erfahrungen zur Verfügung gestellt haben:

Professor Durand, der es mir ermöglichte, regelmäßig im Laënnec-Hospital die Kurse in Altersheilkunde mitzuverfolgen.

Dr. Michel Samson, Abteilungsleiter am Institut für Altersforschung am Henry Dunant-Krankenhaus.

Dr. Nicole Melet, Kardiologin am Paul Degine-Krankenhaus.

Laurence Moreau – Stretching Postural®.

Anne-Marie Veber – Regionaldirektion Jugend und Sport, Nantes.

Annick Tuffier – Französischer Sport- und Kulturverband.

Claude Souquières, für die Grundgestaltung meines Manuskripts.

Für die Fotografien: Annie Sellier und Jean-Luc Sacotte.

Die Autorin

Annick Louvard ist Sportprofessorin. Sie hat 20 Jahre an der Universität René Descartes Paris V – UFR-STAPS unterrichtet und hat Hunderten von Studenten die Wichtigkeit von sportlicher Betätigung für Erwachsene und ältere Menschen nahe gebracht.
Besonders hervorgetan hat sie sich bei der Ausbildung und Vorbereitung auf staatliche Sportdiplome im Breitensport und der Gymnastik für Erwachsene und ältere Menschen. Auch hat sie eine große Anzahl an Animateuren bei den Sportverbänden und besonders beim französischen Sport- und Kulturverband ausgebildet.

Heute ist sie eine aktive Rentnerin und lebt nach ihren Prinzipien. Sie lässt alle an ihren Erfahrungen und ihrem Wissen teilhaben, auf dass die Menschen wieder Spaß an sportlicher Betätigung haben.

Das ist das Ziel dieses Buches.

Anne-Marie Veber
Regionaldirektion Jugend und Sport, Nantes

Lesen Sie sich fit!

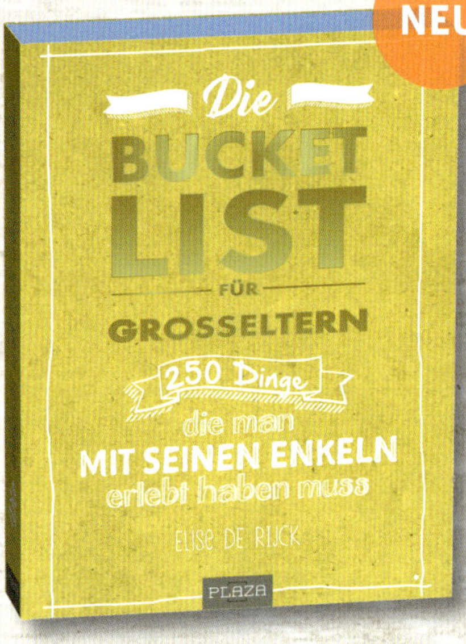

Bucket List für Großeltern
128 Seiten,
168 x 210 mm,
Paperback
mit Farbschnitt
ISBN 978-3-95843-893-4
€ 9,99

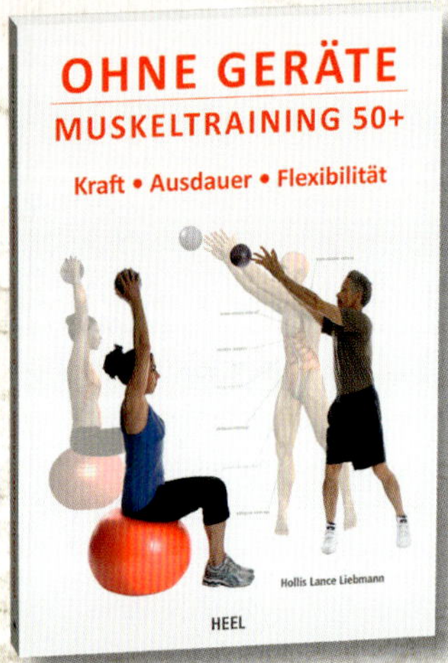

Ohne Geräte – Muskeltraining 50+
160 Seiten,
Farbfotos und
Illustrationen,
215 x 270 mm,
Paperback,
ISBN 978-3-86852-920-3
€ 19,99

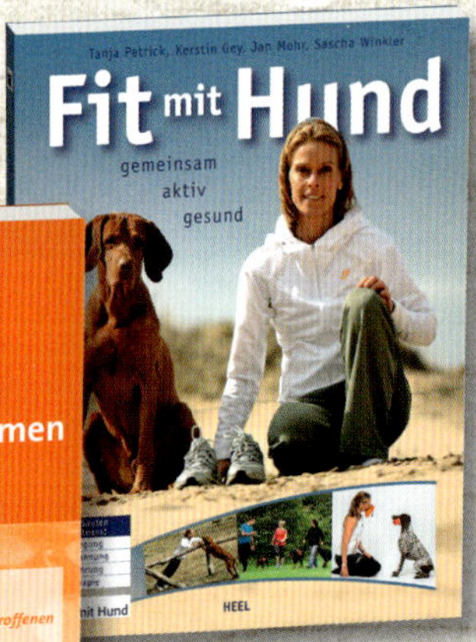

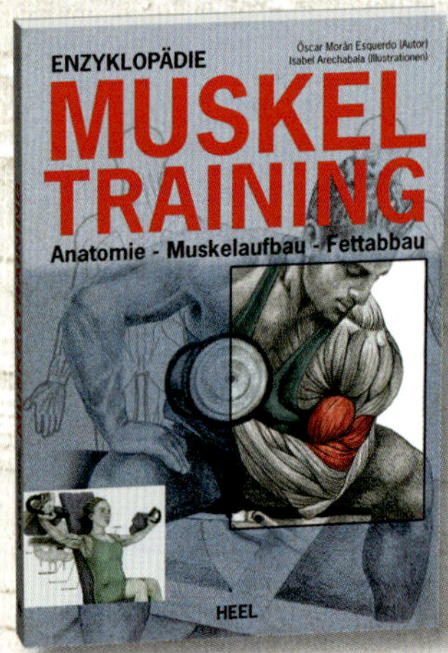

Muskeltraining
336 Seiten, zahlreiche farbige Illustrationen, 210 x 295 mm, Paperback,
ISBN 978-3-86852-123-8
€ 29,95

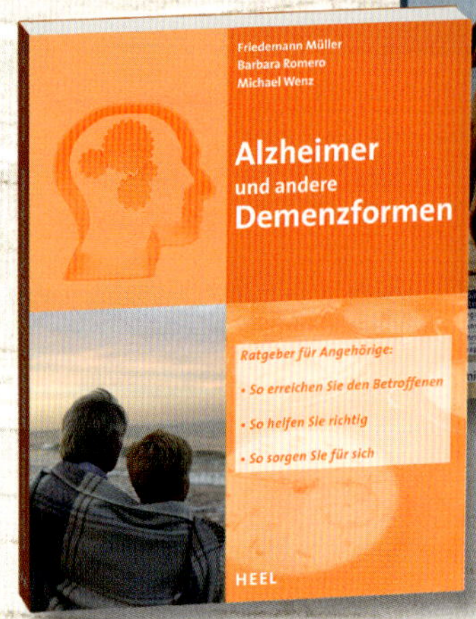

Alzheimer und andere Demenzformen
160 Seiten, 163 x 210 mm, Paperback,
ISBN 978-3-86852-235-8
€ 9,99

Fit mit Hund
128 Seiten, zahlreiche Farbfotos, 164 x 210 mm, Paperback
ISBN 978-3-95843-224-6
€ 14,99

Unser komplettes Programm erhalten Sie in jeder Buchhandlung und unter www.heel-verlag.de